医学のあゆみBOOKS

トータルアプローチ
# アレルギー診療 重要基礎知識 40

永田 真 編

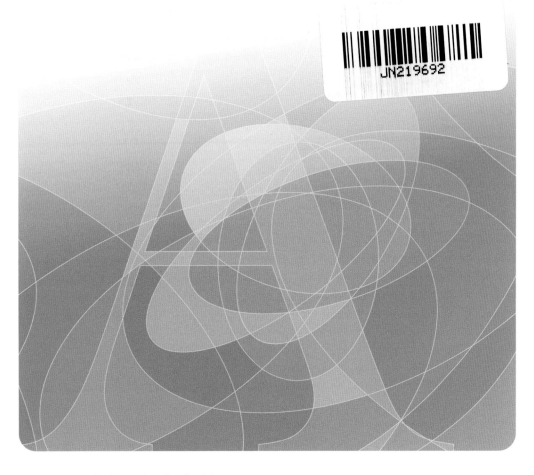

医歯薬出版株式会社

# 序

　アレルギー疾患は，いまやわが国の国民病ともいってもよいcommon disease群である．いわゆるアトピー体質とよばれる体質的基盤が関与するため若年期から発症しやすく，そして生涯にわたって患者を苦しめることが多い．また当初ダニのみに感作されていたものが，長年の経過の後には感作アレルゲンが拡大していくことが必発に近い．そして単一の病因アレルゲンが，同一の患者において複数のアレルギー疾患を発症することも重要な特徴である．すなわち，アレルギー診療においては，長期にわたる人生の質的保持を考慮しつつ，そして全身的・包括的に管理・治療を行うことが重要なのである．

　アレルギー診療の基本は，病因アレルゲンの検索・同定とその回避指導，病態を制御できる必要最小限の対症薬物療法，そして長期予後の改善をめざしたアレルギー疾患の自然経過を修飾しうる唯一の原因療法であるアレルゲン免疫療法の積極的な活用である．アレルゲン免疫療法についてはわが国での普及が諸外国と比較して著しく遅れていたものが，最も重要な環境アレルゲンである家塵ダニとスギ花粉に対しては，注射薬ならびに舌下療法薬が開発され，ようやく普及しはじめている段階である．アレルゲン免疫療法は喘息・鼻炎・結膜炎に包括的に効果を発揮できること，数年継続して行うと中止した後も効果が維持されること，薬物療法のみでは必発といってよい新規アレルゲン感作の拡大を抑制するなどの，患者個々のアレルギー病態の自然史に介入し，これを修飾する作用が証明されている．従来から国際社会ではアレルギー診療の中心的存在であったが，今後は日本でも広く普及させていくことが必要である．

　本書ではアレルゲン免疫療法を含め，アレルギー診療に必要な必須の重要知識を中心に，わが国の第一人者の先生方に執筆を依頼させていただいた．広くアレルギー診療に携わる先生方にご活用いただき，患者のためにぜひお役立ていただきたいと願うものである．

2019 年 8 月

埼玉医科大学呼吸器内科/アレルギーセンター　永田　真

**医学のあゆみBOOKS**

トータルアプローチ
# アレルギー診療 重要基礎知識40

## CONTENTS

序......永田 真

### 総論

**1** アレルギー診療における"トータルアプローチ"の重要性......2
アレルギー疾患の典型的な臨床像......2
主要な病因アレルゲンとその同定......2
アレルギー疾患のメカニズム......3
"トータルに診ること"の重要性......5

**2** アレルゲンの同定と回避指導の実際① 吸入性アレルゲン......7
**Keyword**：ダニアレルゲン，カビアレルゲン，スギ花粉，回避
吸入アレルゲンの同定法......7
吸入アレルゲンと回避策......9

**3** アレルゲンの同定と回避指導の実際② 食物・接触性アレルゲン......13
**Keyword**：抗原特異的IgE検査，粗抗原，アレルゲンコンポーネント，経皮感作，
　　　　　　経口免疫寛容
アレルゲンの同定......13
アレルゲンの回避指導の実際......17

**4** IgE関連検査の正しい読み取り方......19
**Keyword**：総IgE値，特異IgE検査，アレルゲンコンポーネント
血清総IgE値の測定と評価......19
特異IgE抗体検査と評価......20

**5** アレルギー疾患のバイオマーカーの基礎知識......24
**Keyword**：末梢血好酸球数，P-Eos，血清ペリオスチン，血清TARC
喀痰好酸球......24
末梢血好酸球数（P-Eos）......24
血清ペリオスチン値......25
血清TARC......27

## 6 呼気NOの臨床的用い方の実際 ················································· 29
**Keyword**：気道炎症，好酸球，呼気ガス分析，喘息，IL-4/13

呼気NO産生の原理 ················································· 29
臨床的な意義 ················································· 29
呼気NO測定の実際 ················································· 30
測定値に対する諸因子の影響 ················································· 31
喘息における測定結果の解釈 ················································· 32

## 7 アレルゲン免疫療法① 皮下注射法 ················································· 35
**Keyword**：皮下免疫療法，注射法，アレルギー性鼻炎，喘息

アレルゲン免疫療法とは ················································· 35
皮下注射法による治療 ················································· 36
治療適応となる患者 ················································· 37
施行手順と注意点 ················································· 38
安全性について ················································· 38

## 8 アレルゲン免疫療法② 舌下法 ················································· 40
**Keyword**：舌下免疫療法，スギ花粉症，アレルゲン免疫療法

アレルゲン免疫療法の特徴 ················································· 40
海外における舌下免疫療法 ················································· 41
わが国における舌下免疫療法 ················································· 42

## 9 喘息の管理におけるアレルゲン免疫療法の実際 ················································· 45
**Keyword**：皮下免疫療法，舌下免疫療法，ダニ，気管支喘息，アレルギー性鼻炎

喘息治療におけるダニ皮下免疫療法(SCIT) ················································· 46
包括的アレルギー診療におけるアレルゲン免疫療法のポジショニング ················································· 47
ダニ皮下免疫療法(SCIT)の実際 ················································· 48
ダニ舌下免疫療法(SLIT)の臨床応用 ················································· 50

## 10 重症アレルギー疾患における抗体製剤の使い分け ················································· 53
**Keyword**：気管支喘息，アトピー性皮膚炎，花粉症，分子標的治療，抗体製剤

気管支喘息における気道炎症病態と抗体製剤の現状 ················································· 53
2型炎症を標的とした抗体製剤の現状 ················································· 54
喘息における分子標的薬の特徴と選択の考え方 ················································· 56
抗体製剤の他のアレルギー疾患への効果 ················································· 57
アレルギー疾患に対する抗体製剤の将来展望とまとめ ················································· 58

## 11 吸入指導の実際 ··········································· 60

**Keyword**：吸入療法，吸入ステロイド薬，吸入指導DVD，吸入時の舌の位置

吸入指導のポイント ············································ 60

望ましい舌の位置と患者への説明 ······························ 63

吸入指導におけるDVD導入の工夫 ···························· 64


## 臓器別に分類されるアレルギー疾患の臨床

### 【呼吸器領域】

## 12 気管支喘息（成人）の診断と治療 ················· 68

**Keyword**：JGL2018，慢性咳嗽，コントロール治療

喘息の病態 ···················································· 68

喘息の症状・診断 ·············································· 68

喘息の治療 ···················································· 70


## 13 アスリート喘息とその対応 ························· 74

**Keyword**：アスリート喘息，運動誘発喘息（EIA），運動誘発気管支収縮（EIB）

アスリート喘息の疫学 ·········································· 74

アスリート喘息の診断 ·········································· 75

アスリート喘息のメカニズム ···································· 76

アスリート喘息の予防と治療 ···································· 78


## 14 アスピリン喘息とその対応 ························· 80

**Keyword**：NSAIDs不耐症，AERD，好酸球性副鼻腔炎

NSAIDsで増悪するアレルギー疾患 ···························· 80

アスピリン喘息とは ············································ 81

アスピリン喘息の診療 ·········································· 82

アスピリン喘息の管理と患者指導 ································ 83


## 15 難治性喘息の病態と治療 ··························· 86

**Keyword**：ステロイド抵抗性喘息，2型自然免疫リンパ球，生物学的製剤

難治性喘息とは ················································ 86

難治性喘息と診断する前に〜difficult-to-treat severe asthma〜 ···· 87

ステロイド抵抗性喘息 ·········································· 88

難治性喘息の治療 ·············································· 89

## 16 気管支喘息(小児)の診断と治療 ......................... 91
**Keyword**：乳幼児喘息，小児気管支喘息，JPGL2017

乳幼児喘鳴のフェノタイプ ............................................. 91
乳幼児喘息の診断 ......................................................... 92
学童期喘息への移行 ..................................................... 93
小児喘息の長期管理薬について ..................................... 93
急性増悪の対応 ........................................................... 96
乳幼児喘息から難治喘息への移行 ................................. 97

## 17 咳喘息とアトピー咳嗽の診断と治療 ................... 100
**Keyword**：慢性咳嗽，好酸球，吸入ステロイド薬，ヒスタミン$H_1$拮抗薬

咳喘息 ...................................................................... 101
アトピー咳嗽 ........................................................... 103

## 18 One airway, one diseaseの病態と治療 .............. 105
**Keyword**：気管支喘息，アレルギー性鼻炎，好酸球性副鼻腔炎，好酸球性中耳炎

One airway, one diseaseの病態 ................................... 105
喘息とアレルギー性鼻炎 ............................................. 106
喘息と好酸球性副鼻腔炎 ............................................. 106
喘息と好酸球性中耳炎 ................................................ 107

## 19 アレルギー性気管支肺真菌症の診断と治療 ......... 110
**Keyword**：真菌，アスペルギルス・フミガーツス，IgE，好酸球，
　　　　　　extracellular trap cell death

アレルギー性気管支肺真菌症の基礎 ............................. 110
アレルギー性気管支肺真菌症の臨床：疫学から診断・治療まで ..................... 112

## 20 過敏性肺炎の診断と治療 ................................... 115
**Keyword**：間質性肺炎，急性HP，慢性HP，炎症，線維化

過敏性肺炎の概念 ....................................................... 115
過敏性肺炎の発症までの流れ ....................................... 116
過敏性肺炎の診断 ....................................................... 117
過敏性肺炎の治療 ....................................................... 120

## 【耳鼻咽喉科領域】

### 21 花粉症の診断と治療 ··········································· 121
**Keyword**：くしゃみ，鼻漏，鼻閉，舌下免疫療法

花粉症の診断 ··········································· 121
花粉症の重症度およびフェノタイプ分類 ··········································· 123
花粉症の病態 ··········································· 124
花粉症治療のポイント ··········································· 124

### 22 通年性アレルギー性鼻炎の診断と治療 ··········································· 128
**Keyword**：ダニ，抗原特異的IgE，第二世代抗ヒスタミン薬，舌下免疫療法

通年性アレルギー性鼻炎の罹患率 ··········································· 129
通年性アレルギー性鼻炎の問診 ··········································· 129
通年性アレルギー性鼻炎の検査 ··········································· 130
通年性アレルギー性鼻炎の鑑別診断 ··········································· 131
通年性アレルギー性鼻炎の治療 ··········································· 131

### 23 好酸球性副鼻腔炎・中耳炎の診断と治療 ··········································· 134
**Keyword**：好酸球性炎症疾患，気管支喘息，鼻ポリープ，嗅覚障害

好酸球性副鼻腔炎の診断と治療 ··········································· 134
好酸球性中耳炎の診断と治療 ··········································· 137

## 【眼科領域】

### 24 アレルギー性結膜疾患の診断と治療 ··········································· 140
**Keyword**：アレルギー性結膜炎，春季カタル，ステロイドレスポンダー，
免疫抑制点眼薬

アレルギー性結膜疾患の病型 ··········································· 140
アレルギー性結膜疾患の検査と診断 ··········································· 141
アレルギー性結膜疾患の治療 ··········································· 142
全身治療薬のアレルギー性結膜疾患の治療効果 ··········································· 143
他科医のアレルギー性結膜疾患診療上の注意点 ··········································· 143

## 【皮膚科領域】

### 25 アトピー性皮膚炎の診断と治療 ··········································· 145
**Keyword**：ステロイド外用薬，保湿外用薬，スキンケア，患者アドヒアランス

アトピー性皮膚炎の病態のメカニズム ··········································· 145

アトピー性皮膚炎の治療 ……………………………………………………… 146

診療におけるアトピー性皮膚炎の説明 ……………………………………… 148

難治例の原因と治療 …………………………………………………………… 148

アトピー性皮膚炎の合併症 …………………………………………………… 148

## 26 蕁麻疹・血管性浮腫の診断と治療 ……………………………… 150
**Keyword**：抗ヒスタミン薬，オマリズマブ，ステロイド

蕁麻疹・血管性浮腫の診断 …………………………………………………… 150

蕁麻疹・血管性浮腫の病態 …………………………………………………… 152

蕁麻疹・血管性浮腫の鑑別疾患 ……………………………………………… 153

蕁麻疹・血管性浮腫の治療 …………………………………………………… 153

### 【消化器科領域】

## 27 好酸球性食道炎・胃腸炎の診断と治療 ……………………… 156
**Keyword**：好酸球，好酸球性食道炎，好酸球性胃腸炎，指定難病

好酸球性消化管疾患の基礎 …………………………………………………… 156

好酸球性消化管疾患の症状 …………………………………………………… 157

好酸球性消化管疾患の検査所見 ……………………………………………… 158

好酸球性消化管疾患の診断 …………………………………………………… 159

好酸球性消化管疾患の病態 …………………………………………………… 161

好酸球性消化管疾患の治療 …………………………………………………… 161

## 全身的アレルギー病態の臨床

## 28 アナフィラキシーのガイドラインに基づいた診断と管理 ……… 166
**Keyword**：アドレナリン，初期対応，エピペン®，再発予防

アナフィラキシーガイドラインの要点 ……………………………………… 166

ガイドラインの普及と今後の課題 …………………………………………… 171

## 29 食物アレルギー（成人）の診療の実際 ………………………… 173
**Keyword**：食物依存性運動誘発アナフィラキシー，花粉-食物アレルギー症候群，
口腔アレルギー症候群，経皮感作

食物依存性運動誘発アナフィラキシー ……………………………………… 173

口腔アレルギー症候群 ………………………………………………………… 175

成人食物アレルギーにおける経皮感作の関与 ……………………………… 177

遅発型と遅発性のアナフィラキシー ………………………………………… 178

## 30 食物アレルギー（小児）の診療の実際 ────── 180
**Keyword**：アナフィラキシー，抗原特異的IgE抗体価，食物経口負荷試験，耐性獲得

小児期の食物アレルギー診断のポイント ────── 180
抗原特異的IgE抗体検査・皮膚プリックテストの有用性 ────── 181
食物経口負荷試験による診断・管理 ────── 183
小児期の食物アレルギー治療・管理のポイント ────── 184

## 31 ラテックスアレルギーの診療の実際 ────── 186
**Keyword**：ラテックス-フルーツ症候群，天然ラテックス製ゴム手袋，Hev b 6.02(hevein)

ラテックスアレルギーの臨床症状 ────── 186
ハイリスクグループ ────── 187
ラテックスアレルギーの主要抗原 ────── 187
天然ラテックスゴムを含む製品 ────── 189
ラテックスアレルギーの診断と治療 ────── 189
ラテックスアレルギー症状の誘発回避 ────── 189
ラテックス-フルーツ症候群 ────── 190

## 32 職業性アレルギーの診療の実際 ────── 192
**Keyword**：職業性喘息，職業性過敏性肺炎，感作物質，刺激物質，IgE

職業性喘息 ────── 192
職業性アレルギー性鼻炎 ────── 193
職業性過敏性肺炎 ────── 194
職業性アレルギー性皮膚疾患とアナフィラキシー ────── 196

## 33 好酸球性多発血管炎性肉芽腫症の診断と治療 ────── 198
**Keyword**：EGPA，ANCA関連血管，IVIG，メポリズマブ

EGPAの臨床像 ────── 198
EGPAの病因・病態 ────── 199
EGPAの診断 ────── 201
EGPAの治療 ────── 202

## 34 物理アレルギーの診療の実際 ────── 204
**Keyword**：じんま疹，運動誘発喘息，食物依存性運動誘発アナフィラキシー

寒冷じんま疹 ────── 204
温熱じんま疹 ────── 205
コリン性じんま疹 ────── 205
日光じんま疹 ────── 205
機械性じんま疹 ────── 206

その他の身体刺激で誘発される疾患 ……………………………………………… 206

## 35 薬物アレルギーによる薬疹の診療の実際 ……………………………………… 209
**Keyword**：固定薬疹，重症薬疹，パッチテスト，プリックテスト

薬疹の原因薬剤と病型 ……………………………………………………………… 209

重症薬疹 …………………………………………………………………………… 211

薬によるアレルギーの検査法 ……………………………………………………… 212

## 36 昆虫アレルギーの診療の実際 …………………………………………………… 214
**Keyword**：気管支喘息，アレルギー性鼻炎，アナフィラキシー，ダニ，ハチ，免疫療法

吸入性昆虫アレルギー ……………………………………………………………… 214

経皮性昆虫アレルギー ……………………………………………………………… 216

## 37 ペットアレルギーの診療の実際 ………………………………………………… 220
**Keyword**：イヌ，ネコ，コンポーネント，免疫療法

ペットアレルギーを疑うとき ……………………………………………………… 220

ペットアレルギーの検査 …………………………………………………………… 221

ペットアレルギーへの対策・対応 ………………………………………………… 222

ペットアレルギーは予防できるのか ……………………………………………… 223

## 38 血清病の診療の実際 ……………………………………………………………… 225
**Keyword**：血清病，抗毒素，血清病様反応，免疫複合体，補体

血清病の病態―Ⅲ型アレルギー …………………………………………………… 225

血清病の臨床症状 …………………………………………………………………… 226

血清病の診断 ………………………………………………………………………… 227

血清病の治療方針と患者への説明 ………………………………………………… 228

### 特殊状態におけるアレルギー疾患の診療

## 39 感染症合併時の副腎皮質ステロイド療法の実際 ……………………………… 230
**Keyword**：感染免疫，形質細胞様樹状細胞（pDC），ロイコトリエン，
　　　　　　アレルギー性気管支肺アスペルギルス症（ABPA）

喘息患者の易感染性 ………………………………………………………………… 230

喘息におけるステロイドと感染症 ………………………………………………… 231

ウイルス感染時の好中球性気道炎症とステロイド ……………………………… 232

感染増悪時のステロイド投与の実際 ……………………………………………… 232

感染による喘息増悪の予防 ………………………………………………………… 232

## 40 妊娠時・手術時のアレルギー診療 ...... 235

**キーワード：喘息, 妊娠, 授乳, ヨード造影剤, ラテックスアレルギー**

妊娠時の特殊病態 ...... 235

妊娠時の喘息診療 ...... 236

妊娠中のアレルギー性鼻炎の治療 ...... 238

妊娠中の咳嗽 ...... 238

手術時のアレギー診療：周術期に使用する薬剤アレルギー ...... 239

手術時における喘息のコントロール ...... 240

肺切除患者に対する術前評価(カナダ) ...... 241

# 総論

総論

# 1 アレルギー診療における"トータルアプローチ"の重要性

### アレルギー疾患の典型的な臨床像

典型的なアレルギー疾患では，病因アレルゲンへの曝露に伴って各臓器における特徴的な臨床症状が発現する．すなわち，眼瞼結膜ではアレルギー性結膜炎として目のかゆみや充血，また流涙や，目がゴロゴロするといった異物感などを呈する．鼻粘膜ではアレルギー性鼻炎として鼻汁，くしゃみ，鼻閉の3大症状がみられる．アレルギー性鼻炎では頭痛・頭重感や耳・のどのかゆみなどの随伴症状がみられることもある．気管支では気管支喘息などとして咳嗽，喘鳴，呼吸困難ときに喀痰排出困難等を呈する．皮膚ではアトピー性皮膚炎等としてかゆみを伴う湿疹・皮膚発赤などを呈する．消化管系の場合には腹痛・下痢がみられるほか，蕁麻疹・喘息様症状からアナフィラキシーへと進展することがある．これらの症状が，アレルゲンへの曝露によって発現するかあるいは悪化をきたすことが典型的である．

検査でIgE値や好酸球の増加がみられること，またアレルギー疾患の家族歴や既往歴がある場合などはアレルギー疾患である可能性を示唆するものである．アレルギー疾患は相互の合併が通常のようにみられ，たとえば気管支喘息の患者がスギ飛散量の多い関東圏に在住する場合には，きわめて高頻度にスギ花粉症を合併する．

### 主要な病因アレルゲンとその同定[1]

わが国で最も代表的な吸入性アレルゲンは家塵ダニとスギ花粉である．ダニは高温多湿の環境を好み，わが国の一般的居住環境では容易に繁殖しやすく，しかも通年的に存在する．日本でのみ，ハウスダストアレルギーといった誤った表現が用いられることがみられるが，国際的にはかなり以前からまったく用いられておらず，家塵中のダニこそが真のアレルゲンである．スギ花粉は，2〜4月を中心に鼻・結膜炎症状あるいは喘息増悪などをきたす環境アレルゲンとして，とくに本州や四国では重要である．ダニとスギに関しては原因療法であるアレルゲン免疫療法製剤（注射製剤，舌下製剤）が使用可能である．詳細は著者が代表作成者を担当した日本アレルギー学会の公式説明書「ダニ・アレルギーにおけるアレルゲン免疫療法の手引き」「スギ花粉症におけるアレルゲン免疫療法の手引き」が，いずれも同学会のHPからも閲覧可能であるので参照されたい[2,3]．

スギよりやや遅れて飛散する花粉アレルゲンにはヒノキがあり，ついで初夏から秋にかけてはカモガヤに代表されるイネ科花粉，そして晩夏から秋にはブタクサ，ヨモギなどのキク科花粉が症状を誘発する．生活環境中の真菌アレルゲンとしてはアルテルナリア，ア

---

永田　真　Makoto NAGATA　埼玉医科大学呼吸器内科/アレルギーセンター

スペルギルス，トリコフィトンなどが重要である．前二者は土壌中に豊富に存在するため，感作患者では家庭菜園などの土いじりや雑草取りなどの作業は回避をさせるか，必要な場合にはマスクを装着させるなどの指導が重要である．トリコフィトンは白癬菌でいわゆる"水虫"の起因真菌であるが重症喘息の原因となることがある．看護師・介護士，畳職人や建築関係者などで感作例がみられ，注意が必要である．ハムスター，イヌ，ネコなどの有毛性ペットはとくに室内飼育例を中心に病因として重要視される．そのほかの吸入性昆虫アレルゲンとして，ゴキブリやチャタテムシなどが生活環境中に広範囲に存在し，喘息やアレルギー性鼻炎に影響を及ぼしている．同じ昆虫でもハチの場合，その刺傷は重篤なアナフィラキシーを生じうる．

食物アレルギーの病因アレルゲンとしては小麦，甲殻類を含む魚介類，卵白，牛乳，大豆，ソバ，ナッツ類などが重要である．花粉症症例などでみられるいわゆる口腔アレルギー症候群ではリンゴ，桃，サクランボ，キウイ，ナシ，バナナ等々のフルーツ類の関与がしばしばみられる．

これらの病因アレルゲンを可能なかぎり正確に同定し，その回避指導を行い，さらに必要な場合にアレルゲン免疫療法を施行することこそが，アレルギー診療の要諦である．アレルギー診療においては問診情報がきわめて重要であり，たとえば気管支喘息ではダニ繁殖の母地となるカーペットの使用や寝具の状況また清掃時の体調変化，また有毛ペットの飼育状況，さらに真菌類への曝露環境の有無などについて詳細に聴取する．食物アレルギーでは特定の食物摂取と症状との関係，また食後の運動の関連性や花粉症の有無などについて詳細に問診を行う．アレルギー疾患ではしばしば，職業環境でのアレルゲン曝露が病因のことがあり，職場やその周囲環境の情報にも注意を要する．

アレルゲンの同定法として国際的に広くもちいられているのは，プリックテストなどの皮膚反応である．ベッドサイドで即時に病因アレルゲンを判断でき，さらに検出感度が高くしかも安価なのであるが，日本では施行可能な施設は少なく，広くは普及していない．そこで血中のアレルゲン特異的IgE抗体検査が代替検査法として用いられる．陽性となったアレルゲンが病因であるかを判定するため，アレルゲンによる症状誘発試験が行われることがある．

## アレルギー疾患のメカニズム（図1）

ここでは気管支喘息を例にあげ，アレルギー疾患のメカニズムを概説する．アレルギー疾患の多くには，古典的なCoombs & Gell分類でのいわゆるI型反応の関与がある．これは通常，アレルギー（アトピー体質）とよばれる基本的素因と関連する．その基礎病態は，2型免疫系の過剰な反応性に伴って生じる，環境アレルゲン等に対するIgE抗体の産生である．わが国の気管支喘息患者の多くでは，室塵ダニに対するIgE抗体が関与する．かかる患者が清掃や布団の上げ下げ，また各種の"片づけ"などによってダニを吸入してしまうと，その15〜30分後にIgE抗体を介したマスト細胞の活性化が生じ，マスト細胞由来のヒスタミンあるいはシスティニル・ロイコトリエン（CysLT）などの化学伝達物質が即時型の気道収縮反応を誘導する（**図1**左部分）．かかる即時型の喘息反応の6時間後以降に，遅発型喘息反応とよばれる遷延性気道収縮反応が発現する．この際，気道組織においては

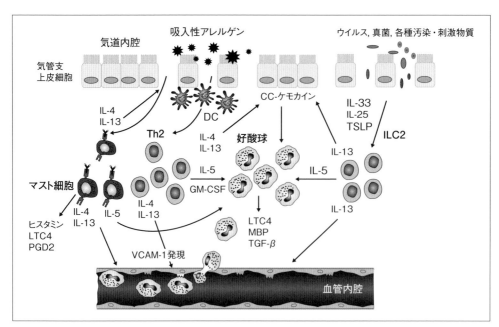

**図1** アレルギー性炎症のメカニズム（気管支喘息の場合）

好酸球の浸潤とその活性化を中心とした炎症病態が発現する．

遅発型喘息反応相においては，活性化したTh2細胞からIL-4，IL-5，IL-13などのTh2サイトカイン群が産生され，これらがエフェクター細胞である好酸球の組織集積と活性化を調節する（**図1**中央部分）．すなわちIL-4とIL-13は血管内皮細胞に接着分子vascular cell adhesion molecule（VCAM）-Iを発現させる．VCAM-1は好中球とは反応しないが，好酸球に対しては選択的でかつ強力な接着能を有する．IL-4とIL-13はまた，気道上皮細胞等からのCC-ケモカイン群の産生を誘導する．CC-ケモカインにはeotaxinやRANTESなどが含まれ，これらは好中球には作用しないが，好酸球に対する強力な遊走能を発揮するのである．IL-4，IL-13はB細胞に作用してIgE抗体の産生をつかさどる作用も有しており，またIL-4はTh2細胞の分化も促進する（**図2**）．なお好酸球の血管内皮細胞間隙の通過遊走に重要な役割を演じる血管内皮細胞接着分子はintercellular adhesion molecule（ICAM）-1である．ICAM-1は各種サイトカインの影響を受けずとも，血管内皮細胞に恒常的に発現しており，また好中球とも反応できる．ICAM-1は細菌感染症等における好中球の組織への流入にも関与し，生体の防御上基本的な役割を担っていると理解される．

活性化したTh2細胞が産生する好酸球成長因子IL-5は，好酸球造血において中心的な役割を果たすことに加え，気道組織で好酸球の生存を延長せしめ，かつエフェクター機能を発揮させる．そして活性化した好酸球から産生されるCysLTが気道平滑筋を強力に収縮させ，放出される好酸球特異顆粒蛋白は気道上皮の剥離などを介して気道過敏性を亢進させる．さらに好酸球由来のTGF-βなどは，平滑筋層や分泌腺の増大，さらに基底膜下層肥厚などの器質的変化，いわゆる気道リモデリングの進展に寄与していく．

臨床的に，喘息患者はアレルゲン吸入以外によっても，さまざまな刺激によって増悪をきたすことは古くから指摘されていた．気道感染や各種汚染物質などへの曝露時には気道

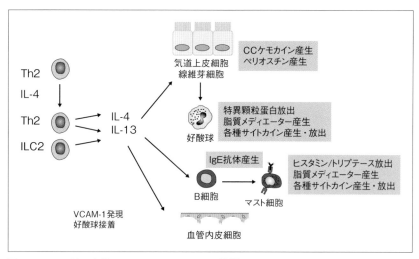

図2 アレルギー疾患におけるIL-4/IL-13の役割

上皮の損傷が生じ，上皮細胞由来のIL-33，IL-25あるいはTSLPなどが遊離される．これらの刺激によって，グループ2自然リンパ球(type 2 innate lymphoid cells：ILC2)の活性化が生じる(図1右部分)．ILC2はきわめて大量のIL-5やIL-13を産生する．しかも一定条件でコルチコステロイド抵抗性を獲得するため，喘息の重症化に寄与していると認識されている．事実，重症喘息患者の血中および喀痰中にはIL-5発現ILC2数が増加している．また，とくにアレルゲン特異的IgE抗体が同定されないいわゆる非アトピー性喘息での好酸球性気道炎症の形成には，ILC2が貢献しているものと推測される．

 **"トータルに診ること"の重要性**

　アレルギー疾患は体質的な要因に基づいているために，しばしば若年期とくに幼少期から発症する．成人発症の場合にも20歳代，30歳代での発症例が多くみられる．そして治療によって一時的な寛解をみることはあっても，根本的には治癒し難く，結局生涯にわたって患者を苦しめることが多い．小児喘息では過半数がアウトグロウ(寛解)を示すものの，そのかなりの部分が成人期で再発し，そして生涯喘息の管理を要するようになることは通常にみられることである．

　喘息の場合，多くの患者は当初ダニアレルゲンのみに感作されているが，年単位の経過の後には他の各種アレルゲンへの感作拡大が生じるのが通常である．これにはアルテルナリア，トリコフィトン，アスペルギルスなどに代表される真菌類，小麦や甲殻類あるいは果物などに代表される食物類，そして各種の花粉類などが含まれる．これを回避する手段のひとつとして，アレルゲン免疫療法が存在する．すなわち，アレルゲン免疫療法を正しく施行すると，その後のアレルゲン感作の拡大が阻止されることが確認されている[4]．アレルゲン免疫療法はまた，アレルギー性鼻炎のみの段階で施行すると，その後の喘息発症リスクを抑制することも明らかとされている[5]．

　アレルギー診療のもうひとつの重要なポイントは，ひとりの患者において，ひとつの病因アレルゲンが，複数の臓器にアレルギー疾患を発症しえることである．たとえば代表的

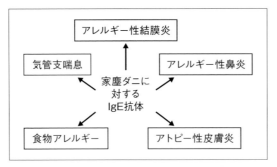

図3 単一の病因アレルゲンによって生じる多彩なアレルギー病態(室塵ダニ・アレルギーの場合)

な環境アレルゲンである室塵ダニは，気管支喘息および通年性アレルギー性鼻炎の最も重要な病因アレルゲンであることには論をまたないが，アレルギー性結膜炎も生じるし，アトピー性皮膚炎の増悪因子ともなり，そしてお好み焼き粉などに混入すると"パンケーキ症候群"と称される食物アレルギーをも惹起するのである(**図3**).

これらのことに基づき，アレルギー診療におけるきわめて重要なポイントとして，まず患者の生涯の質的保持を考慮した管理の必要性があることを強調させていただきたい．そしてひとつの臓器・疾患(たとえば気管支喘息)のみをみるのではなく，全身的・包括的な管理・治療を行う視点が重要なのである.

アメリカなどにおいては数十年以上も前からアレルギー病態の包括的でかつ専門的な管理・治療を行う，独立したアレルギー科の診療・教育体制が確立されていた．日本では多年にわたってアレルギー科としての教育・研修システムが十分に確立されていなかった面があるが，今後のアレルギー診療においては，いわゆる患者中心主義(patient-centered medicine)に立脚し，適切なアレルゲン同定・回避指導を基礎として，またアレルゲン免疫療法などを駆使した包括的なアレルギー診療の実践が広く望まれているのである.

### 文献

1) 永田 真. 病因アレルゲンの同定，回避と免疫療法. 喘息. 最新医学社；2018, p.165-72.
2) 日本アレルギー学会. ダニアレルギーにおけるアレルゲン免疫療法の手引き(改訂版). メディカルレビュー社；2018.
3) 日本アレルギー学会. スギ花粉症におけるアレルゲン免疫療法の手引き(改訂版). メディカルレビュー社；2018.
4) Marogna M et al. J Allergy Clin Immunol 2010;126:969-75.
5) Valovirta E et al. J Allergy Clin Immunol 2018;141:529-38.

総論

## 2 アレルゲンの同定と回避指導の実際① 吸入性アレルゲン

**Keyword**
ダニアレルゲン
カビアレルゲン
スギ花粉
回避

### POINT

- ダニのシステマティックレビューで回避指導の有効性が示されてないのは，選択された無作為化比較試験のなかに質が悪いものが多く含まれているためであり，**少数の良質の無作為化比較試験ではダニ回避による効果が示されている**．

- 室内アレルゲンの回避指導を効果的にするためには，詳細な**病歴の聴取**と，**アレルギー検査による正しい感作源の同定**が必要であり，指導にあたっては，コメディカルとチームを組んで時間をかけて行うことが望ましい．

- 回避指導を行う際には，**アレルギーポータルサイト（https://allergyportal.jp)** の紹介や，さまざまな施設が発行している資料を活用し，可能であれば評価を含めたフォローアップの場を設けることが理想的である．

### はじめに

　吸入性アレルゲンは小児から若年成人の喘息や鼻炎の最も一般的な原因である．室内における主要な室内アレルゲンが増加するに従って吸入アレルゲンへの感作が生じ，喘息のリスクファクターになることが指摘されている[1-4]．しかし後述するように，その一方で吸入アレルゲンの回避の意義に関しては否定的な意見も存在する．

　室内アレルゲンの代表はハウスダスト（ダニ）であり，室外は花粉である．また吸入アレルゲンとして報告されている食物アレルゲン（小麦，魚介類，大豆，ピーナッツ，鶏卵，乳など）もある[5]．

　本稿では，ダニ，カビ，スギ花粉を中心に同定法と回避策について記載する．

### 吸入アレルゲンの同定法

　動物との接触後に症状が出現した場合や毎年同じ季節に症状が増悪する場合は，ある程度感作源が推測されるが，通年性の症状の場合は病歴だけでは感作源を特定しにくい．しかし感作源が明らかになれば回避によって慢性的な薬物療法の依存性から脱却できる可能性があるし，免疫療法を計画することもできる．

　吸入アレルゲンの感作を同定する方法として，血液検査と皮膚試験があり，わが国では血液検査法が主流である．検査法の進歩により，これまでの粗抽出抗原（複数のアレルゲンとアレルゲン以外の蛋白質を含むもの）に加えて，単一のアレルゲン蛋白のみを抽出精製する技術が発達し，より臨床に即した診断ができるようになった[6]（column 1 参照）．

**近藤康人** Yasuto KONDO　藤田医科大学ばんたね病院小児科，藤田医科大学総合アレルギーセンター小児科

一般に行われている血液検査は血清中の IgE 抗体を検出することで，特定のアレルゲンに対する感作状態を調べるものである．注意すべきことは，感作の成立はアレルギー反応を起こす必要条件ではあるが，かならずしもアレルギー疾患を発症するとは限らないことである．

## 1. 血清学的検査

　皮膚試験に比較して感度は落ちるが，皮膚病変を有していたり，抗ヒスタミン薬を内服していたりする理由で皮膚試験ができない場合に有用な検査である．

## 2. 皮膚試験

　非常に稀ではあるが，皮膚誘発試験および皮内試験で死亡例の報告がある[8]．しかし，現在は安全な検査法として提案されている．また施行時期について，重症花粉アレルギー患者においては花粉ピーク時の皮膚試験は，試験中に症状が増悪し全身症状につながる可能性があるため避けるべきである．コンポーネント診断を用いた皮膚試験の導入で重篤な反応は報告されていないが，皮膚試験用のアレルゲンコンポーネントの入手はオーストリアの Biomay 社（https://www.biomay.com/home/）等，海外から直接輸入しなければならず困難である．一方，粗抗原に関しては，鳥居のスクラッチエキスを利用するか，アレルギー協会を介してアメリカ ALK Abello 社製のアレルゲンを入手することができる．

## 3. 負荷試験

　患者の病歴および上記検査結果ともに決定的ではない場合，真に臨床症状を誘発するか確認する方法として負荷試験（誘発試験）がある．アレルギー性鼻炎の場合，標準化され市販されているのはハウスダストとブタクサのみで，鼻の粘膜表面に貼付する．たとえば，病歴から明らかなアレルギー性鼻炎が疑われても，皮膚試験や血液検査でもアレルゲンが特定できないケースにおいて，ハウスダストによる鼻誘発試験が陽性になれば LAR（column 2 参照）が疑われ，診断のため鼻粘膜局所の IgE 測定が行われる[9]．

　また職業性の喘息など診断のために被疑アレルゲン液を用いて行う吸入誘発試験があるが，患者のなかには入院管理が必要な重篤な反応をきたしたり，遅発性の反応をきたしたりすることがあるため，本誘発試験が必要な場合には 24 時間以上のモニタリングが可能な専門施設で，手技に慣れたスタッフによって実施されるべきである．

---

### column 1　粗抗原とコンポーネント診断

　一部の例外をのぞき，アレルゲンは蛋白質である．粗抗原（たとえばスギやヒノキ）には種々の蛋白質が存在しており，そのなかで IgE 抗体と結合する蛋白質をアレルゲンコンポーネントまたは単にコンポーネント（たとえば Cry j 1，Cry j 2，Cha o 1〜3 など）という．それぞれのコンポーネントには性質の違いがあり，従来の粗抗原診断にコンポーネントを組み合わせることでさまざまな利点が生まれる[6]．一例として，複数の花粉粗抗原に反応し感作源が特定できない場合は，特定の花粉にしか存在しないコンポーネント（たとえば，オオアワガエリ Phl p 1/5，ブタクサ Amb a 1，ヨモギ Art v 1）を調べることで感作源の特定に役立つ．なお，アレルゲンコンポーネント命名法については文献[7]を参考にしていただきたい．

## 吸入アレルゲンと回避策

指導を進めるうえで重要なことは，まず医師が，皮膚検査やIgE血液検査の結果に基づき，アレルゲンと疾患との関連性について患者に説明し，環境整備の必要性を理解させることである．その後の説明は，十分時間がとれない医師に変わって，専門的な知識を有した看護師や薬剤師などが別な場を設け時間をかけて説明し，可能であれば後日，評価を含めたフォローアップの場を設けることが理想的である．患者説明用のアレルゲン回避対策については，アレルギーポータルサイト(https://allergyportal.jp)の紹介，あるいは東京都福祉保健局発行の「健康・快適住居環境の指針」「住まいとアレルギー」(**図1**)が参考になるが，単にこれらを渡すだけでは効果はなく，上述のような忍耐強い教育が必要である．

### 1．ハウスダスト(ダニ)

ダニの大きさは0.4 mm位で，60％以上の湿度と25～30℃の温度で生育する．ダニアレルゲンには，たとえばヤケヒョウヒダニ(Dermatophagoides pteronyssinus)の場合23種ほどIUIS Allergen Nomenclature Sub-Committeeに登録されていて，主要アレルゲンのなか

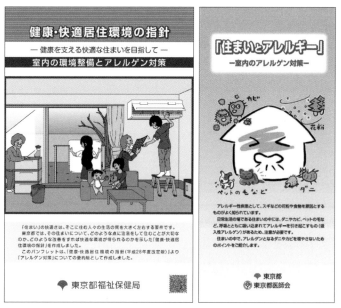

**図1** 室内アレルゲンの指導に役立つ資料
左は http://www.fukushihoken.metro.tokyo.jp/smph/kankyo/kankyo_eisei/jukankyo/indoor/kenko/sisin_bunsatuban.html，右は http://www.fukushihoken.metro.tokyo.jp/allergy/pdf/pri09.pdf から入手できる．

---

**column 2** Local Allergic Rhinitis(LAR)[9]

患者のなかには，アレルギー性鼻炎を示唆する病歴および身体的所見を有していても，皮膚テストおよび血液検査ではIgEの存在が証明されない場合があり，こういったケースのなかにlocal allergic rhinitis(LAR)とよばれる病態がある．鼻の組織内に局所的にアレルゲン特異的IgEを産生していても，それが体循環または皮膚に反映されていない状態でその病態はよくわかっておらず研究の関心が高まっている分野である．

**表 1　家塵中ダニの除去のためのポイント**[17]

①床の掃除：床の掃除機かけはできるだけ毎日実行することが望ましいが，少なくとも，3 日に 1 回は 20 秒/m²の時間をかけて実行することが望ましい．
②畳床の掃除：畳床のダニと寝具は相互汚染があるので，特に掃除機かけには注意が必要である．3 日に 1 回は 20 秒/m²の時間をかけて実行する必要がある．
③床以外の清掃：電灯の傘，タンスの天板なども年に 1 回は徹底した拭き掃除をすることが望ましい．
④寝具類の管理：寝具類の管理は急性増悪（発作）を予防する上で特に大切である．1 週間に 1 回は 20 秒/m²の時間をかけて，シーツを外して寝具両面に直接に掃除機をかける必要がある．
⑤布団カバー，シーツの使用：こまめなカバー替え，シーツ替えをすることが望ましい．ダニの通過できない高密度繊維のカバー，シーツはより有効である．
⑥大掃除の提唱：室内環境中のダニ数は，管理の行き届かない部分での大増殖が認められるので，年に 1 回は大掃除の必要がある．

でも次の 2 つがよく知られている．25 kDa の蛋白質（システインプロテアーゼ）の Der p 1 と，14 kDa の熱および pH 安定性蛋白質の Der p 2 である．両抗原とも糞便粒子（部分的に消化された皮膚の鱗片と，他の食品素材の無定形の塊）中に存在し，喘息と強く関連している．一方，コナヒョウヒダニ（D. farinae）とのアレルゲンの交差反応性に関しては，Der p 1 と Der f 1 では 83％，Der f 2 と Der p 2 では 87％のアミノ酸配列の相同性を有し，交差反応性をおこすことが報告されている[10,11]．

■回避による効果

　喘息および鼻炎患者におけるダニアレルゲン回避の効果については良質な介入試験が少ない理由でシステマティック・レビュー（SR）で明らかにされなかった[12,13]．ダニ回避の介入効果を明らかにするためには，ベースラインでダニ抗原量曝露の多いケースを対象に確実なダニ回避策による介入試験が急務と述べている[14]．

　その一方，環境の変化によってダニ抗原量が 13 から 0.2 μg/g dust に低下した結果，喘息治療薬，ピークフローと PD30 に改善が得られたという報告[15]と，ダニ侵入防止カバーの使用による無作為化二重盲検比較試験で介入群では Der p 1 が 84％減少し，重症喘息児の急性増悪の頻度が減少した報告[16]があることから，ダニの回避策は鼻炎および喘息の症状の改善において重要な役割を果たしていると考えられる[1]．

　家塵中ダニの除去のためのポイントを**表 1**[17]に示す．Der p 1 量が 2 μg/g dust が感作成立の閾値，10 μg/g dust が喘息急性増悪の閾値と考えられている[17]．ダニアレルゲンは寝具に多く存在すること，生活の 1/2〜1/4 を睡眠が占めることを合わせて考えると，最も重要なのは寝具対策[18]というのもうなずける．

## 2. カビ（真菌）

　室内環境にみられる一般的な真菌種には，*Cladosporium*, *Alternaria*, *Epicoccum*, *Fusarium*, *Penicillium*, *Aspergillus* などがある．カビから生産される胞子の大部分は，直径 2〜20 μ，長さ 1〜100 mm の大きさである．室内の真菌胞子は，屋外からの侵入によるもので，開いた窓や衣服やペットによって室内に運ばれる．湿度と温度が適切な条件下で，適切な食物源が存在すると，真菌胞子は屋外レベルとは無関係に屋内で増殖する．

　一般的な家庭で室内空中浮遊菌は平均 1,252 cfu/m³ と考えられている[19]（注釈：空中浮遊菌は通常 1 立方メートル中（1,000 L）中の菌数（CFU/m³）で表す．）

　カビ胞子は，相対湿度 65％以上，温度 10〜32℃で，栄養素としての有機物が存在する場所（水や埃のたまりやすいところ）に生えやすい．目に見えない胞子は，衣服，靴，ペッ

**表 2** スギ花粉の回避のポイント[30]

①花粉情報に注意する.
②飛散の多い時の外出を控える. 外出時にマスク, メガネを使う.
③表面がけばだった毛織物などのコートの使用は避ける.
④帰宅時, 衣服や髪をよく払ってから入室する. 洗顔, うがいをし, 鼻をかむ.
⑤飛散の多い時は窓, 戸を閉めておく. 換気時の窓は小さく開け, 短時間にとどめる.
⑥飛散の多い時のふとんや洗濯物の外干しは避ける.
⑦掃除を励行する. 特に窓際を念入りに掃除する.

トなどによって室内のあちこちに運ばれたり, 開いたドア, 窓, または換気扇によって吹き込む. 胞子は, 木, 紙, カーペット, 土, 植物, 布地などの表面で, 湿度と温度が適切な条件であれば定着して, 胞子は発芽し始め, 徐々に拡大して菌糸のネットワークを作る.

カビとアレルギー疾患との関係について, とくにアルテリナリアにおいて, 感作と曝露が喘息増悪に関連していることを示唆する症例および臨床研究報告がある[20,21].

■回避による効果

無作為化比較試験で, 介入群に真菌対策を講じた結果, 喘息および鼻炎症状の改善がみられた[22,23]という報告がある.

## 3. スギ花粉

1964 年にはじめて正式に報告されたスギ花粉症[24]は, 自然寛解率が低いことに加え, 近年発症が低年齢化していることから罹患者が増加し, 現在は国民の約30%がスギ花粉症と推測されている. よってここではスギ, ヒノキ花粉アレルゲンを中心に述べる.

スギ花粉の主要アレルゲンは 1983 年に最初は SBP(sugi basic protein)として単離され[25], 1994 年に Cry j 1(45〜50 kDa)と表記が改訂された. 次いで 1990 年に Cry j 2(37 kDa)が単離された[26]. Cry j 1 は花粉の外壁と外壁表面のオービクルに存在するのに対し, Cry j 2 は成熟花粉および発芽花粉の殿粉粒に存在している. 一方, ヒノキ花粉症のアレルゲンとしては1996年にCha o 1, 1999年にCha o 2, 2016年にCha o 3が単離された[27-29]. Cha o 1 は分子量が 48.5〜52.0 kDa で Cry j 1 とアミノ酸配列が 80%一致していて共通の抗原性とペクトテートリアーゼ活性を持っている. Cha o 2 は分子量 46 kDa で Cry j 2 よりも大きいが, アミノ酸配列は 74%が一致しており同じポリガラクツロナーゼのファミリーである. Cha o 3 はセルラーゼで, これまで報告されたスギのアレルゲンとも相同性がない新規の主要アレルゲンであることがわかった[29].

■回避による効果

花粉対策(**表2**)[30]としては, まず原因花粉の飛散時期を把握させ(飛散時期や量は地域により異なる), 花粉飛散時の外出時の注意と環境整備についてはアレルギーポータルサイト(https://allergyportal.jp)を紹介する. また効果的なマスク, 服装素材の注意, うがいや洗顔, 換気や掃除の注意点については環境省の「花粉症の予防と治療」がインターネットを介して無料でPDF版(https://www.env.go.jp/chemi/anzen/kafun/manual/3_chpt3-1.pdf)をダウンロードできる. なお, スギ花粉に対する眼鏡装用による回避効果に関しては, 普通眼鏡装用で約40%減少し, 防御カバーのついた花粉症眼鏡装用でおよそ65%減少するとされている.

## 文献

1) Wilson JM, Platts-Mills TAE. J Allergy Clin Immunol Pract 2018;6(1):1-7.
2) Peat JK et al. Am J Respir Crit Care Med 1996;153(1):141-6.
3) Sporik R et al. N Engl J Med 1990;323(8):502-7.
4) Squillace SP et al. Am J Respir Crit Care Med 1997;156(6):1760-4.
5) Ramirez DA Jr, Bahna SL. Clin Mol Allergy 2009;7:4.
6) 近藤康人. 日本小児アレルギー学会誌 2014：28(5)：867-81.
7) 近藤康人. アレルギー 2018；67(8)：996-1002.
8) Galindo-Pacheco LV et al. Rev Alerg Mex 2014;61(1):24-31.
9) 善本知広. アレルギー 2017；61(3)：173-8.
10) Lind P et al. J Immunol 1988;140(12):4256-62.
11) Yasueda H et al. Int Arch Allergy Appl Immunol 1989;88(4):402-7.
12) Gøtzsche PC, Johansen HK. Cochrane Database Syst Rev 2008;(2):CD001187.
13) Sheikh A et al. Cochrane Database Syst Rev 2010;(7):CD001563.
14) van Boven FE. Clin Exp Allergy 2014;44(12):1473-83.
15) Platts-Mills TA et al. Lancet 1982;2(8300):675-8.
16) Murray CS et al. Am J Respir Crit Care Med 2017;196(2):150-8.
17) 日本アレルギー学会, 荒川浩一・他監. 小児気管支喘息治療・管理ガイドライン 2017. 協和企画；2017.
18) 西岡謙二. 日本職業・環境アレルギー学会雑誌 2011；18(2)：27-33.
19) Gots RE et al. AIHA J(Fairfax, Va)2003;64(4):427-38.
20) Bush RK, Prochnau JJ. J Allergy Clin Immunol 2004;113(2):227-34.
21) Salo PM et al. J Allergy Clin Immunol 2006;118(4):892-8.
22) Kercsmar CM et al. Environ Health Perspect 2006;114(10):1574-80.
23) Burr ML et al. Thorax 2007;62(9):767-72.
24) 堀口申作, 斎藤洋三. アレルギー 1964；13(1-2)：16-8.
25) Yasueda H et al. J Allergy Clin Immunol 1983;71(1 pt 1):77-86.
26) Sakaguchi M et al. Identification of the second major allergen of Japanese cedar pollen. Allergy 1990;45(4):309-12.
27) Suzuki M et al. Mol Immunol 1996;33:451-60.
28) Mori T et al. Biochem Biophys Res Commun 1999;263(1):166-71.
29) Osada T et al. J Allergy Clin Immunol 2016;138(3):911-3.
30) 鼻アレルギー診療ガイドライン作成委員会. 鼻アレルギー診療ガイドライン—通年性鼻炎と花粉症—2013年版. ライフ・サイエンス；2013.

総論

## 3 アレルゲンの同定と回避指導の実際②
# 食物・接触性アレルゲン

**Keyword**
抗原特異的IgE検査
粗抗原
アレルゲンコンポーネント
経皮感作
経口免疫寛容

### POINT

- 血清中抗原特異的IgE検査には粗抗原を用いたものとアレルゲンコンポーネントを用いたものがあり，一般的に**アレルゲンコンポーネントを用いた血液検査の方が感度・特異度に優れている**．

- 近年，食物アレルギー発症における経皮感作の重要性が再認識されており，**経皮感作を予防することによって食物アレルギーの発症率が低下する可能性があること**がわかってきた．

- 食物アレルギー発症後の治療・管理については，症例ごとに検討する必要があるが，**原因食物の完全除去よりも，経口免疫寛容を期待して"食べられる範囲"までは食べることが望ましい**．

## はじめに

　IgE依存性即時型アレルギーの診断は，原因アレルゲンを同定すること，つまり，アレルゲンと反応する生体内のIgE抗体の同定を行うことにある．IgE抗体の同定方法には，*in vitro*検査として血清中抗原特異的IgE検査，好塩基球活性化試験，*in vivo*検査として皮膚テスト，負荷試験などがある．患者に対する危険性や負担の軽減を考慮すると，*in vitro*検査方法の確立が望ましい．近年，アレルゲンコンポーネント（アレルゲンを構成する個々の蛋白質成分）を利用した検査方法の開発や好塩基球活性化試験の応用によって，血液検査による診断性能が向上してきている（**図1**）[1]．

## アレルゲンの同定

### 1．学童期以降の小麦アレルギー

　食物依存性運動誘発アナフィラキシー（food-dependent exercise-induced anaphylaxis：FDEIA）は，食物を摂取したのみでは症状はみられず，食物の摂取に運動や非ステロイド性抗炎症薬内服などの二次的要因が加わったときのみ蕁麻疹やアナフィラキシーを生じる食物アレルギーの特殊型である[2]．原因食物を摂取した際にいつでも症状がみられるわけではないため，しばしば原因の特定が困難な病型である．わが国における原因食物は小麦が最も多く約60％を占め，次いで甲殻類，果物と続く[2]．食後の運動量が増える学童期以降に発症しやすく，また学童期以降に新規発症する小麦アレルギーの大半は本病型である．著者らはこれまでに，小麦によるFDEIA（wheat-dependent exercise-induced anaphylaxis：WDEIA）患者の約8割が小麦構成蛋白質中のω-5グリアジンに，残りの約2割が高分子量グルテニンに最も強く反応することを見出し，これらのリコンビナント蛋白質を作

千貫祐子　Yuko CHINUKI　島根大学医学部皮膚科学講座

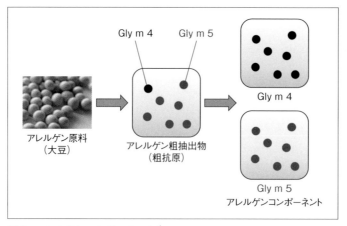

**図1** アレルゲンコンポーネント[1]

抗原特異的 IgE 検査に使用されている抗原の多くは，アレルゲン原料から抽出された粗抽出物（粗抗原）である．一方で，アレルゲンを構成する個々の蛋白質成分をアレルゲンコンポーネントとよび，近年では後者を用いた血液検査が次々と開発されてきている．ここでは大豆のアレルゲンコンポーネントを例にあげる．

**表1** 小麦抗原特異的 IgE 陽性率[3,8]

| 抗原特異的 IgE ImmunoCAP® | 通常型 WDEIA 全体 (54例) | 通常型 WDEIA 20歳以上 (38例) | 通常型 WDEIA 20歳未満 (16例) | アトピー性 皮膚炎※ (16例) | 加水分解コムギ型 WDEIA※※ (30例) |
|---|---|---|---|---|---|
| 小麦 | 31.4% | 31.5% | 31.2% | 87.5% | 70.0% (90.0%#) |
| グルテン | 37.0% | 39.4% | 31.2% | 18.7% | 76.6% (93.3%#) |
| ω-5 グリアジン | 79.6% | 94.7% | 43.7% | 0% | 6.6% |
| 高分子量グルテニン | 18.5% | 7.8% | 43.7% | 12.5% | 16.6% |
| ω-5 グリアジン，高分子量グルテニンのいずれかまたは両方 | 94.4% | 97.3% | 87.5% | 12.5% | 16.6% |

WDEIA：wheat-dependent exercise-induced anaphylaxis（小麦依存性運動誘発アナフィラキシー）
※：小麦あるいはグルテン特異的 IgE が陽性を示すが，小麦摂取にてアレルギー症状を示さないアトピー性皮膚炎患者，※※：石鹸中の加水分解コムギで経皮感作された WDEIA 患者，#：検出率．

成して抗原特異的 IgE 検査（ImmunoCAP®）に応用した[3]．その結果，それまでの粗抗原を用いた血液検査（小麦・グルテン特異的 IgE 検査）より，感度・特異度ともに優れていることが判明した（**表1**）[3]．とくに，20歳以上の患者では ω-5 グリアジン特異的 IgE の陽性率が 94.7%であり，小麦・グルテン特異的 IgE が陰性でも ω-5 グリアジン特異的 IgE が単独で陽性を示すことが多く，注意を要する．ω-5 グリアジン特異的 IgE 検査は，わが国では 2010 年より保険適用となっているため，小麦アレルギーを疑った際には小麦・グルテン・ω-5 グリアジン特異的 IgE 検査をあわせて提出されたい．なお，石鹸中の加水分解コムギで経皮感作された小麦アレルギー患者では，小麦・グルテン特異的 IgE の陽性率が高く，ω-5 グリアジン特異的 IgE の陽性率が低いことが特徴であった（**表2**；column 参照）[8]．

**表 2** α-Gal allergy と Pork-cat syndrome の比較[13]

| | α-Gal allergy | Pork-cat syndrome |
|---|---|---|
| ペットの飼育歴 | イヌが多い | ネコが多い |
| 発症年齢 | 30 歳代〜80 歳代 | 10 歳代〜50 歳代 |
| 感作原因 | α-Gal（マダニ由来） | Fel d 2（ネコ血清アルブミン） |
| 発症原因 | α-Gal（獣肉由来） | Sus s（豚血清アルブミン） |
| 推定感作経路 | α-Gal による経皮感作（マダニ咬傷） | Fel d 2 による経気道感作 |
| 抗原特異的 IgE 値 | 豚肉＜牛肉 | 牛肉＜豚肉<br>イヌ皮膚＜ネコ皮膚 |
| 獣肉摂取時の症状 | 蕁麻疹, アナフィラキシー | OAS, 蕁麻疹, アナフィラキシー |
| 発症時間 | 3-5 時間後 | 30-45 分後 |
| 治癒の見込み | マダニ咬傷の回避により治り得る. | ネコとの接触を避けることで治り得る. |

OAS：oral allergy syndrome（口腔アレルギー症候群）.

## 2. 魚アレルギー

### ①魚アレルギーの原因

a．パルブアルブミン（parvalbumin：PA）

　魚アレルギーの主要なアレルゲンは分子量 12 kDa の PA である[10]．わが国の魚アレルギー患者の 2/3 が認識するとされる．PA は $Ca^{2+}$ 結合性筋形質蛋白質で，耐熱性，水溶性が高い．多くの魚で交差抗原性が認められるが，魚種や部位によって含有量が大きく異なる．普通筋と比較して血合筋では PA の含有量が低いため，血合筋のアレルゲン性は低い．また，PA は水溶性であるため，かまぼこなどのすり身製品では，"水さらし" という過程で PA が除去され，アレルゲン性が低下する．著者がこれまでに経験した PA が原因抗原の魚アレルギー患者は，大半が基礎疾患としてアトピー性皮膚炎または手湿疹を有していた．つまり，PA が原因抗原の魚アレルギーでは経皮感作が成立している可能性が高いと考えられる[10]．

b．コラーゲン

　魚アレルギーにおいて PA に次ぐアレルゲンはコラーゲンである[10]．コラーゲンは動物に普遍的に含まれている蛋白質で，110〜120 kDa の α 鎖 3 本がコイル状に絡まって 1 分子を形成している．魚アレルギー患者の 1/3 が認識するとされる．不溶性の蛋白質であるが，

---

**column　加水分解コムギ感作による小麦アレルギー**

　従来，食物アレルギーの感作は，主に経口摂取した食物抗原に対して経腸管的に成立すると考えられてきた．ところが 2008 年，イギリスの Lack は疫学的観点から，食物アレルギー成立における経皮感作の重要性（二重抗原曝露仮説）を提唱した[4]．時を同じくして，わが国にて石鹸中の加水分解コムギ（hydrolyzed wheat protein：HWP）に経皮感作された小麦アレルギー患者が多発しはじめた[5-9]．わずか数年の間に，当該石鹸を使用した 2,000 名以上の消費者が小麦アレルギーを発症する事態となった．本事例は図らずも，食物アレルギー成立における経皮感作の重要性を証明する疫学的根拠となった．その後，著者らの研究班にてこれらの患者の予後を解析した結果，石鹸の使用を中止することによって，多くの患者のアレルギーが治癒してきていることが判明した[2]．つまり，経皮感作による食物アレルギーは，感作経路を断つことができれば治りうることがわかってきた．

加熱や酵素で分解され，魚ゼラチンやコラーゲンペプチドとなる．魚種間では交差抗原性を示すが，他の動物のコラーゲンには交差抗原性は認められない．また，魚種による含有量の差は PA より小さい．

c．アレルギー様食中毒

魚中の遊離ヒスチジンは体表に付着した細菌が持つヒスチジン脱炭酸酵素によってヒスタミンに分解される．ヒスタミンが多量(通常 100 mg/100 g 以上)に蓄積した魚肉を摂取することによってアレルギー症状が現れ，アレルギー様食中毒とよばれる．免疫系を介さず，アレルギーの有無にかかわらず発症することから，食中毒に分類される．カツオ，キハダマグロ，ブリなどの赤身魚は，スズキ，マダイなどの白身魚と比較して遊離ヒスチジン含有量が高いのが特徴である[10]．

d．アニサキスアレルギー

アニサキスに感作され，IgE 抗体を持った人が，ふたたびアニサキスに寄生された魚を摂取した際に，蕁麻疹，血管性浮腫，アナフィラキシー症状を呈することがある[10]．アニサキスのアレルゲンの一部は耐熱性で，加工食品でもアレルギーを引き起こすことがあるため，注意が必要である．アニサキス特異的 IgE 抗体の保有率は年齢とともに増加する傾向があり，魚摂取後にアレルギー症状を呈した症例では，アニサキス特異的 IgE 抗体も検査する必要がある．

②魚アレルギーの原因アレルゲンの同定

PA やコラーゲンが原因の魚アレルギーでは，粗抗原を用いた多種類の魚抗原特異的 IgE 検査が陽性となりやすい[10]．原因アレルゲンの鑑別には，アレルゲンコンポーネントを用いた血液検査である Cyp c 1(コイの PA)，Gad c 1(タラの PA)，魚ゼラチン特異的 IgE 検査が有用であるが，これらの検査は保険未適用であるため，今後の保険適用拡大が望まれる．

## 3．獣肉アレルギー

① α-Gal Allergy

わが国における獣肉アレルギーの主要なアレルゲンは，アメリカからの報告と同様，糖鎖 galactose-α-1,3-galactose(α-Gal)である[11,12]．α-Gal が原因の獣肉アレルギー患者は，交差反応のために抗悪性腫瘍薬のセツキシマブやカレイ魚卵にもアレルギーを生じうる．わが国における獣肉アレルギー患者の多くが日本紅斑熱の好発地域，つまりマダニが多く生息している地域に居住していること，またマダニ唾液腺中に獣肉アレルギーの主要なアレルゲンである α-Gal 糖鎖を証明したことによって，獣肉アレルギーの感作原因がマダニ咬傷である可能性がわかってきた[11]．診断について，α-Gal が原因の獣肉アレルギーでは牛肉特異的 IgE が陽性となることが多いが，α-Gal 特異的 IgE(保険未適用)の方が，より感度が高いことがわかっている．

②Pork-cat syndrome

Pork-cat syndrome は獣肉アレルギーの一種で，原因抗原は豚の血清アルブミン(Sus s)であり，類似の構造を有するネコの血清アルブミン(Fel d 2)に経気道的に感作された後，交差反応によって豚肉摂取時にアレルギー症状を呈する疾患である[13]．遅発性に発症する α-Gal が原因の獣肉アレルギーとは異なり，一般的に豚肉摂取 30〜45 分後に症状が出現

するとされる(**表2**)[13]．Pork-cat syndromeの診断には，問診と同時に，豚の血清アルブミン(Sus s)特異的IgEとネコの血清アルブミン(Fel d 2)特異的IgEの測定を行うことが有用である(保険未適用)．保険適用の検査では，豚肉特異的IgEとネコ皮膚特異的IgEを測定することで，推測が可能である．十分火の通った豚肉では発症しにくく，加熱が不十分な豚肉やハム・ソーセージなどの加工食品を摂取した際に発症しやすいため，注意が必要である．豚肉の加工食品などを摂取した際に蕁麻疹やアナフィラキシーを発症した患者を診察した場合は，ネコの飼育歴やネコとの接触の問診聴取が必要であり，豚肉やネコ皮膚特異的IgE検査を行う必要がある．

## アレルゲンの回避指導の実際

近年，食物アレルギーのアレルゲンの回避指導は，従来の"完全除去"から"正しい診断に基づく必要最小限の除去"が重要であることがわかってきた[14]．食べると症状が誘発される食物だけを除去し，"念のため""心配だから"といって，必要以上に除去する食物を増やさないことが大切である．また，原因食物でも，症状が誘発されない"食べられる範囲"までは食べることができるため，食べられる範囲の量を除去する必要はなく，むしろ食べられる範囲までは積極的に食べるように指示することが望ましい．また，経皮感作による食物アレルギーでは，感作経路(接触性アレルゲンと皮膚バリア機能障害)を回避することによってアレルギーが治りうることがわかってきた．たとえば，石鹸中の加水分解コムギで経皮感作された小麦アレルギーは，感作原因である当該石鹸の使用を中止することによって，多くの患者が治癒してきている[2]．一方で，おそらく経腸管感作と考えられるω-5グリアジンが原因抗原の小麦アレルギーでは，小麦製品と運動や非ステロイド性抗炎症薬の組み合わせの回避指導を行うことによって症状発症をある程度抑制することはできるが，ほとんどの患者が治癒していない．また，前述の魚アレルギーについては，PAが原因抗原の場合，その多くが経皮感作であると考えられるため，魚アレルゲンの侵入経路となりうる湿疹やアトピー性皮膚炎の治療を最優先に行い，食べられる魚は食べてもらい，経口免疫寛容誘導を行うことによって，多くの魚アレルギーが治ってきている[10]．PAが原因抗原の魚アレルギー患者の食事指導では，痒みや軽度の蕁麻疹出現時のために抗ヒスタミン薬を処方したうえで，PA含有量の少ない魚(マグロやカツオなど)の摂取から開始するように指導しており，良好な経過を経ている．つまり，感作経路と考えられる皮膚炎の治療を徹底して感作経路を断ち，食べられる魚は食べることによって経口免疫寛容が誘導され，治癒しうることがわかってきた．一方で，ゼラチン(コラーゲン)が原因抗原の魚アレルギーは魚種によるコラーゲン含有量の差がPAより小さいため，魚全般の摂取制限が必要となる．このように，アレルゲンコンポーネントを用いた血液検査が保険適用となれば，魚アレルギーを含めた食物アレルギー患者の原因抗原に応じた生活指導が可能になると考えられ，早期の保険適用拡大が望まれる．

さらに，前述したα-Galアレルギーでは，感作原因であるマダニ咬傷回避の指導によって，またpork-cat syndromeでは，同じく感作原因であるネコとの接触回避の指導によって，牛肉や豚肉に対するアレルギーも治癒しうることがわかっている[15]．

このように，感作原因・感作経路の回避によって，さまざまなアレルギーが治りうるこ

とがわかってきた今日，我々臨床医は真の感作原因・感作経路に気づくことが重要であり，本稿が即時型アレルギーの適切な診断と対処法の参考となれば幸いである．

### 文献

1) 千貫祐子. 西日本皮膚科 2018；80(5)：419-24.
2) 森田栄伸(研究代表者). 厚生労働科学研究費補助金による「特殊型食物アレルギーの診療の手引き2015」. (https://shimane-u-dermatology.jp/theme/shimane-u-ac_dermatology/pdf/special_allergies.pdf)
3) Morita E et al. J Dermatol Sci 2013;71(3):155-9.
4) Lack G. J Allergy Clin Immunol 2008;121(6):1331-6.
5) 千貫祐子・他. 日本皮膚科学会雑誌 2010；120(12)：2421-5.
6) Chinuki Y et al. Contact Dermatitis 2011;65(1):55-7.
7) Chinuki Y et al. J Allergy Clin Immunol 2012;129(5):1404-6.
8) Chinuki Y, Morita E. Allergol Int 2012;61(4):529-37.
9) Chinuki Y et al. Contact Dermatitis 2013;68(2):86-93.
10) 千貫祐子, 東耕一郎. アレルギー・免疫 2017；24(8)：1075-80.
11) Chinuki Y et al. Allergy 2016;71(3):421-5.
12) 千貫祐子・他. 日本皮膚科学会雑誌 2013；123(9)：1807-14.
13) 千貫祐子. アレルギー・免疫 2017；25(1)：48-55.
14) 食物アレルギー研究会. 食物アレルギーの診療の手引き2017.（https://www.foodallergy.jp/care-guide/）
15) 千貫祐子. アレルギー 2019；68(1)：24-8.

総論

# 4 IgE 関連検査の正しい読み取り方

**Keyword**
総 IgE 値
特異 IgE 検査
アレルゲンコンポーネント

## POINT

- 血清総 IgE 値がアレルギーの病態を特異的に反映している訳ではない．アレルギー状態をおおまかに反映する値と捉えるものと認識すべきである．

- オマリズマブ治療後，従来の測定法では IgE 単体とオマリズマブと結合した IgE を判別できないため，見かけ上血清総 IgE 値が上昇する．**短期的な治療効果判定に血清総 IgE 値は利用できない**．

- **アレルゲンコンポーネント特異 IgE 検査**と，**粗抽出やアレルゲンを用いた特異 IgE 検査を組み合わせる**ことにより，アレルギー症状が誘発される確率の高い患者を診断することができる．

## はじめに

　アレルギー関連疾患のうち，即時型反応に関連する IgE（immunoglobulin E）を介する反応は喘息をはじめ，食物アレルギーやアレルギー性鼻炎，アレルギー性結膜炎などさまざまな臓器に症状を示す．臨床現場ではルーチンに測定されることの多い IgE であるが，その測定の意義や結果の解釈を正しく行えているだろうか．本稿では，日常のアレルギー診療における IgE 関連検査の正しい読み取り方について述べる．

## 血清総 IgE 値の測定と評価

### 1．血清総 IgE 値とは

　IgE は健常人の血清中では 50〜200 ng/mL しか存在していない．気道，消化管粘膜，それらの所属リンパ節で産生される．肥満細胞や好塩基球の Fcε 受容体と結合し，アレルゲンと反応してヒスタミンをはじめとする化学伝達物質を放出されてアレルギーの臨床症状を形成する．血清，鼻汁，喀痰，腸液などの体液中にも存在しているが，微量であるため，血清以外での測定は困難である．血清総 IgE 値は気管支喘息等のアレルギー性疾患の患者では健常人と比較して上昇するが，データ分布は健常人との重複が大きく，診断のためのカットオフ値は設定できない．血清の総 IgE 量がアレルギーの病態を特異的に反映している訳ではないことにも注意しなければならない．アレルギー状態をおおまかに反映する値と捉えるものと認識すべきである．アレルギー素因の有無，アレルギー疾患のスクリーニング，アトピー性疾患の経過観察や治療効果判定に有用と考えられる．胎児のアレルギー発症を予測する目的で母親の血清 IgE を測定することは，IgE に胎盤通過性がないため無意味である．また，アレルギー疾患以外にも，膠原病や寄生虫疾患，腫瘍性疾患でも IgE

伊藤玲子　權　寧博　Reiko ITO and Yasuhiro GON　日本大学医学部内科学系呼吸器内科学分野

表1 血清IgE値に異常をきたす疾患

| |
|---|
| アトピー性疾患（気管支喘息，アレルギー性鼻炎・花粉症，アトピー性皮膚炎） |
| アレルギー性気管支肺アスペルギルス症（ABPA） |
| 膠原病（SLE，関節リウマチ，ベーチェット病） |
| 肝疾患 |
| ネフローゼ症候群 |
| 寄生虫疾患 |
| ウイルス感染症の一部 |
| 高IgE症候群 |
| 好酸球性肉芽腫性血管炎 |
| 腫瘍性疾患（骨髄腫　IgE型，Hodgkin病） |
| 先天性免疫不全症（Wiskott-Aldrich症候群，DiGeorge症候群，Nezelof症候群） |

値の異常をきたす（表1）．

### 2．疾患ごとの総IgE値の考え方

　気管支喘息においては，血清総IgE値は年齢や性別にかかわらず喘息と強く関連し，血清総IgE値の上昇に伴い喘息の有病率は高くなる[2]．一方，喘息の重症度と血清総IgE値の関係は小児では相関があるが，成人ではない[3]．喫煙が血清総IgE値を上昇させると同時に喘息患者の呼吸機能や症状を悪化させることと関連するかもしれない．IgEをターゲットとしたアトピー型喘息治療薬として，ヒト化抗IgEモノクローナル抗体であるオマリズマブがある．オマリズマブはIgE抗体の受容体結合部位Cε3に結合し，IgEとFcεR1の結合を阻害することで肥満細胞からの脱顆粒を抑制する．オマリズマブ治療後は従来のImmuno CAP法による血清IgEの測定法では，IgE単体とオマリズマブと結合したIgEを判別できないため，見かけ上血清総IgE値が上昇することになるため，治療効果判定に血清総IgE値は利用できない．

　アトピー性皮膚炎では患者の80％で総IgE値は高値を示し，診断の参考となる．乳幼児においては成人の1/10程度であり，年齢が低いほど正常上限が低くあまり参考にならないことが多い．血清IgE値自体は長期的な重症度や病勢を反映するが，短期的な変化は反映しない[4]．

　アレルギー性気管支肺アスペルギルス症（allergic bronchopulmonary aspergillosis：ABPA）は，アトピー素因を持つ患者がAspergillus fumigatus（Af）に対するIgE抗体を産生し，I型アレルギー反応として喘息症状を発生し，真菌より放出される各種のトキシンにより浸潤影や気管支拡張をきたす．血清総IgE値の上昇（≧1,000 IU）が特徴であり，IgEの変動は病勢を反映する[5]．アスペルギルス特異IgEが喘息重症化に関連する可能性が示唆されている．治療により血清総IgE値が有意に改善する．

## 特異IgE抗体検査と評価

### 1．特異IgE抗体の検査法と注意点

　アレルゲンに特異的なIgE抗体の測定は，一般的な血液検査で行うことが可能である．現在200種類以上のアレルゲンに対する特異IgE抗体を測定することができる．検査法には，同時に13項目までが保険点数の枠内で測定できるイムノキャップ®法やアラスタット3gAllergy®などの定量検査と一度に多抗原（36または39抗原）が測定できるMAST IV®やView39®などの半定量検査がある．多抗原を一度に測定できる半定量法の汎用性が高いよ

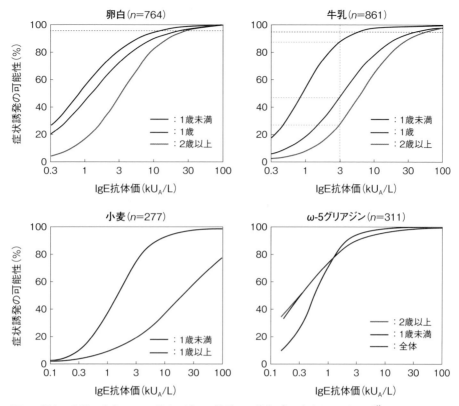

**図1** 卵白，牛乳，小麦，ω-5 グリアジンの特異 IgE 抗体プロバビリティカーブ[6]

うに感じられるが，測定精度は定量法と比較して低いため，治療を目的とした臨床現場では使用しにくいと感じている．特異 IgE 抗体検査は，IgE 抗体がアレルギー疾患の原因となるどのようなアレルゲンに対して反応するのかを測定する目的で行うものであるため，アレルゲンを推定して検査項目を決定するべきである．イムノキャップ® 法では検査結果がクラス 0〜6 まで 7 段階で示され，特異 IgE 抗体量が多いほど値が大きくなる．しかし，結果の解釈において，とくに食物アレルゲンにおいては，特異 IgE 抗体陽性＝食物アレルギーではないこと，また，クラス値の高さがかならずしも臨床症状と相関しないことも認

---

### column　IgEの発見

IgE(Immunoglobulin E)は，石坂公成・照子両博士によって 1966 年に発見された[1]．当時，アレルゲンと反応する抗体様物質はレアギンとよばれており，IgA 分画に存在すると認識されていた．石坂らはレアギンを含む分画で免疫したウサギの血清からみつかった抗体と反応する蛋白質をアレルギー性皮膚反応の Erythema(紅斑)の E をとって γE と名づけた．これが後に新しい免疫グロブリンと認められた際に，正式名称が IgE となった．IgE は生体内には微量にしか存在せず，健常人の血清中では 50〜200 ng/mL しか存在していない．その発見に至る過程で，ひとりのアメリカ人 IgE 骨髄腫の患者の貢献があった．彼は骨髄腫診断から亡くなるまでの 1 年間に行われた血漿交換により 40 リットルの血漿を石坂らに提供した．そこから精製された骨髄腫蛋白を用いて，世界中の研究者が IgE に関する研究を行ったのである．

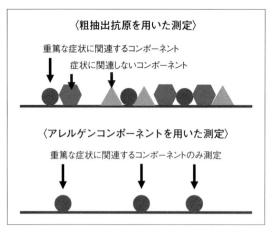

図2 アレルゲンコンポーネントを用いた測定

表2 保険適用のアレルゲンコンポーネント検査

| 食品 | アレルゲンコンポーネント | 特徴 |
|---|---|---|
| 卵 | オボムコイド | 熱や消化酵素の作用を受けにくい. |
| 小麦 | ωグリアジン | 小麦特異IgEと組み合わせることで，摂取により強いアレルギー反応が起きるか高い確率で判断できる. |
| 牛乳 | カゼイン<br>α-ラクトアルブミン<br>β-ラクトグロブリン | カゼインは摂取による強い反応と関連性が高い. |
| 大豆 | Gly m 4 | 大豆アレルギーとシラカバ，ハンノキ花粉の交差反応との識別に有用. |
| ピーナッツ | Ara h 2 | ピーナッツ特異IgEと組み合わせることで，摂取により強いアレルギー症状が起きるか高い確率で判断できる. |
| クルミ | Jug r 1 |  |
| カシューナッツ | Ana o 3 |  |
| ラテックス | Hev b 6.02 |  |

識しておく必要がある．抗体価と症状を誘発する可能性の関係を示したプロバビリティカーブは年齢によって異なる（**図1**）．たとえば，小麦の主要なアレルゲンω-5グリアジンは特異的IgE抗体価がクラス3以上では症状誘発の可能性はほぼ100%となるが，陰性であっても2歳以上では40%程度が小麦アレルギーを否定できない．食物アレルギーの検査において特異IgE抗体価は症状が誘発される閾値量や症状の重症度を反映しない．

## 2．アレルゲンコンポーネント

各アレルゲンのなかでもIgE抗体が結合する蛋白質をアレルゲンコンポーネントという．これまでの特異IgE検査は各原因物質の抽出物を抗原として用いていた（粗抽出アレルゲン）．このなかには多種の蛋白質が含まれており，臨床症状に関連しない蛋白質も含まれている（**図2**）．これに対し，単一の蛋白質のみを取り出したものをアレルゲンコンポーネントとよぶ．DNA配列やアミノ酸配列が同定され，分子量などの情報があるものは名前がつけられ，国際的なデータベース（WHO/IUIS Allergen Nomenclature http://www.allergen.org/）に登録される．2019年4月現在，900を超えるアレルゲンコンポーネントが登録されている．わが国で保険適用されている測定可能なアレルゲンコンポーネント特異IgE

検査を**表2**に示す．特異 IgE 検査が陽性でもアレルゲン摂取が可能な患者は，臨床症状と関連の強いアレルゲンコンポーネント特異 IgE 抗体が低値か陰性を示す．アレルゲンコンポーネント特異 IgE 検査と，粗抽出やアレルゲンを用いた特異 IgE 検査と組み合わせることにより，原因食物の摂取によりアレルギー症状が誘発される確率の高い患者を診断することができるため[7,8]，経口負荷試験を実施する患者を減少させることができる．

## おわりに

IgE はアレルギー疾患の病態形成に大きな役割を果たしているが，血清 IgE 値の上昇のみでアレルギー疾患の診断，病態の評価はできない．患者の求めに応じて安易に特異 IgE 検査を行った場合，臨床症状に関連しないアレルゲンに陽性反応が出た際に結果の解釈に困ることとなる．検査の特徴とその意味を理解して，IgE 関連検査を行うことが，正しい読み取り方の第一歩である．

**文献**

1）石坂公成．我々の歩いて来た道—ある免疫学者の回想．MOKU 出版；2000.
2）Burrows B et al. N Engl J Med 1989;320(5):271-7.
3）一般社団法人日本アレルギー学会喘息ガイドライン専門部会監修．喘息予防・管理ガイドライン2018．協和企画；2018.
4）公益社団法人日本皮膚科学会・他．アトピー性皮膚炎診療ガイドライン2018．日本皮膚科学会雑誌：128（12），2431-502，2018.
5）Knutsen AP et al. J Allergy Clin Immunol 2012;129(2):280-91.
6）AMED 研究班による食物アレルギー診療の手引き2017．2018.
7）海老澤元宏，伊藤浩明．ピーナッツアレルギー診断における Ara h 2 特異的 IgE 抗体測定の意義．日本小児アレルギー学会誌．2013；27(4)：621-8.
8）Ito K et al. Allergy 2008;63(11):1536-42.

## 総論

## 5 アレルギー疾患のバイオマーカーの基礎知識

**Keyword**
末梢血好酸球数
P-Eos
血清ペリオスチン
血清TARC

### POINT

- 末梢血好酸球数は，多くのアレルギー疾患（アトピー性皮膚炎，アレルギー性鼻炎，好酸球性副鼻腔炎，喘息）例で高値を示す．喘息においても重要なバイオマーカーである．

- 血清ペリオスチン値もアトピー性皮膚炎を含む多くのアレルギー疾患で高値を示し，**好酸球性副鼻腔炎の術後再発予測，好酸球性喘息における気流閉塞と長期予後予測マーカー**として期待される．

- 血清TARCはアトピー性皮膚炎の重症度に一致して上昇し，病勢を鋭敏に反映する．治療効果のモニタリングにも有用とされ，血清TARC値を指標として患者教育，治療方法の見直しを行うことも可能とされる．

### はじめに

アレルギー疾患は，障害される臓器にかかわらず多様であり，適切な治療・管理に際して重症度や病勢・病型把握に有用なバイオマーカーが求められる．本稿ではアレルギー疾患のバイオマーカーのうち末梢血好酸球（P-Eos），喀痰好酸球，血清ペリオスチン，血清TARC（thymus and activation regulated chemokine）について記載する．血清IgE（非特異的・抗原特異的IgE），呼気一酸化窒素（NO）については他稿を参照いただきたい．

### 喀痰好酸球数

喀痰好酸球数は，喘息における2型/好酸球性気道炎症の病態把握のためのゴールドスタンダードとされ，喀痰好酸球数が多いほど重症例・増悪頻度が多い．喀痰好酸球が2〜3％を越えると，2型/好酸球性気道炎症が存在するとされる．吸入ステロイド薬（inhaled corticosteroids：ICS）を中心とした抗喘息薬量の調整に喀痰好酸球測定は有用である（**図1**）[1]が，安定期例では喀痰を喀出できない例も多く，処理が煩雑なため実地臨床では活用しづらい．

### 末梢血好酸球数（P-Eos）

アトピー性皮膚炎（atopic dermatitis：AD）例では，一般にアレルギー性鼻炎や喘息例よりもP-Eosは高値であり，ADの病勢を反映する．好酸球性副鼻腔炎（eosinophilic chronic rhinosinusitis：ECRS）では，その診断・重症度判定にP-Eosが含まれるが，詳細は他稿を参照されたい．

**松本久子** Hisako MATSUMOTO　京都大学大学院医学研究科呼吸器内科学

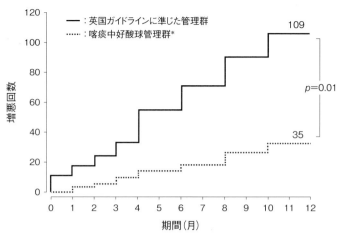

**図1** 喘息におけるガイドラインに準じた管理と喀痰好酸球数を指標とした管理[1]
*喀痰中好酸球比率＞3％で抗炎症薬を増量，＜1％で減量．

　喘息において P-Eos が高い例では，喘息症状や呼吸機能が悪く，増悪が多い．薬剤アレルギーを含んだ他のアレルギー疾患や寄生虫感染，悪性腫瘍などにおいても P-Eos は増加しうるため注意は必要であるが，重症喘息においては，P-Eos は好酸球性気道炎症の程度を反映し，気流閉塞を伴う例では伴わない例よりも P-Eos が高い．重症喘息に限った研究では，喀痰中好酸球 2％以上を予測する P-Eos は，300/μL を閾値とした場合感度 59.7％，特異度 84.4％，450/μL で感度 49.3％，特異度 97.0％であった．P-Eos は変動があるものの，単回測定で 150/μL 以上であった場合，その 85％でその後も 150/μL 以上と，再現性が確認されている．ただし，治療導入後，とくに全身ステロイド薬，抗 IL-5 抗体，抗 IL-5 受容体抗体投与後は，P-Eos は著明に低下するため，治療後の解釈には注意が必要である．

　P-Eos は抗 2 型炎症生物製剤への効果予測マーカーでもある．P-Eos が 150/μL 以上の場合は，偽薬群と比べ抗 IL-5 抗体，抗 IL-5 受容体抗体群で約 30％以上の増悪抑制が期待でき，P-Eos が高いほど，増悪抑制率が高いとされる．

 ### 血清ペリオスチン値[2]

　ペリオスチンは 2 型炎症の有用なバイオマーカーとして注目されている．ペリオスチンはマトリセルラー蛋白質であり，他の細胞外基質蛋白質と結合して組織の構造維持やリモデリングに深く関わるとともに，インテグリンを介して好酸球の遊走・接着を促進し，機能活性を亢進する[3]など，炎症の遷延・慢性化に関わる．ペリオスチンはアレルギー疾患の病変部では，IL-4, IL-13, TGF-β, ヒスタミン，TNF スーパーファミリー 14（TNFSF14/LIGHT）などの刺激で産生され，血清（column 参照），尿，喀痰/呼気凝集液/気管支肺胞洗浄液，涙液中に検出される．

　重症喘息においては，血清ペリオスチンは P-Eos や呼気 NO よりも高い精度で好酸球性気道炎症の程度を予測する．著者らによる KiHAC 多施設共同研究をはじめとして，多くの検討で血清ペリオスチンは気流閉塞の存在，一秒量経年低下大を反映することが示され

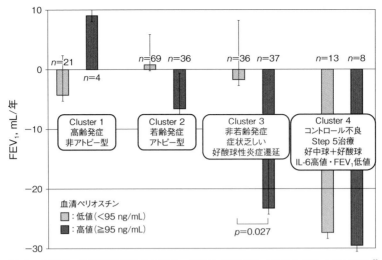

**図 2** 中等症・重症喘息例のクラスター解析と血清ペリオスチン値による層別化[5]

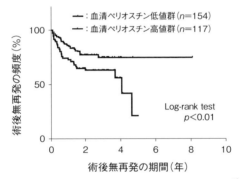

**図 3** 好酸球性副鼻腔炎における術後再発率の推移[8]
血清ペリオスチン値 115.5 ng/mL の上下での層別化解析.

ている[2,4]. 血清ペリオスチンは2型/好酸球性重症喘息例を抽出し(**図2**), 長期予後を予測するマーカーとして期待される[5]. 血清ペリオスチン高値例では, ICS の減量に失敗しやすい一方, 抗 IgE 抗体, 抗 IL-13 抗体での増悪抑制, 抗 IL-4 受容体 α 鎖抗体での一秒量改善を得やすい[6]. また血清ペリオスチン値は ICS 導入により 24 週で 5% とわずかに低下するのみである[7]が, 抗 IL-4 受容体 α 抗体投与により 12 週で平均 13% 低下する.

ペリオスチンは ECRS の組織において高発現し, ECRS 罹患例では血清ペリオスチン値が高い. 喘息と同様に慢性副鼻腔炎(chronic rhinosinusitis：CRS)も多様であるが, 血清ペリオスチンは CRS の重症度, 鼻ポリープの存在, 組織・末梢血中の好酸球数と相関し, ステロイド, 抗 IgE 抗体や抗 IL-5 抗体への反応性を予測する. 最近 Ninomiya らは血清ペリオスチンが 115.5 ng/mL を超える例では, 術後 5 年までに約 8 割が再発することを示し(**図 3**), 血清ペリオスチンが ECRS の術後再発の予測マーカーになることを報告した[8]. ECRS 合併喘息例でも, 血清ペリオスチン値が副鼻腔 CT スコアと正の相関を示す.

ペリオスチンは AD 例の病変部の真皮部分に強く沈着し, 沈着の程度は臨床症状と相関する. 成人 AD 例における血清ペリオスチンは, 重症度, 血清 TARC/CCL17, LDH, IgE

やP-Eosと相関する．血清ペリオスチンは内因性よりも外因性ADで高く，紅皮症病変，苔癬化病変，びらんを有する例，黄色ブドウ球菌陽性例で高い．血清ペリオスチンはステロイド外用薬や免疫抑制剤，抗IL-4受容体α抗体の投与により低下する．

ペリオスチンは涙液中にも検出され，健常人に比し季節性アレルギー性結膜炎例で有意に高い．慢性のアレルギー性結膜疾患であるアトピー性角結膜炎（atopic keratoconjunctivitis：AKC）や結膜に増殖性変化がみられる春季カタル（vernal keratoconjunctivitis：VKC）ではさらに高く，巨大乳頭形成や角膜病変の合併と関連する．一部のAKC例では，免疫抑制剤の局所投与により臨床像の改善とともに涙液中ペリオスチンも低下する．

## 血清TARC

TARCはTh2型のケモカインで，CCR4に結合しTh2細胞を病変局所に遊走させ，アレルギー反応を惹起する．AD例では，病変部の表皮角化細胞，血管内皮細胞，T細胞や樹状細胞から産生される．その血清値は重症度に一致して上昇し（図4）[9]，血清IgE値，LDH値，P-Eosに比し，病勢をより鋭敏に反映する．さらに短期間に変動するため，治療効果のモニタリングにも有用とされ，血清TARC値を指標として患者教育，治療方法の見直しを行うことも可能とされる．2008年に保険収載されているが，2016年には17分で結果がでる迅速測定系も開発された．

血清TARC値は低年齢ほど高値を呈する傾向があり，その正常値は生後6～12カ月では1,367 pg/mL未満，1～2歳では998 pg/mL未満，2歳以上では743 pg/mL未満，成人で

---

**column** 血清ペリオスチンの測定

ペリオスチンは血中に数十ng/mLのレベルで検出されるため，炎症部位での増加を血清中で検出しやすいとされる．血清ペリオスチン値の測定には，いくつかの測定系（ELISA）があり，測定系により値は異なるが，シノテスト社とジェネンティック社（Elecsys periostin assay®），シノテスト社とR＆D社（Human Periostin/OSF-2 DuoSet®）での測定値の相関はよいことが確認された（r=0.9236～0.9319）[2]．またペリオスチンは骨代謝に関わるため健常児でもその血清値は高いが，5歳以上のアレルギー疾患児（アレルギー性鼻炎・喘息）では健常児よりも血清ペリオスチンは高い（下図）[10]．また血清ペリオスチンはBMIと負に相関することが疫学研究で示されている．

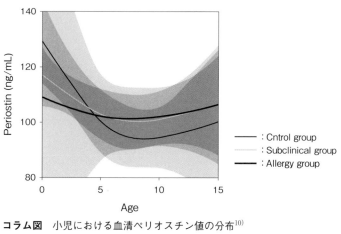

**コラム図** 小児における血清ペリオスチン値の分布[10]

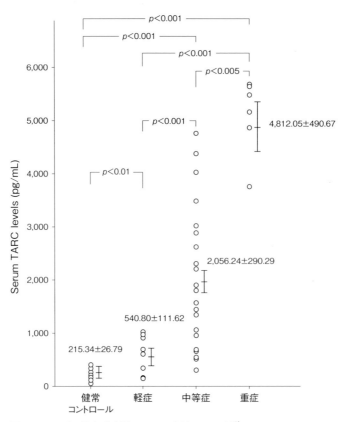

図4 アトピー性皮膚炎例における血清TARC値[9]

は450 pg/mL未満である．水疱性類天疱瘡や菌状息肉症，血管浮腫，薬疹，膠原病などでも高値となりうる点は注意する．

### 文献

1) Green RH et al. Lancet 2002;360:1715-21.
2) Izuhara K et al. Allergy 2019. doi:10.1111/all. 13814.[Epub ahead of print]
3) Noguchi T et al. J Allergy Clin Immunol 2016;138:1449-52 e5.
4) Kanemitsu Y et al. J Allergy Clin Immunol 2013;132:305-12 e3.
5) Nagasaki T et al. J Allergy Clin Immunol 2014;133:1474-7, 1477 e1-2.
6) Izuhara K et al. Am J Respir Crit Care Med 2016;193:949-56.
7) Matsumoto H. Allergol Int 2014;63:153-60.
8) Ninomiya T et al. Sci Rep 2018;8:11450.
9) Saeki H, Tamaki K. J Dermatol Sci 2006;43:75-84.
10) Fujitani H et al. Allergol Int 2019;68:285-6.

総論

# 6 呼気NOの臨床的用い方の実際

**Keyword**
気道炎症
好酸球
呼気ガス分析
喘息
IL-4/13

## POINT

- 呼気NO測定は気道の炎症状態を評価する検査法であり，2013年にわが国において保険収載された．**おもに喘息の診断やモニタリングの指標**として用いられている．

- 標準法を遵守して測定する．呼気NO測定値には呼出速度，口腔内圧などの測定条件に加え，**年齢，薬剤，喫煙，鼻炎，アトピーなどが影響を与える可能性がある**．

- わが国のガイドラインでは，治療の有無にかかわらず**35 ppb以上の呼気NO濃度を喘息に特徴的な炎症状態の存在を示す目安と解釈する**ことで統一されている．

## はじめに

　呼気NO測定は，呼気中に含まれる一酸化窒素(NO)の濃度を測定することにより気道の炎症状態を評価する検査法である．2013年にわが国において保険収載され，日常臨床においておもに喘息の診断補助やモニタリングの指標として用いられている．本稿では，日本呼吸器学会より発刊された呼気一酸化窒素測定ハンドブックに基づいて，呼気NO測定の臨床的用い方について概説する[1]．

## 呼気NO産生の原理

　呼気に検出されるNOは気道の上皮細胞やマクロファージにより産生されたNOに由来すると考えられており，健常人でも呼気中に検出される．NOは一酸化窒素合成酵素(NOS)が触媒となり産生されるが，喘息患者の気道上皮ではアレルゲンや感染の刺激で種々の炎症細胞から分泌されたIL-4/13などのサイトカインによりNOSの発現が増強されるため，気道で大量のNOが生成される[1,2]．そのため健常人に比べ喘息患者の呼気中ではNOが高濃度で検出される(図1)．

## 臨床的な意義

　喘息の病態は多様であるが，慢性の好酸球性気道炎症は重要な特徴であり，吸入ステロイド薬などによる抗炎症治療の主たる標的である．従来，気道の炎症状態は喀痰や生検組織を用いて評価されてきたが，患者への負担に加え迅速性に乏しいという欠点があった．非侵襲的かつリアルタイムに測定可能な呼気NO濃度は下気道の好酸球浸潤の程度を捕捉するため，喘息の診断やモニタリングにおいて有用である．喘息患者の呼気NO値は喀痰好酸球数，気道粘膜の好酸球浸潤，気管支肺胞洗浄液中の好酸球比率と有意な相関を示す

松永和人　Kazuto MATSUNAGA　山口大学大学院医学系研究科呼吸器・感染症内科学講座教授

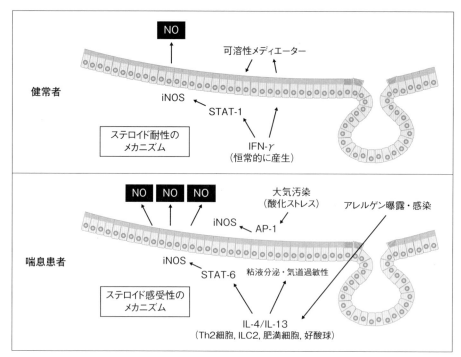

**図 1** 呼気一酸化窒素（FeNO）の産生メカニズム
　健常人と喘息患者の気道上皮における誘導型一酸化窒素合成酵素（inducible type of nitric oxide synthase：iNOS）の発現と FeNO の生成機序を示す．健常人では IFN-γ から STAT-1 を介した iNOS 発現が起こる．喘息患者の気道上皮では IL-4/13 から STAT-6 を介して iNOS 発現が誘導され，大量の NO が生成される．

ため，好酸球性炎症の評価や喘息の診断補助に有用である[1,3]．また，吸入ステロイド薬による呼気 NO 値の改善は，気流制限や気道過敏性の改善程度と相関することから治療効果の予測や気道炎症モニタリングに活用されている[1,2]．

##  呼気 NO 測定の実際

　呼気流速や口腔内圧などが測定値に影響を与えるため，条件を一定にする必要がある．米国胸部疾患学会と欧州呼吸器学会による標準測定法が提唱されている[1]．
　①呼気 NO 値は呼気流速により変化するため，測定の際に 50 mL/秒の呼気流速を保つ．
　②最大に空気を吸い込んだ全肺気量位から呼出をはじめる．
　③鼻腔などの上気道では高濃度の NO が生成されており，下気道由来の NO を測定するためには上気道由来の NO を分離する必要がある．呼出時に 5〜15 cmH$_2$O に口腔内圧を高めれば軟口蓋が閉鎖するため上気道由来の NO 混入を遮断することができる．
　④呼気 NO 値は呼出の初期に鼻腔や死腔由来の NO が混入したピーク相を形成し，その後は一定のプラトー相を形成する．このプラトー相の NO 値は，呼出の際に適当な抵抗がかけられ呼出速度が一定であれば安定した値を示し，これを下気道由来の呼気 NO 値とする．呼気流速と口腔内圧をモニターしながら測定した呼気 NO の実波形を**図 2**に示す．

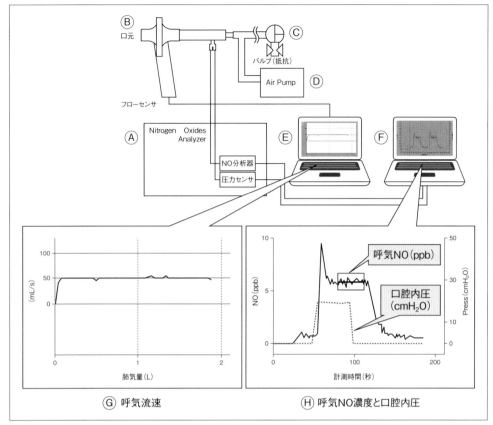

**図2 呼気NO濃度の測定システム**
A：測定器本体，B：呼気流速フローセンサー，C：抵抗バルブ，D：エアポンプ，E：呼気流速のモニター，F：呼気NO濃度と口腔内圧のモニター，G：呼気流速の実波形でのモニタリング像では50mL/秒の一定の呼気流速を保っている，H：呼気NO濃度と口腔内圧の実波形のモニタリング像を示している．呼気NO濃度は呼出初期にピーク相を形成し，その後一定のプラトー相を形成している．また口腔内圧も一定に保たれており，このときの呼気NO濃度のプラトー相を正確に捉えることにより，下気道由来の呼気NO濃度を測定することができる．

## 測定値に対する諸因子の影響

### 1．年齢，性別，体格

小児では成長に伴い気道内腔の表面積が大きく変化するため，年齢や体格を考慮して結果を解釈することが推奨されているが，成人では，年齢，性差，月経，妊娠の影響について一定の関連性が報告されていない．

### 2．食品，飲料

レタスやアルコールなどの食品や飲料が呼気NO値に影響することが報告されており，測定の1時間前には食品や飲料の摂取を避けることが望ましい．

### 3．薬剤

吸入ステロイド薬や全身性ステロイド薬は呼気NO濃度を低下させる．ニトログリセリン，硝酸イソソルビドなどの硝酸薬は血管拡張薬として用いられているが，大部分が肝臓で代謝され，呼気NO測定値に影響はないと報告されている．

### 4．喫煙

喫煙者では非喫煙者に比べて呼気NOが低値である．タバコ煙に含まれるNOは一酸化

窒素合成酵素の活性を低下させNO生成を抑制する．またタバコ煙中の活性酸素はNOと速やかに反応し活性窒素種を生成するため気道のNOが消費される．

### 5．アトピー，鼻副鼻腔炎

アレルギー性鼻炎の影響で呼気NO濃度は上昇するが，先述したとおり鼻腔内のNOの混入ではない．喘息の有無にかかわらずアレルギー性鼻炎患者では下気道にCD4＋リンパ球や好酸球などの炎症細胞浸潤がみられ，この影響を反映すると考えられる．

### 6．感染症

気道感染症の急性期に呼気NO濃度が上昇するため，感染が終息して測定する．

### 7．呼吸機能検査

努力呼出により呼気NO濃度が低下するため，スパイロメトリーの前に測定する．

### 8．気道内径

気道内径は呼気中のNO排泄量に影響を与える可能性がある．通常，喘息発作時には呼気NO測定を実施しないが，そのような場合に呼気NO濃度が低値であれば気道内径の狭小化の影響を受けている可能性も考慮する．

## 喘息における測定結果の解釈

### 1．炎症評価による診断補助

喘息には多様性があり，臨床経過も患者ごとに異なるため典型的な症状や徴候を欠くこともあるが，発作性の喘鳴，呼吸困難，咳の反復などの特徴的な症状に加え，可逆性の気流制限，気道過敏性の亢進，好酸球性気道炎症の存在（喀痰中の好酸球増多，呼気NO濃度の上昇），他疾患の除外が喘息診断の目安として重要である[4]．

日本人の健常人における呼気NO濃度の正常値は15 ppb，正常上限値は37 ppbと報告されているが，呼吸器症状がなく呼吸機能が正常である健常人と喘息患者を鑑別する呼気NO濃度のカットオフ値は22 ppb（感度91％，特異度84％）と報告されている（**図3**）[3,4]．喘息を疑う症状に加えて，呼気NO値が22 ppb以上ならば喘息の可能性が高いことがわかる．一方，健常人の正常上限値である37 ppbの喘息診断における感度は52％，特異度は99％であり，この値で判定した場合には，健常人を喘息と診断する可能性は低いものの，喘息を見落とす危険性は高くなる[3,4]．

### 2．喘息管理における炎症モニタリング

通常，未治療の喘息患者では呼気NO濃度が上昇しているが，吸入ステロイド薬などの抗炎症治療を導入することで呼気NO濃度は低下する．抗炎症治療による呼気NO濃度の低下は，気流制限や気道過敏性の改善と相関することから，呼気NO測定検査で捕捉される炎症反応は喘息の病態と関連しており，喘息のモニタリングに有用と考えられる[1,2]．

一般的に，抗炎症治療により呼気NO濃度は速やかに低下するが，呼気NO値は一秒量や気道過敏性より早く改善するため，呼気NO濃度の低下だけを根拠に喘息治療を中止してはならない．呼気NO濃度は気道の炎症状態を評価する指標であり，治療による喘息状態の変化は，症状，呼吸機能，気道炎症を総合的にモニタリングすることが重要である[4]．ステロイド治療中の喘息患者において症状レベルと呼気NO値の間には少なからず乖離が存在することが知られている．普段の喘息症状は比較的安定していても気道炎症が残存し

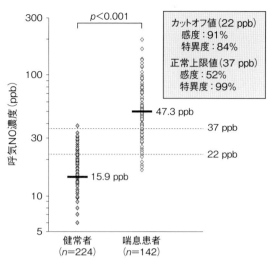

**図 3** 健常人と喘息患者の呼気 NO 濃度

健常人に比べて喘息患者では,呼気 NO 濃度の有意な上昇が認められる(平均値で 15 ppb vs. 47 ppb).健常人と喘息患者の鑑別におけるカットオフ値は 22 ppb であった(感度 91%,特異度 84%).健常人の正常上限値(37 ppb)を適用した場合,健常人を喘息と診断する確率は低くなるが(特異度 99%),喘息を見落とす危険性(感度 52%)は高くなる.

**表 1** 呼気 NO 測定結果の解釈(参照値)

| 米国胸部疾患学会 臨床ガイドライン | |
|---|---|
| 呼気 NO 濃度 | 測定値の解釈 |
| 25 ppb 未満(小児なら 20 ppb 未満) | 好酸球性気道炎症の存在やステロイド薬に反応する可能性が低い |
| 25〜50 ppb(小児なら 20〜35 ppb) | 臨床的な状況を参考にしながら慎重に解釈する |
| 50 ppb 以上(小児なら 35 ppb 以上) | 好酸球性気道炎症の存在やステロイド薬に反応する可能性が高い |
| 日本呼吸器学会 呼気一酸化窒素(NO)測定ハンドブック | |
| 評価項目 | 測定値の解釈 |
| 日本人の正常域 | 成人健常者の平均値は 15.4 ppb で,正常上限値は 36.8 ppb であった.正常域は 15 ppb 未満,高値域は 35 ppb 以上を目安とする |
| 喘息の診断補助 | 吸入ステロイド薬を未使用で,喘鳴などの喘息を疑う呼吸器症状に加え,呼気 NO が 22 ppb 以上ならば喘息の可能性が高く,37 ppb 以上であればほぼ確実に喘息と診断できる |
| 喘息の炎症モニタリング | 日本人の正常上限値が 37 ppb であることを考慮し,35 ppb 以上を喘息に特徴的な炎症状態ありと考えて解釈する.逆に,治療により症状がコントロールされており,呼気 NO が正常域の 15 ppb 未満に維持されている場合は気道炎症が制御されている可能性が高い |

ている症例では,増悪や気道リモデリングが進行するリスクが高いことが報告されている[1].実際,喘息の症状レベルを評価する質問表である Asthma Control Questionnaire(ACQ)に基づいた気管支拡張薬の調節と呼気 NO レベルに応じた吸入ステロイド薬の調節とを組み合わせた治療により,吸入ステロイド薬の使用量を減量しながら喘息増悪を有意に抑制できることが報告されている[1].従来から行われてきた症状や呼吸機能の評価に呼気 NO 濃度による炎症モニタリングを加えていくことで喘息の管理効率はさらに向上して

いくことが期待される．**表1**にNO測定値の解釈において参考となる国内外の学会が推奨する参照値を示す．いろいろな報告があるが，わが国では35ppb以上の呼気NO値を喘息病態（IL-4，IL-5，IL-13などのタイプ2サイトカインが関与する炎症の存在）を示す目安とすることが，喘息やCOPDなどのガイドラインで統一されている[1,4,5]．

## 文献

1）呼気一酸化窒素（NO）測定ハンドブック作成委員会，日本呼吸器学会肺生理専門委員会（編）．呼気一酸化窒素（NO）測定ハンドブック．メディカルレビュー社；2018．

2）松永和人，一ノ瀬正和．呼気NO濃度測定の基礎と臨床．検査と技術 2008；36：1073-79．

3）松永和人．気管支喘息の新しい診断ツール：呼気一酸化窒素濃度測定．日本内科学会雑誌 2016；105：950-6．

4）喘息予防・管理ガイドライン2018作成委員会，日本アレルギー学会喘息ガイドライン専門部会（監）．喘息予防・管理ガイドライン2018．協和企画；2018．

5）日本呼吸器学会COPDガイドライン第5版作成委員会（編）．COPD（慢性閉塞性肺疾患）診断と治療のためのガイドライン2018［第5版］．メディカルレビュー社；2018．

## 7 アレルゲン免疫療法①
# 皮下注射法

**Keyword**
皮下免疫療法
注射法
アレルギー性鼻炎
喘息

### POINT

- 皮下注射法は，自然改善が少ないⅠ型アレルギー疾患のアレルギー性鼻炎やアトピー型喘息に対して，**自然経過を修飾し根本的な治療となりうる唯一の治療法**である．

- 注射法は，アレルギー症状の改善効果とともに，**薬物治療薬の減量が期待**でき，**寛解まで得られる症例もみられる**．さらに治療終了後も長期間にわたり効果の持続が期待できる．

- 注射法は，**頻度は少ないものの全身性の副反応を生じるリスク**があり，期待される治療効果とともに，長所と短所を十分に説明しインフォームド・コンセントを得ておく必要がある．

## はじめに

　アレルギー疾患は近年著明な増加を認めており，とくにアレルギー性鼻炎は国民の4割，スギ花粉症は国民の3割にも達すると見積もられている．多くは対症療法としての薬物治療が中心に行われ，症状やQOLの改善はみられるものの根本的な改善は期待できない．一方，アレルゲン免疫療法は根本的な改善効果が期待できる治療法である．アレルゲン免疫療法には，皮下注射法と舌下投与法がある．皮下注射法は100年ほどの歴史があり[1]，日本でも臨床での歴史が長い．皮下注射法は，スギやダニ以外に，真菌，ブタクサなど治療対象となるアレルゲンの種類が多く，気管支喘息とアレルギー性鼻炎に適応がある．これに対し，舌下免疫療法は近年開始された投与法であり，簡便さと副反応の低さがメリットであり，わが国においてスギ花粉とダニを原因とする通年性アレルギー性鼻炎に適応がある[2-4]．

## アレルゲン免疫療法とは

　アレルゲン免疫療法は，自然改善が少ないⅠ型アレルギー疾患のアレルギー性鼻炎やアトピー型喘息に対して，自然経過を修飾し，根本的な治療となりうる唯一の治療法である．アレルギー症状の原因となるアレルゲンエキスを体内に投与し，適切な維持量を継続し，花粉の非飛散時期などアレルゲン曝露のない期間も含めて投与していく治療法である．アレルギー症状に対する改善効果とともに，対症的な薬物治療薬の使用量を減少させることが期待でき，寛解まで得られる症例もみられる．さらに治療終了後も長期間にわたり効果の持続が期待できる治療法である．とくにこれまで薬物治療を行っても効果が不十分であった患者や，症状の強い患者に対しても症状の改善が期待できよい適応と考えられる．皮下注射法を含めアレルゲン免疫療法の効果の安定と長期的な効果の持続のために，3年

**櫻井大樹** Daiju SAKURAI　千葉大学大学院医学研究院耳鼻咽喉科・頭頸部腫瘍学

かそれ以上行うことが望ましいとされる.

また原因となるアレルゲンに対する症状を抑制する効果とともに,原因アレルゲン以外の新たなアレルゲンに対する感作が抑制されることや,アレルギー性鼻炎の患児においては,その後の喘息発症の頻度が抑制される報告もある.

アレルギー性鼻炎に対するアレルゲン免疫療法は,鼻や眼などの原因アレルゲンによる臨床症状を改善させ,一般的な治療薬の使用量を減量させる効果が示されている.またアトピー型喘息に対し臨床症状と気道過敏性を改善させ,喘息治療薬の使用量を減量させうることが示されている.また標準治療に上乗せした効果が期待できることも示されている.小児における皮下注射法の適応は,基本的には成人と同様であるが,一般臨床の場では副反応や必要な対処等を考え,5歳以上が実際の適応と考えられている.

アレルゲン免疫療法は,長い治療期間を必要とする一方で,長期間治療を行っても治療効果が得られない無効例も存在することが知られる.また,一般薬物治療のように即効性を期待して行う治療法ではなく,効果がでるまでに時間を要することがある.さらに一度治療効果が得られても,終了した後に治療効果が減弱することがある.

皮下注射法は,頻度は少ないもののアナフィラキシーなど全身性の副反応を生じるリスクが舌下免疫療法より高いため注意を要する.注射法の実施に際しては,副反応に適切に対応できる施設で実施することが求められている.また患者やその家族には,効果とともに副反応も含め長所,短所を十分に説明しインフォームド・コンセントを得ておく必要があり,医療者も患者も治療について正しく理解しておくことが求められる.

## 皮下注射法による治療

### 1. 作用機序

皮下注射法および舌下投与法とも治療を行うことにより,アレルゲン特異的なTh2型応答の抑制,Th1型応答の誘導,および制御性T細胞が誘導されると考えられている.これらは,B細胞に対し特異的IgG4抗体の産生を誘導するとともに,特異的IgEの産生を抑制し,アレルゲンの再曝露による特異的IgEを介したマスト細胞や好塩基球の活性化と,それにより誘導される症状を緩和すると考えられている[5,6].

---

**column　皮下注射法の歴史**

皮下免疫療法の歴史は古く,Leopard Noon医師がhey feverに対して免疫療法を行い,1911年に"Prophylactic inoculation against hay fever"の題で*Lancet*に発表したのが最初の報告とされる.それ以来,免疫療法は100年以上の歴史がある.日本においては,1963年に初の皮下免疫治療薬としてハウスダストエキスが発売され,さらにスギ花粉症に対して1969年にスギ花粉エキスが市販され,通年性アレルギー性鼻炎と季節性アレルギー性鼻炎・花粉症に対して皮下注射法によるアレルゲン免疫療法が開始された.しかし,当初発売されたエキスは製品によって含まれているアレルゲン濃度が均一化されていなかったため,効果と安全性の観点からエキスの標準化が進められ,2000年にスギ花粉症に対する皮下注射用の標準化エキスが,2015年にダニに対する皮下注射用の標準化エキスが市販されている.

## 2．皮下注射法と舌下投与法との違い

　皮下注射法（皮下免疫療法）は，アレルギー性鼻炎，花粉症，アトピー型喘息に対し，原因となるアレルゲンを少量から注射投与を繰り返し，徐々に増量させ過剰な免疫反応を弱め，症状を緩和する治療法であり，根本的な体質改善が期待できる方法である．舌下免疫療法は，原因となるアレルゲンを舌下に投与する方法である．アレルギー性鼻炎に対しては，治療適応となる原因抗原に対し皮下注射法および舌下投与法のいずれの適応にもなるが，スギ花粉とダニに対するアレルギー性鼻炎に対しては，一般的には副反応や簡便さの面から舌下免疫療法がよい適応となる．アトピー型喘息に対しては，わが国において現時点で皮下注射法のみが適応となっている．花粉症に対する皮下注射法と舌下免疫療法の効果に差のあることを示したエビデンスは少ないが，ダニによるアレルギー性鼻炎およびアトピー型喘息では，舌下投与法と比較して注射法の方が効果が高いとの報告もみられる．

## 3．注射法の治療効果

　治療効果には個人差があるが，アレルギー性鼻炎に対し，ダニで80〜90％，スギ花粉で70％前後の有効性が認められている．また3年以上の治療例では，治療終了後4〜5年経過した時点での追跡調査で80〜90％の症例に効果の持続が認められている．アトピー型喘息では，70％程度に有効性が認められ，症状の改善効果とともに，薬物使用量の減量，気道過敏性の改善，そして寛解も一部にみられており，治療効果が期待される．またアトピー型喘息では，罹患期間が短く呼吸機能が良好に保たれている症例において有効性が高く，とくにアレルギー性鼻炎の合併例において効果が高いことが知られている．

# 治療適応となる患者

　注射法を含めアレルゲン免疫療法は抗原特異的な治療であり，特異的IgE抗体が病態に関与している症例，たとえばスギ花粉症やダニなど原因抗原の診断が確定している患者に適応がある．アレルギー性鼻炎では，軽症から重症まで広く治療対象となる．注射法の適応症例は，一般的な薬物治療として抗ヒスタミン薬，抗ロイコトリエン薬，鼻噴霧用ステロイド薬などの投与や，手術治療を受けても症状が十分コントロールできない症例でとくに勧められる．そのほか，一般薬物療法の減量を希望する症例や，薬物療法で副作用が現れる症例も対象となる．低出生体重児，新生児，乳児または5歳未満の幼児に対する安全性は確立していない．アトピー型喘息では，成人においては，軽症から中等症持続型（％$FEV_1$≧70％）が，小児では，経口ステロイド薬を症状コントロールに必要としない％$FEV_1$≧70％以上の重症持続型までが対象となる．喘息では症状の安定期に治療を開始する．ダニを原因とする喘息では，アレルゲンの関与が明確で，罹病期間は10年未満であることが望ましいとされる．感作された有毛ペットを飼育中の患者や，真菌など他の通年性アレルゲンの感作がみられる患者では効果が低いことが想定されるので慎重に適応を判断する．喫煙継続例も効果が期待しがたいので注意を要する．

　とくに，適応外（禁忌）あるいは慎重投与となる患者は以下のとおりである（**表1**）．β遮断薬を使用中の患者．％$FEV_1$が70％未満，または不安定な気管支喘息患者．全身性ステロイド薬の連用や抗がん剤を使用している患者．治療開始時に妊娠している患者．急性感染症に罹患している患者．自己免疫疾患の合併や既往，または濃厚な家族歴を有する患者．

表1 適応外（禁忌）あるいは慎重投与となる症例

① β遮断薬を使用中の患者．
② %FEV₁ が70%未満，または不安定な気管支喘息患者．
③ 全身性ステロイド薬の連用や抗がん剤を使用している患者．
④ 治療開始時に妊娠している患者．
⑤ 急性感染症に罹患しているとき．
⑥ 自己免疫疾患の合併や既往，または濃厚な家族歴を有する患者．
なお，転居の予定がある，または継続的な通院が困難である患者では慎重に考慮する．

なお転居の予定があるまたは継続的な通院が困難である患者では慎重に適応を考慮する．

## 施行手順と注意点

　皮下注射法の具体的な方法としては，まず血液検査や皮内テストで，アレルギー症状の原因となるアレルゲンを確認する．喘息患者に施行する場合，呼吸機能検査を確認する．原因となるアレルゲンの皮内テストを行い，皮内反応閾値を確認する．初回治療濃度は皮内反応閾値か，その1/10の濃度とする．喘息の合併がなければ閾値濃度で開始してもよい．上腕の皮下に注射を行い，注射部位は揉まないようにする．注射後30分は病院内にいてもらい監視下におく．ショックなどの副作用が生じた際に迅速に対応できる準備が必要である．注射30分後の皮膚反応径が3cm以上に達した場合には，原則として次回は増量せず，同量の注射を反復して反応径が小さくなった場合には再増量を考慮する．また，前回投与後に帰宅してから遅発型反応が生じていないかを確認し，喘息発作などの全身反応が生じていた場合も増量せず減量を考慮する．維持量に達するまでの増量法として，50%増量法（表2），100%増量法，クラスター法，ラッシュ法などが報告されている．維持量に到達後は2週に1回の注射を数回反復し，その後，原則として4週に1回の維持注射を3年以上行う．維持注射の間隔は，皮膚反応が軽減すれば6〜8週程度に1回とすることもある．アレルゲンのバイアル，投与濃度，量はかならずダブルチェックする．濃度を上げるときやロットが変わるときは，より注意が必要である．スギ花粉症に対して実施する場合は，スギ花粉飛散時期の開始は避ける．妊娠時の開始は避けるが，維持期で妊娠した場合は継続可能である．継続して治療ができるように患者を指導していくことが重要である．

## 安全性について

　注射法の副作用として，注射した部位の腫脹が最も多く，そのほか硬結，疼痛，しびれなどがあり，ごくまれではあるが全身性の症状として，全身の皮膚発赤，ショック，喘息発作，眼または口唇の浮腫，蕁麻疹などがある．これらの副作用は注射後30分以内に起こることが多い．そのほか，注射部位の色素沈着，頭痛，脱力感，不快感，倦怠感，発熱などが報告されている[2]．副作用はアレルゲンの増量期に多いが維持期でもみられる．注射法においては，500〜1,000回の注射で1回（0.1〜0.2%）程度の全身性副作用があり，100万〜250万回の注射で1回程度の致死的副作用発現の危険性があるとされる．喘息患者1人当たりの全身性副反応の発生率は5〜7%との報告もある．重篤なアナフィラキシーの危険因子として，重症あるいはコントロール不良の気管支喘息，アナフィラキシーの既往，

**表 2　皮下注射法のスケジュール（50%増量法）[2]**

| | 週 | 回 | 投与量 (mL) | | 週 | 回 | 投与量 (mL) |
|---|---|---|---|---|---|---|---|
| 週2回 | 1 | 1 | 0.02 | 週1回 | 16 | 1 | 0.50 |
| | | 2 | 0.03 | | 17 | 2 | 0.50 |
| | 2 | 3 | 0.05 | | 18 | 3 | 0.50 |
| | | 4 | 0.07 | | 19 | 4 | 0.50 |
| | 3 | 5 | 0.10 | 2週に1回 | 20 | 1 | 0.50 |
| | | 6 | 0.15 | | 22 | 2 | 0.50 |
| | 4 | 7 | 0.20 | | 24 | 3 | 0.50 |
| | | 8 | 0.30 | | 26 | 4 | 0.50 |
| | 5 | 9 | 0.50 | 1カ月に1回 | | 1 | 0.50 |
| | | 10 | 次の濃度の0.05 | | | 2 | 0.50 |
| | 6 | 11 | 0.07 | | | 3 | 0.50 |
| | | 12 | 0.10 | | | 4 | 0.50 |
| | 7 | 13 | 0.15 | | | 5 | 0.50 |
| | | 14 | 0.20 | | | 6 | 0.50 |
| | 8 | 15 | 0.30 | | | 7 | 0.50 |
| | | 16 | 0.50 | | | 8 | 0.50 |
| | 9 | 17 | 次の濃度の0.05 | | | 9 | 0.50 |
| | | 18 | 0.07 | | | 10 | 0.50 |
| | 10 | 19 | 0.10 | | | 11 | 0.50 |
| | | 20 | 0.15 | | | 12 | 0.50 |
| | 11 | 21 | 0.20 | | | 13 | 0.50 |
| | | 22 | 0.30 | | | 14 | 0.50 |
| | 12 | 23 | 0.50 | | | 15 | 0.50 |
| | | 24 | 次の濃度の0.05 | | | 16 | 0.50 |
| | 13 | 25 | 0.07 | | | 17 | 0.50 |
| | | 26 | 0.10 | | | 18 | 0.50 |
| | 14 | 27 | 0.15 | | | 19 | 0.50 |
| | | 28 | 0.20 | | | 20 | 0.50 |
| | 15 | 29 | 0.30 | | | | |
| | | 30 | 0.50 | | | | |

閾値濃度か，その 1/10 の濃度で開始し，週 1～2 回の注射を行う．7～9 回程度で 10 倍濃いアレルゲン濃度に上昇させていく．維持濃度に到達したら，週に 1 回，2 週に 1 回，月 1 回へと間隔を広げ継続する．

β 遮断薬や ACE 阻害薬の使用，重篤な心疾患の合併，ラッシュ法，急性感染症，投与直後の激しい運動，注射部位の著しい皮膚反応，投与量の誤りなどが考えられている．注射法を施行する患者には副作用に関する情報を含め，事前に十分な説明と同意を取得しておく必要がある．

### 文献

1）Noon L. Lancet 1911;177:1572-3.
2）鼻アレルギー診療ガイドライン作成委員会．鼻アレルギー診療ガイドライン—通年性鼻炎と花粉症—2016年版（改訂第 8 版）．ライフ・サイエンス；2015.
3）日本アレルギー学会「ダニアレルギーにおけるアレルゲン免疫療法の手引き」作成委員会．ダニアレルギーにおけるアレルゲン免疫療法の手引き（改訂版）．メディカルレビュー社；2018.
4）日本アレルギー学会「スギ花粉症におけるアレルゲン免疫療法の手引き」作成委員会．スギ花粉症におけるアレルゲン免疫療法の手引き（改訂版）．メディカルレビュー社；2018.
5）アレルギー性鼻炎に対する舌下免疫療法の指針作成委員会．日本鼻科学会会誌 2014；53：579-600.
6）Shamji MH, Durham SR. J Allergy Clin Immunol 2017;140:1485-98.

# 8 アレルゲン免疫療法② 舌下法

**Keyword**
舌下免疫療法
スギ花粉症
アレルゲン免疫療法

## POINT

- アレルゲン免疫療法は，Ⅰ型アレルギー疾患に対する根治療法である．**数年間治療を継続することによって，治療終了後も効果が持続し，長期寛解・治癒を誘導できる．**

- アレルギー疾患の自然史を修飾する効果が期待されている．すなわち，**新規抗原感作や他のアレルギー疾患（気管支喘息など）の発症を予防する**効果も認められている．

- 舌下免疫療法は安全で簡便に免疫療法を行うことができる方法であり，**わが国ではスギとダニを原因抗原とするアレルギー性鼻炎に保険適応がある．**

## はじめに

　アレルゲン免疫療法は，Ⅰ型アレルギー疾患に対する根治療法である．数年間治療を継続すると治療終了後も効果が持続し，長期寛解・治癒を誘導できるといわれている．また，新規抗原感作や他のアレルギー疾患（気管支喘息など）の発症を予防する効果も認められている．従来の皮下注射法ではアナフィラキシーショックなど副作用の危険性があり，わが国では十分に普及してこなかったが，舌下免疫療法は安全で簡便に免疫療法を行うことができる．日本ではアレルゲン免疫療法はこれまでアレルギー治療の選択肢として軽視されてきたが，舌下免疫療法が実臨床で使用可能になったことによって重要な治療オプションのひとつに転換している．

## アレルゲン免疫療法の特徴

　薬物療法は対症療法であり，治療中には効果があっても止めればまたすぐ症状が発現するし，何が原因であっても症状に基づいた治療薬を選択することになる．手術療法は治療効果がやや長い点は異なるが，アレルギー病態に影響して効果を出しているわけではないので，対症療法の位置づけになる．アレルゲン免疫療法のみが，唯一の長期寛解や治癒を誘導できる根治療法として位置づけられている．「鼻アレルギー診療ガイドライン─通年性鼻炎と花粉症─2016年版（改訂第8版）」ではアレルゲン免疫療法（皮下）の特徴をWHO見解書に基づいて**表1**のように示している[1]．このなかで「5～20 μgの主要アレルゲン含有の維持量」を推奨しているが，わが国のスギ花粉症標準化エキスではこの1/10以下が臨床的に妥当である．「治療期間は3年から5年がよい」と記載されているがこれは経験的なものであり，患者による個人差も大きい．

---

**後藤　穣**　Minoru GOTOH　日本医科大学耳鼻咽喉科学教室

**表 1** WHO 見解書でのアレルゲン免疫療法の特徴[1]

①アレルギー性鼻炎の治療法であるが，アレルギー性の結膜炎，喘息にも効果がある．
②治療には専門的な知識・技能が必要である．
③標準化抗原を使用することが望ましい．
④抗原量を漸増し，5～20μg の主要アレルゲン含有の維持量を目指す．
⑤EBM はないが，治療期間は 3 年から 5 年がよいとされている．
⑥アナフィラキシーなどの副作用の可能性がある．

## 海外における舌下免疫療法

　舌下免疫療法は約 30 年の治療実績がある新しい治療法である．近年，皮下免疫療法との有効性比較やメカニズムの解明などの基礎的研究データが集積されてきた．イタリアではアレルゲン免疫療法といえば，大部分の小児が舌下免疫療法を選んでいるという報告もある[2]．

　WAO(World Allergy Organization)による舌下免疫療法 position paper の改訂が行われ[3]，舌下免疫療法の長期成績についていくつかの論文を紹介している．その概要として，二重盲検比較試験によるとイネ科花粉症の治療効果は終了後すくなくとも 1～2 年間は継続すること，舌下免疫療法により喘息の発症リスクを低下させることや新規抗原感作を減少させることなどが報告されている．

　Durham らの報告ではイネ科花粉症の舌下免疫療法を 3 年間行うと治療終了後 2 年間は持続効果があることを示している(**図 1-A**)[4]．この時，IgE 抗体遮断因子や IgG4 抗体などのバイオマーカーも実薬群で有意に高い(**図 1-B**)．

　Marogna らはオープン試験ではあるものの 15 年間の長期に及ぶ試験を実行している[5]．3 年治療すると 7 年間効果持続し，4～5 年治療すると 8 年持続する(**図 1-C**)．薬物スコアの減少や，新規抗原感作の抑制効果も示された(**図 1-D**)．鼻汁好酸球の有意な減少も舌下免疫療法によって確かめられている．Didier らは 3 年間の治療後 1 年の時点では持続効果を証明している[6]．

　これらの報告をみても，治療終了後に数年間の効果持続があることは確かめられたが，"根治"という表現が妥当かどうか，さらなる長期間の試験結果が必要になるであろう．また，海外の報告ではイネ科花粉症が対象疾患になるケースが多い．わが国固有のスギ花粉症でも同様な効果が期待できるのか，わが国独自の臨床研究を立案し実行しなければなら

---

**column　舌下免疫療法の併用療法**

　わが国ではスギ花粉症とダニによるアレルギー性鼻炎を合併することが多い．これまで舌下免疫療法の併用療法は慎重に行われてきていたが，最近全国 14 施設での共同研究により併用療法の安全性が検証された．1 カ月間は単剤の治療を開始し，2 カ月目からは 5 分以内に 2 剤を併用するという方法である．5 分以内に併用しても重篤な副作用に発現はなく，安全性に関して問題のないことが確かめられた．今後は治療終了後のどの程度効果が持続するのか，アレルギー自然史を修飾するのかなど検討すべき課題もある．また，スギ花粉症患者の多くはヒノキ花粉症を合併しており，ヒノキ花粉特異的なアレルゲン免疫療法の必要性も議論されている．

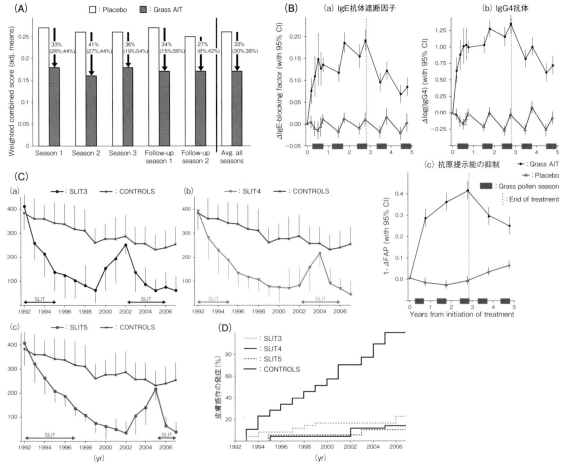

**図1 海外における臨床試験の結果**
A：3年間治療すると，終了後2年間は効果が持続する[3]．
B：舌下免疫療法により変化するバイオマーカー[3]．
C：3年治療すると7年間効果持続し，4〜5年治療すると8年持続する[4]．
D：舌下免疫療法により新規抗原感作を抑制する[4]．

ない．

 ## わが国における舌下免疫療法

わが国では2014年にスギ舌下免疫療法治療薬が液剤としてはじめて市販された．2015年にはダニ舌下錠が2社から上市され，2018年には用量設定試験の結果に基づきスギ舌下錠が市販された．

スギ舌下液は維持量として毎日2,000 JAUを数年間継続する製品である．第Ⅲ相試験の結果をみると，2シーズン目の治療効果は花粉飛散ピーク時に症状スコアをプラセボに比べて約30％減少させた（**図2-A**）[7]．全身性副作用はなく，局所副作用発現率は約13％と低く，高い安全性が認められた．国内では舌下免疫療法を行う場合には，医師はeラーニングを受講し緊急搬送先医療機関の登録をして処方可能になるという仕組みがある．今のところ当初懸念されていたような重大な副作用報告はなく，安全に実施できている．市販後の安全性情報が十分に蓄積され，このような規制が廃止されることを期待している．

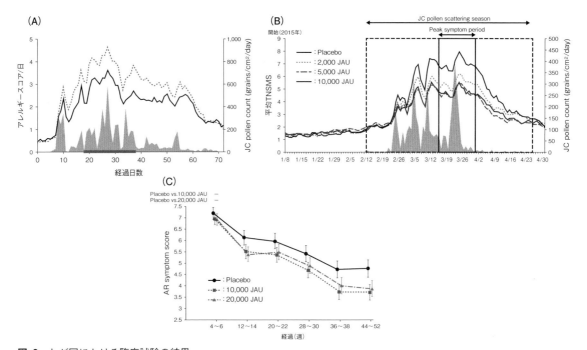

**図 2 わが国における臨床試験の結果**
A：スギ舌下液による鼻症状薬物スコアの変化[7].
B：スギ舌下錠による鼻症状薬物スコアの変化[8].
C：ダニ舌下錠による鼻症状スコアの変化[9,10].

　スギ舌下錠は，液体では不可能だった高用量のアレルゲンを製剤化できた新製品である．当時舌下液では用量設定試験を実施できなかったが，錠剤では 2,000, 5,000, 10,000 JAU の 3 用量による用量設定試験を実施した．その結果 5,000 JAU は 2,000 JAU より有意に効果が高いことが示された．10,000 JAU と 5,000 JAU の効果は同様だったため，舌下液の 2.5 倍量である 5,000 JAU が維持量となった．舌下液では 2 年目に症状スコアを 30％減少させたが，舌下錠では 1 年目ですでに約 30％の抑制効果を認めている（**図 2-B**）[8]．適切な治療アレルゲン量を設定できたために，効果発現が早くなったと考えられる．

　ダニ舌下免疫療法は 2 剤とも錠剤として市販された．含有抗原量は数倍異なるが，臨床成績に関しては有効性，副作用発現において同等である[9,10]．抗原量が多いと効果が高いとか，副作用が多いと予想しがちだが，2 剤とも 1 年間の投与で症状スコアが対プラセボ比約 20％減少し（**図 2-C**），副作用発現率は約 70％であった．アレルゲン舌下免疫療法の特徴として，成人でも小児でも一律の投与抗原量を処方している．言い換えれば，ある程度の抗原量になると効果も副作用もプラトーになるレベルが広い範囲で存在する．

## おわりに

　現代のアレルギー疾患治療における第一選択は薬物療法である．これはわが国だけでなく海外でも同様であるが，薬物療法は対症療法であり何が原因であっても治療は同様である．一方のアレルゲン免疫療法は原因抗原を治療に用いるもので，対症療法とは異なりアレルギー疾患を根治・長期寛解させる可能性がある唯一の治療法と言われている．

　根治療法である免疫療法とはいえ，注射法では疼痛などの侵襲があることや副作用とし

てアナフィラキシーショックを起こす危険性があることからわが国では十分普及してこなかった．この解決策として，舌下免疫療法が注目を集めている．

　舌下免疫療法の登場によってアレルギー疾患治療の転換期になる可能性がある．舌下免疫療法はたとえ全身性副作用が少なくなったといってもゼロではない．アナフィラキシーショックのような重篤な反応の頻度は少ないが，約半数に発生するといわれる局所副反応について対応できる技能や患者教育できる知識を臨床医全体のレベルとして蓄えていかなければならない．

## 文献

1) 鼻アレルギー診療ガイドライン作成委員会. 鼻アレルギー診療ガイドライン—通年性鼻炎と花粉症—2016年版(改訂第8版)ライフサイエンス；2015.
2) Pajno GB et al. Allergy Asthma Proc 2013;34(6):523-6.
3) Canonica GW et al. World Allergy Organ J 2014;7(1):6.
4) Durham SR et al. J Allergy Clin Immunol 2012;129:717-25. e5.
5) Marogna M et al. J Allergy Clin Immunol 2010;126:969-75.
6) Didier A et al. Clin Exp Allergy 2013;43:568-77.
7) Okamoto Y et al. Int Arch Allergy Immunol 2015;166(3):177-88.
8) Gotoh M et al. J Allergy Clin Immunol Pract 2019;7(4):1287-97. e8.
9) Okubo K et al. J Allergy Clin Immunol 2017;139(6):1840-8. e10.
10) Okamoto Y et al. Allergy 2017;72(3):435-43.

**総論**

# 9 喘息の管理における アレルゲン免疫療法の実際

**Keyword**
皮下免疫療法
舌下免疫療法
ダニ
気管支喘息
アレルギー性鼻炎

**POINT**

■ アレルゲン免疫療法は，アレルギー疾患の自然経過を修飾し，その寛解を誘導しうる治療法である．**皮下注射による免疫療法（SCIT）と舌下免疫療法（SLIT）がある**．

■ 本療法には，**①治療を中止しても年余にわたり効果が維持される，②新規のアレルゲン感作を抑制する，③小児喘息の寛解比率を高める**，などの自然経過の修飾作用や，また合併する鼻結膜炎症状に対する包括的な改善作用など，現在の薬物療法とは明確に異なった意義が期待しうる．

■ **喘息におけるダニ SCIT の一般的な適応は，軽症から中等症で呼吸機能が正常なアトピー型喘息**である．ダニアレルゲンの関与が明確で罹病期間は 10 年未満であることが望ましい

■ ダニ SCIT は喘息に保険適用がある．SLIT のわが国における保険適用疾患はアレルギー性鼻炎であるが，国際的には，ダニ SLIT の喘息に対する有効性も証明されている．**現在は，喘息単独の患者にダニ SLIT を処方することはできないが，アレルギー性鼻炎合併喘息では使用が可能で**ある．

## はじめに

　吸入ステロイド（inhaled corticosteroid：ICS）を中心とした薬物療法の進歩により，気管支喘息はコントロールが良好な疾患となった．しかし近年では，ICS は喘息の自然経過を修飾しないことが判明しており，いわゆる対症療法にすぎないと位置づけされつつある．一方，アレルゲン免疫療法はアレルギー疾患における免疫学的寛解を，すなわち治癒を期待できる現存する唯一の治療法である．免疫療法は，病態の根本に存在するアレルゲン特異的 Th2 型免疫応答の制御を治療標的とし，疾患の自然経過を修飾する可能性を有する点で，薬物療法とは異なった意義が期待できる．

　免疫療法のアレルギー治療における期待と評価は国際的には高まりつつあるが，わが国では標準化ダニアレルゲンが薬価収載されていなかったこと，本療法を施行できる施設あるいはアレルギー専門医が少ないことなどから，今までは十分には施行されてこなかった．少数の施行施設では，ダニの代わりに，実際に家から採取した室内塵（house dust：HD）を使った皮下免疫療法（subcutaneous immunotherapy：SCIT；column 1 参照）が代替的に行われてきた．HD の主成分はダニではあるが，製品の質に問題があり，アレルゲンの均質化・標準化などによって効果や安全性を高める必要があった．これらを背景にして，2015 年，標準化された純化ダニアレルゲン免疫療法皮下注射製剤が，鳥居薬品から販売さ

---

**中込一之　永田　真** Kazuyuki NAKAGOME and Makoto NAGATA
埼玉医科大学呼吸器内科/アレルギーセンター

れた．また2015年，わが国ではアレルギー性鼻炎を保険適用として，ダニ舌下免疫療法（sublingual immunotherapy：SLIT；column 2参照）製剤が発売された．さらに，適正使用を目的として，著者らが責任者となった日本アレルギー学会により「ダニアレルギーにおけるアレルゲン免疫療法の手引き」が作成され，2018年に改訂された[1]．本稿では，このダニアレルゲン免疫療法の公式手引き書等に基づき，成人喘息におけるアレルゲン免疫療法について概説したい．

 **喘息治療におけるダニ皮下免疫療法（SCIT）**

気管支喘息におけるアレルゲン免疫療法は，臨床症状と気道過敏性を改善させ，薬物減量効果を発揮することが早くからmeta-analysisで確認されている[2]．何らかのアレルゲンを用いたSCITによる症状改善のオッズ比は3.2（95％CI 2.2-4.9）で，ダニSCITの薬物減量のオッズ比は4.2（95％CI 2.2-7.9），気道過敏性改善のオッズ比は6.8（95％CI 3.8-12.0）であった．

Maestrelliらは軽症あるいは中等症のダニ喘息患者を対象にICSなどのガイドライン薬物治療を行ったうえで，ダニSCITの追加効果を検証した[3]．免疫療法群では$\beta_2$刺激薬吸入の頓用回数の減弱やピークフローの有意な改善が観察された．さらにZielenらは，ICS治療中のダニ小児喘息患者においてダニSCITの追加効果を検討したところ，ICS減量効果および朝のピークフロー値の改善がみられた[4]．すなわち，ダニSCITは，標準治療を施行したうえでも追加効果があると認識される．そしてとくに，アレルゲン免疫療法には次項で述べるように，新規のアレルゲン感作を抑制する作用や，治療を中止しても年余にわたり効果が維持される利点があり，さらに合併する鼻結膜炎症状に対する改善作用もある

---

**column 1　皮下注射による免疫療法（SCIT）**

アレルゲン免疫療法のひとつで，アレルギーの原因であるアレルゲンを皮下に少量から注射することで，体をアレルゲンに慣らし，アレルギー症状を和らげる治療法である．導入法として，通常法と（専門施設でのみ行われる）急速法がある．通常法では週1〜2回の通院を必要とし，維持期では4〜8週に1度の通院を必要とする．SLITと比べると，治療効果が高い可能性が示唆されている．中止後数年にわたる症状寛解効果や，新規アレルゲン感作の拡大を抑制することが報告されている．

---

**column 2　舌下免疫療法（SLIT）**

アレルゲン免疫療法のひとつで，アレルギーの原因であるアレルゲンを舌の下に少量から投与することで，体をアレルゲンに慣らし，アレルギー症状を和らげる治療法である．舌下免疫療法では注射の痛みがないこと，基本的に自宅で服用することが，皮下免疫療法と異なる．皮下免疫療法と比べ，頻回な通院を必要とするわけではないが，患者主体の治療となり，治療についてより理解してもらう必要がある．利点として，アナフィラキシーショックなどの重篤な全身副作用はほとんどない点があげられる．またSCITと同様に，中止後数年にわたる症状寛解効果や，新規アレルゲン感作の拡大を抑制することが報告されている．

など，ICSに代表される現在の薬物療法とは明確に異なった意義が示されている．

わが国のガイドラインでは喘息に対するアレルゲン免疫療法はオプション的位置づけである．一方，アメリカの成人喘息管理ガイドライン（EPR3）では，6段階の治療ステップ中のステップ2〜4（軽症持続型−中等症持続型相当）において，アレルギー性喘息ではSCITを考慮することと明記されている[1,5]．

## 包括的アレルギー診療におけるアレルゲン免疫療法のポジショニング[1]

アレルギー性鼻炎においては，アレルゲン免疫療法は，すでに標準的ガイドライン治療である．わが国におけるスギ花粉症では奏効例が多いことは周知である．

喘息では50〜80％に鼻炎合併がみられる．アレルギー性鼻炎患者では鼻粘膜へのアレルゲン曝露が，下気道の平滑筋収縮，好酸球浸潤，気道過敏性亢進を誘導することが報告されている．喘息患者でも鼻炎の有無と無関係に好酸球の上気道への集積がみられるし，気管内アレルゲン投与が，鼻炎症状と鼻粘膜組織への好酸球浸潤を誘導する．このように上下気道では，共通の炎症反応が連動するメカニズムにより増幅すると考えられており[6]，one airway，one diseaseの概念が提唱されている．喘息とアレルギー性鼻炎の合併患者では，鼻炎の治療を行うことで，喘息症状や気道過敏性を改善させ，喘息の増悪を減少させる．著者らは，アンケート調査を行い，喘息症状のコントロールが悪い患者で，鼻症状の悪化に伴い喘息が悪化し，鼻治療により喘息症状が改善しやすいと自覚していることを明らかにした[7]．すなわち，鼻炎を合併した喘息の治療には，鼻炎管理が重要で，そのひとつとしてアレルゲン免疫療法を積極的に考慮する視点も重要と考えられる．

アレルゲン免疫療法は治療終了後も，年余にわたって効果が持続することが知られている．Durhamらは，花粉症に対する3〜4年のアレルゲン免疫療法は，中止3年にわたる症状寛解効果をもたらすことを報告した[8]．さらにJacobsenらは，鼻炎・結膜炎に対する3年のアレルゲン免疫療法は，中止後7年にわたる症状改善効果および結膜誘発反応の抑制効果をもたらすことを報告した[9]．

ダニアレルギー喘息の患者を長期間観察すると，感作アレルゲンが年々増大していくことがみられる．アレルゲン免疫療法は，アレルギー患者で観察される新規のアレルゲン感作の拡大を抑制するという，きわめて重要な長期的臨床効果を発揮する．また花粉症患児でアレルゲン免疫療法を行うと喘息発症予防効果があることが報告されている．たとえば6〜14歳の花粉アレルギーによる鼻炎患児における3年間の観察では，対照群では72名中32名で喘息を発症したのに対し，免疫療法施行群では79名中19名の喘息発症であり，有意に低率（オッズ比2.52；$p<0.05$）であった[10]．さらにこの予防効果は免疫療法中止7年後でも維持されていた[9]．この研究は小児領域のアレルギー性鼻炎患者にアレルゲン免疫療法を施行することが，喘息発症のリスクを軽減させる効果があることを示すものである．

臨床の場では，気管支喘息に対する治療という観点だけでなく，個々の喘息患者が有するアレルギー病態全般に対しての包括的な考察がなされるべきであり，たとえば，免疫療法の効果が高いとされるアレルギー性鼻炎・結膜炎への効果，さらに治療後の長期QOLや新規のアレルゲン感作に対する抑制作用なども考慮し，本療法の意義が積極的に判断されるべきである．

**ダニ皮下免疫療法(SCIT)の実際**

### 1. 適応患者の選択[1]

アトピー型喘息におけるダニSCITの基本的な適応は，軽症から中等症持続型で，%FEV$_1$が70%以上の患者である．安定期に治療を開始する．病歴ならびにアレルゲンの検索（皮膚テスト・特異的IgE抗体検査）から，明らかにダニアレルゲンに感作され，それが発症の主要因子であることが前提となる．一般に，他のアレルゲンに感作がなく，ダニにのみ感作を認める患者では高い効果を期待できる．著者らの検討では，中等症持続型のダニアレルギー喘息患者に対する免疫療法において，その有効率は罹病期間10年未満，一秒率70%以上の症例で有意に高かった[11]．リモデリングの進行していないアトピー型気管支喘息において，早期介入的に適応されることでより効果的となると考えられる．前述のように，アレルギー性鼻炎合併喘息患者では，鼻炎に対する効果も合わせて期待できる．

適応外（禁忌）あるいは慎重投与例を**表1**に示す．成人で20～30歳代の場合に考慮されるケースが多い．心，肝，腎，甲状腺，血管，免疫疾患合併例や妊娠中の開始は除外される．しかし，妊娠前にすでに維持療法を行っている段階であれば，治療継続は可能である．感作された有毛ペットを飼育中の患者や，真菌など他の通年性アレルゲンの感作がみられる患者では効果が低いことが想定されるので，慎重に適応を判断する．喫煙患者は，吸入ステロイド薬の喘息治療効果が減弱することが知られており，免疫療法の効果が十分に発揮されないことが考えられる．まず禁煙指導が成功した後に考慮すべきであろう．

実施にあたっては，患者に長所・短所を十分に説明し，インフォームド・コンセントを得る必要がある．免疫療法にはアナフィラキシーのリスクが皆無でないため，適切な対応が可能な施設で実施すべきである．なお，標準化ダニアレルゲンが使用可能となった現在，HDによるアレルゲン免疫療法の新規導入はもはや推奨されない．またHDによるアレルゲン免疫療法を施行している患者で，ダニによる免疫療法への切り替えが考慮される場合があるが，そのプロトコールは十分に確立されてはいない．

### 2. 投与法の実際[1]

初回治療濃度は皮内反応閾値か，その1/10とする．前腕あるいは上腕の皮下に注射を行う．注射部位は揉まない．投与濃度，量はかならずダブルチェックし，濃度を上げるとき，ロットが変わるときは，とくに注意する．通常法の場合は週1～2回，50%法または100%法（**表2**）で増量する．増量期では注射後30分はかならず監視下に置き，注射部位の即時型皮膚反応径（発赤および腫脹）を確認する．ショックなどの副作用が生じた際には迅速に対応する．一定の注射回数で副作用なく増量した最終量を維持量とする．著者らは，

**表1** 適応外（禁忌）あるいは慎重投与[1]

1) β遮断薬を使用中の患者．
2) %FEV$_1$が70%未満，または不安定な気管支喘息患者．
3) 全身性ステロイド薬の連用や抗癌剤を使用している患者．
4) 治療開始時に妊娠している患者．
5) 急性感染症に罹患している時．
6) 自己免疫疾患の合併や既往，または濃厚な家族歴を有する患者．

なお，転居の予定がある，または継続的な通院が困難である患者では慎重に考慮する

**表 2** 通常法（100％増量法）のスケジュール例（皮内反応閾値が 1 JAU/mL の場合）[1]

| 回 | 濃度（JAU/mL） | 投与量（mL） | 回 | 濃度（JAU/mL） | 投与量（mL） |
|---|---|---|---|---|---|
| 1 | 0.1 | 0.05 | 11 | 10 | 0.2 |
| 2 | 0.1 | 0.1 | 12 | 10 | 0.3 |
| 3 | 0.1 | 0.2 | 13 | 100 | 0.05 |
| 4 | 0.1 | 0.3 | 14 | 100 | 0.1 |
| 5 | 1 | 0.05 | 15 | 100 | 0.2 |
| 6 | 1 | 0.1 | 16 | 100 | 0.3 |
| 7 | 1 | 0.2 | 17 | 1000 | 0.05 |
| 8 | 1 | 0.3 | 18 | 1000 | 0.1 |
| 9 | 10 | 0.05 | 19 | 1000 | 0.2 |
| 10 | 10 | 0.1 | 20 | 1000 | 0.3 |

閾値の 1/10 より開始．週 1～2 回注射を行う．3 cm 以上の腫脹がみられる場合は，同量を反復．このケースでの維持量は 300 JAU としている．

**表 3** 急速法のスケジュール例（皮内反応閾値が 1 JAU/mL の場合）

| Day 1 | 1：00 | PM | 0.1 JAU/mL×0.1 mL |
|---|---|---|---|
| | 3：00 | PM | 0.1 JAU/mL×0.3 mL |
| Day 2 | 11：00 | AM | 1 JAU/mL×0.1 mL |
| | 1：00 | PM | 1 JAU/mL×0.3 mL |
| | 3：00 | PM | 10 JAU/mL×0.1 mL |
| Day 3 | 9：00 | AM | 10 JAU/mL×0.3 mL |
| | 11：00 | AM | 100 JAU/mL×0.1 mL |
| | 1：00 | PM | 100 JAU/mL×0.3 mL |
| | 3：00 | PM | 100 JAU/mL×0.5 mL |
| Day 4 | 9：00 | AM | 1000 JAU/mL×0.1 mL |
| | 11：00 | AM | 1000 JAU/mL×0.2 mL |
| | 1：00 | PM | 1000 JAU/mL×0.3 mL |
| Day 5 | 9：00 | AM | 1000 JAU/mL×0.3 mL |

5 cm 以上の腫脹がみられる場合は，同量を反復．このケースでの維持量は 300 JAU としている．

維持量の目安を 300 JAU（1,000 JAU/mL の 0.3 mL）としている．

　注射 30 分後の皮膚反応径が 3 cm 以上に到達した場合には，原則として次回は増量しない．同量の注射を反復して反応径が小さくなった場合には再増量を考慮する．また前回投与時，帰宅後に遅発型反応が生じていないかを確認し，喘息発作などの全身反応が生じていた場合も減量を考慮する．

　維持量に到達後は 2 週に 1 回の注射を数回反復し，皮膚腫脹径が減少してきたら間隔をあけて，原則として 4 週に 1 回の維持注射を 3 年以上行う．維持注射の間隔は，皮膚反応が軽減すれば 6～8 週に 1 回とすることもある．

　当院では，短期間入院しての急速導入法でダニまたはダニ＋スギ免疫療法を施行している．急速法では，短期集中的に毎日数回の注射を行うことで，維持量まで到達しやすくなる（**表 3**）．通常法では，帰宅してから副作用が出現する可能性があるが，急速法では入院して行うため，万が一副作用で喘息発作が起こった場合でも，速やかに対処できる利点がある．

### 3. 安全性

一般的に，SCIT においては，500〜1,000 回の注射で 1 回(0.1〜0.2%)程度の全身副作用が，また，100 万〜250 万回の注射で 1 回程度の致死的副作用発現の危険性があるとされる．最近のアメリカでの調査では[12]，全身反応は約 1,000 回の注射で 1 回(0.1%)，重篤なアナフィキシー(Grade 4；アナフィラキシーショック)は 100 万回の注射で 1 回みられた．また，2,300 万回の注射で 1 例の死亡があった．

喘息におけるダニ SCIT 全般を評価した最近のメタ解析では，患者 1 人当たりの全身反応の発生率は 5〜7% と報告されている[13]．ダニエキスによる SCIT に関しては，わが国において，注射ベースで 0.2〜0.4%，患者ベースで 2〜10% 程度の患者で，おもに 500 JAU 以上の投与によってアナフィラキシーを含む全身反応が認められている[1]．またわが国の単施設からの報告では，特別な処置を要する重篤または高度の全身反応の発現頻度は，注射ベースで 0.12% であった[14]．わが国におけるダニ標準化アレルゲンを用いた SCIT のデータは現時点では少ないが，他のアレルゲンより副反応が出現しやすい可能性もあり，その対処法を熟知する必要がある．

副作用は投与後 30 分以内が多いが，それ以降でもみられる．また，アレルゲンの増量中が多いが，維持期でもみられる．毎回の注射前にヒスタミン $H_1$ 受容体拮抗薬の内服を行うことで，重篤な副反応の危険性が軽減できるとする報告がある．

## ダニ舌下免疫療法(SLIT)の臨床応用

SCIT では頻度は少ないものの全身反応のリスクはあり，より安全な方法をめざして，ヨーロッパを中心に，おもにアレルギー性鼻炎に対して SLIT の開発が行われてきた．SLIT においても，治療中止後数年にわたる症状改善の持続効果や，新規アレルゲン感作の抑制効果(図 1)[15]などが報告されている．

喘息においては，Bousquet らにより，ダニ SLIT が，ダニアレルギー喘息患者で症状スコアや気道過敏性の改善をもたらすことが報告された[16]．その後，Marogna らによって，

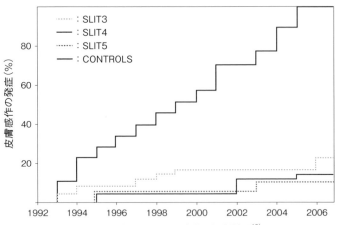

**図 1** ダニ SLIT による新規アレルゲン感作の抑制効果[15]
Y 軸は 1 つ以上の新規アレルゲン感作を獲得した割合．SLIT3：SLIT 3 年，SLIT4：SLIT 4 年，SLIT5：SLIT 5 年

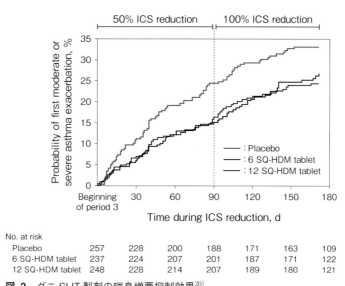

**図 2** ダニ SLIT 製剤の喘息増悪抑制効果[20]
ミティキュア®の維持投与量である 10,000 JAU が，ヨーロッパでの 6 SQ と同等．

　花粉症による鼻炎合併喘息患者における検討で，対症療法・舌下免疫療法併用群は対症療法単独群と比較して，有意に自覚症状の改善，気管支拡張薬の頓用回数の減少，呼吸機能改善が報告された．さらに彼らは，花粉症による喘息と鼻結膜炎合併患者において，舌下免疫療法と吸入ステロイド療法の比較を行ったところ，舌下免疫療法のほうが鼻炎・結膜炎症状を改善させたとともに抗喘息作用も優れていたことを報告した[17]．

　舌下投与は，従来の皮下注射ルートと比較すると効果の面では劣ることが指摘されているが[18]，苦痛が少なく簡便で，何よりも安全性の高い方法であることから，ほとんどの国々で，すでに一般臨床に用いられている．わが国でも，2015 年にダニ SLIT 製剤として 2 剤が導入された．但し，保険適用はアレルギー性鼻炎のみである．

　その後，わが国で実際に使用しているデンマーク ALK 社製のダニ SLIT 製剤（ミティキュア®；わが国における維持投与量である 10,000 JAU がヨーロッパでの 6 SQ と同等）については，喘息に対する効果に関する知見が集積してきた．たとえば Mosbech らは，このダニ SLIT 製剤（6 SQ）が，喘息における ICS 使用量を有意に減量させ（SLIT 42％，placebo 15％），ICS 中止率を有意に上昇させることを報告した（SLIT 34％，placebo 21％）[19]．さらに Virchow らは，ダニ SLIT 製剤（6 SQ）が，ICS 減量による中程度から重度の喘息増悪を抑制することを報告した（hazard ratio 0.72，$p=0.045$）（図 2）[20]．これらを背景に，ダニ SLIT は，国際喘息ガイドライン Global Initiative for Asthma（GINA）に，「アレルギー性鼻炎を伴う％一秒量 70％以上のダニ気管支喘息で，ICS 治療にもかかわらずコントロールが不完全であって増悪がみられる場合に考慮」することと明記された[1,21]．したがって ALK 社製ダニ SLIT 製剤（ミティキュア®）については，アレルギー性鼻炎のある喘息においては，喘息における効果を期待して使用することは合理的な治療手段であると考えられる．

## おわりに

　以上，成人喘息におけるアレルゲン免疫療法について概説した．これらの知見が，実地

医家・研修医の先生方に，広く浸透することが望まれる．

## 文献

1) 日本アレルギー学会「ダニアレルギーにおけるアレルゲン免疫療法の手引き」作成委員会．ダニアレルギーにおけるアレルゲン免疫療法の手引き（改訂版）．メディカルレビュー；2018.
2) Abramson MJ et al. Am J Respir Crit Care Med 1995;151:969-74.
3) Maestrelli P et al. J Allergy Clin Immunol 2004;113:643-9.
4) Zielen S et al. J Allergy Clin Immunol 2010;126:942-9.
5) U. S. Department of Health and Human Services:National Heart, Lung, and Blood Institute. National Asthma Education and Prevention Program. Expert Panel Report 3(EPR-3):Guidelines for the Diagnosis and Management of Asthma. 2007.
6) Bousquet J et al. Allergy 2008;63 Suppl 86:8-160.
7) 仲田拡人・他．アレルギー 2010；59：688-98.
8) Durham SR et al. N Engl J Med 1999;341:468-75.
9) Jacobsen L et al. Allergy 2007;62:943-8.
10) Möller C et al. J Allergy Clin Immunol 2002;109:251-6.
11) 永田 真・他．アレルギー 1999；48：1316-21.
12) Epstein TG et al. J Allergy Clin Immunol Pract 2014;2:161-7.
13) Eifan AO et al. Expert Opin Biol Ther 2013;13:1543-56.
14) Ohashi Y et al. Acta Otolaryngol Suppl 1998;538:113-7.
15) Marogna M et al. J Allergy Clin Immunol 2010;126:969-75.
16) Bousquet J et al. Allergy 1999;54:249-60.
17) Marogna M et al. Ann Allergy Asthma Immunol 2009;102:69-75.
18) Chelladurai Y et al. J Allergy Clin Immunol Pract 2013;1:361-9.
19) Mosbech H et al. J Allergy Clin Immunol 2014;134:568-75.
20) Virchow JC et al. JAMA 2016;315:1715-25.
21) Global Initiative for Asthma. Global strategy for the diagnosis and prevention. Global Initiative for Asthma (updated 2017).

総論

# 10 重症アレルギー疾患における抗体製剤の使い分け

**Keyword**
気管支喘息
アトピー性皮膚炎
花粉症
分子標的治療
抗体製剤

## POINT

- 喘息には**抗IgE抗体，抗IL-5抗体，抗IL-5受容体α抗体，抗IL-4受容体α抗体**の4種の抗体製剤が承認されている．

- 喘息において，**抗IL-5療法は血中好酸球数が多いほど効果が高い**．抗IL-4受容体α抗体は，FeNOまたは血中好酸球数のすくなくともどちらかが高値である場合に奏功する．

- **EGPAには抗IL-5，蕁麻疹には抗IgE，アトピー性皮膚炎には抗IL-4受容体α抗体**が承認され，**鼻茸を伴う慢性副鼻腔炎への抗IL-4受容体α，スギ花粉症への抗IgE抗体**の追加適応が申請されている．

## はじめに

重症アレルギー疾患への抗体製剤の導入が進みつつあり，新規治療開発も活発である．現在，気管支喘息には4種の，アトピー性皮膚炎には1種の抗体製剤が使用可能であり，鼻疾患領域でも，鼻茸を伴う慢性副鼻腔炎やスギ花粉症に追加適応申請が提出されている．単一の抗体製剤で複数のアレルギー疾患を治療しうるため，全身をトータルに捉えて治療戦略を立てる重要性が高まってきた．本稿では，アレルギー疾患における抗体製剤の適応と効果について疾患横断的に考察したい．

## 気管支喘息における気道炎症病態と抗体製剤の現状

気管支喘息では，吸入ステロイド薬を中心とした標準治療でコントロール困難な重症喘息患者がいまだに喘息全体の5〜10％存在する[1]．最近のデータベース研究でも，コントロール不良の重症喘息は2.5％存在し，日本全体でも2万人以上が該当すると推計され[2]，抗体製剤を必要とする重症患者はいまだに多く存在する．

抗体製剤の作用機序の理解のため，喘息の気道炎症病態について概説する（**図1**）[3]．ダニを代表とする吸入アレルゲンを取り込んだ樹状細胞は，未分化のTh0細胞に抗原提示を行い，抗原特異的にTh2に分化させる．Th2由来サイトカインのうち，IL-5は最強の好酸球活性化因子である．IL-4はB細胞からのIgE産生を惹起し，IL-13は気道リモデリング形成にも関与している．また，ILC2（Group 2 innate lymphoid cells；2型自然リンパ球）は，ウイルス感染やアレルゲン曝露後に気道上皮細胞から産生されるIL-25やIL-33によって，抗原特異性なく活性化され，IL-5やIL-13を大量に産生する．これらのTh2とILC2による炎症は，2型炎症とよばれている．一方で，非2型炎症の成因には，喫煙，大気汚

**長瀬洋之** Hiroyuki NAGASE　帝京大学医学部内科学講座呼吸器・アレルギー学

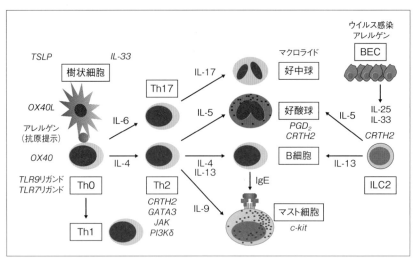

図1 喘息の気道炎症病体と治療標的[3]

染物質や肥満の関与が想定され，Th17や好中球性炎症が関与している．IL-17は，気道上皮細胞から，IL-8(CXCL8)などの好中球指向性ケモカインの産生を惹起し，好中球性炎症を形成する．

重症喘息では，患者個々に炎症にタイプが異なるため，治療の層別化が必要である．現状では，2型炎症を標的とした抗体製剤が複数承認され，新薬の開発も順調であるが，非2型炎症薬については開発が難航し，現在使用できる分子標的薬は存在せず，マクロライドの有効性が示唆されるにとどまっている．

##  2型炎症を標的とした抗体製剤の現状

2型炎症のバイオマーカーとして，血中好酸球数はIL-5，血清IgE値や呼気一酸化窒素濃度(FeNO)はIL-4/IL-13によって制御されており，これらの上昇は2型炎症の存在を示唆する．2型炎症を標的とした分子標的薬は，抗IgE抗体，抗IL-5抗体，抗IL-5受容体α(IL-5Rα)抗体，抗IL-4受容体α(IL-4Rα)抗体の4種が臨床使用可能となっている(**表1**)．

---

> **column** 抗体製剤使用におけるバイオマーカーの重要性
>
> 2000年には，抗IL-5抗体であるメポリズマブの臨床研究が実施されたが[5]，対象を好酸球性喘息に限定していなかったため，有効性は証明されなかった．この後，好酸球性喘息に限定した試験で増悪抑制効果が示されるまで10年以上を要した．
>
> この経緯から，抗体製剤の臨床試験におけるバイオマーカーの重要性が示唆され，その後の臨床試験では，あらかじめバイオマーカー別に効果を検討する試験計画が作成された．実際，抗IL-4受容体α抗体においては，IL-4/IL-13が制御するFeNOが優れた効果予測のバイオマーカーであることが示され，作用メカニズムに基づいたバイオマーカー選択がうまくいった[7]．実臨床でも，臨床試験で有用性が証明されたバイオマーカーに沿って患者選択を行うことが重要である．

表 1 抗体製剤による喘息増悪抑制効果（筆者作成）

| 標的分子 | 薬剤商品名 試験名 | 症例数 | 増悪抑制効果 | | 作用機序 |
| --- | --- | --- | --- | --- | --- |
| | | | 増悪回数/年 | 増悪減少率 | |
| IgE 抗体 | オマリズマブ（ゾレア） INNOVATE | 419 | P：0.91 O：0.68 | −26% | ヒト IgE の Cε3 部位に結合し，アレルゲンによる炎症細胞活性化を抑制する |
| IL-5 抗体 | メポリズマブ（ヌーカラ） MENSA | 576 | P：1.74 M：0.83 | −53% (−65～−36) | IL-5 に結合し，好酸球の活性化を抑制する |
| IL-5Rα 抗体 | ベンラリズマブ（ファセンラ） CALIMA | 1,306 | P：0.93 B：0.66 | −28% (−46～−5) | IL-5Rα に結合し，IL-5 の作用を抑制し，ADCC 活性によっても好酸球を除去する |
| | ベンラリズマブ SIROCCO | 1,205 | P：1.33 B：0.65 | −51% (−63～−36) | |
| IL-4Rα 抗体 | デュピルマブ （デュピクセント） QUEST | 1,902 | P：0.97 D：0.52 | −46% (−57～−32) | IL-4Rα に結合し，IL-4 と IL-13 の作用を阻害する |

増悪回数の P はプラセボ，O，M，B，D はそれぞれ対象薬剤をさす.

## 1. 抗 IgE 抗体（オマリズマブ；ゾレア®）

オマリズマブは，ヒト IgE の Cε3 に特異性をもつヒト化抗 IgE 抗体である．適応は，血清総 IgE 値が 30～1,500 IU/mL かつ，通年性吸入抗原に対する特異的 IgE 陽性である重症喘息である．2009 年に成人に対して承認され，現在は小児へも適応が拡大されている.

## 2. 抗 IL-5 療法

ここでは，抗 IL-5 抗体と抗 IL-5Rα 抗体を合わせて抗 IL-5 療法とよぶこととする．IL-5 は最強の好酸球活性化因子であり，好酸球の分化，生存延長などを惹起する．好酸球顆粒蛋白は，抗微生物作用を有しており[4]，抗 IL-5 療法による易感染性の懸念があったが，現時点でリスク上昇は示唆されていない.

①抗 IL-5 抗体（メポリズマブ；ヌーカラ®）

抗 IL-5 抗体であるメポリズマブは，対象を好酸球性喘息に限定しない試験では有効性は示されなかったが[5]，その後，好酸球性喘息に絞った大規模試験では有効性が証明された[6]．血中好酸球数は，効果予測のよいマーカーであり，好酸球数が多いと増悪抑制効果が高まる．有効性を示した臨床試験のエントリー基準は，添付文書上の参考基準となっており，"過去 1 年間に血中好酸球数が 300/$\mu$L 以上，または投与時に 150/$\mu$L 以上"の基準を遵守することが効果を担保するうえで重要である.

②抗 IL-5 受容体α抗体（ベンラリズマブ；ファセンラ®）

IL-5 受容体は，IL-5Rα 鎖と，IL-3 や GM-CSF の受容体と共通した common β 鎖とのヘテロダイマーである．ベンラリズマブは抗 IL-5Rα 抗体である．抗 IL-5 抗体と異なる作用機序として，IL-5 の作用阻害に加えて，ADCC（antibody-dependent cell- mediated cytotoxicity）活性によっても好酸球が除去される．ADCC 活性とは，ベンラリズマブが好酸球 IL-5Rα に結合すると，NK 細胞等が，好酸球を傷害して除去する機構である．血中好酸球減少効果は迅速で強力であり，組織好酸球の除去効果も高いことが報告されている.

## 3. 抗 IL-4 受容体α抗体（デュピルマブ；デュピクセント®）

IL-4Rα は IL-13 と IL-4 が共通して結合するため，IL-4Rα 抗体であるデュピルマブ

表 2 デュピルマブの効果とベースラインのバイオマーカーとの関連（筆者作成）

| | 血中好酸球数（/μL） | | | |
|---|---|---|---|---|
| | <150 | 150〜300 | 300〜500 | >500 |
| 増悪（リスク比） | 1.15 | 0.56* | 0.37* | 0.29* |
| FEV₁変化量（mL） | 90 | 0 | 180* | 300* |

| | FeNO（ppb） | | | |
|---|---|---|---|---|
| | <25 ppb | 25〜50 ppb | >50 ppb | |
| 増悪（リスク比） | 0.79 | 0.44* | 0.31* | |
| FEV₁変化量（mL） | 30 | 120* | 390* | |

| | IgE（IU/mL） | | | |
|---|---|---|---|---|
| | <61 | 61〜167 | 167〜449 | >449 |
| 増悪（リスク比） | 0.82 | 0.42* | 0.69 | 0.38* |
| FEV₁変化量（mL） | 50 | 50 | 260* | 130* |

背景がグレーの部分*が有意な改善効果を示す．文献5)のデータをもとに作成した．

は，双方の作用を阻害する．IL-4はTh2分化を誘導し，Th2が産生するIL-4/IL-13はエオタキシン等の好酸球活性化ケモカイン産生を増強する．さらに，IL-13は，気道リモデリングにも関与している．過去の臨床試験で，IL-4やIL-13の単独阻害の一定した有効性は示されなかったが，双方を阻害するデュピルマブは，増悪頻度と一秒量を改善した[7]．投与群では一秒量の経年低下を認めず，気道リモデリングを抑制することも示唆された．

デュピルマブ投与後には，IL-4やIL-13で制御されている，血清総IgE，ペリオスチン，エオタキシン-3，TARC，FeNOが減少する[7]．血中好酸球数は投与後一過性に増加するが，これは肺炎症局所でのエオタキシンなどの産生低下により，血中好酸球が肺組織に動員されなくなり，一過性に血中に滞留することを観察している可能性がある．

効果予測のバイオマーカーも検討されている（表2）．抗IL-5療法と異なり，FeNOが効果予測に有用な点が特徴的である．IL-4/13は，FeNO産生を誘導する酵素であるiNOS活性を高めるが，実際FeNO 25 ppb以上で有意な増悪抑制と一秒量改善を認めた[7]．血中好酸球数も，Th2分化抑制によるIL-5産生低下によって，間接的に制御される可能性があり，効果予測マーカーとなっている．150/μL以上で増悪抑制，300/μL以上で一秒量改善を認めた．

バイオマーカーの組合せとしては，FeNO>25 ppbまたは血中好酸球数>150/μLのどちらかを満たせば，有意な増悪抑制が認められるが，双方低値群では有意な効果が認められない[7]．したがって，FeNOまたは血中好酸球数のすくなくともどちらかが高値である患者に使用することが望ましい．

 **喘息における分子標的薬の特徴と選択の考え方**（表3）

当施設の検討では，重症喘息患者の25％は4種の抗体製剤のすべてに適応があり[8]，抗体薬をいかに選択するかは，重要な課題である．薬剤選択のバイオマーカーは十分確立していないが，選択の参考になる特徴を述べる．
1) 抗IL-5療法は，血中好酸球数が多いほど効果が高い．
2) デュピルマブは，FeNO>25 ppbが効果予測マーカーとなっている．IgE値がオマリズ

表 3　喘息に対する抗体製剤の特徴（筆者作成）

|  | オマリズマブ | メポリズマブ | ベンラリズマブ | デュピルマブ |
|---|---|---|---|---|
|  | 抗 IgE 抗体 | 抗 IL-5 抗体 | 抗 IL-5Rα 抗体 | 抗 IL-4Rα 抗体 |
| 末梢血好酸球減少 | × | ○ | ○ | × |
| 組織好酸球減少 | △ | △ | ○ | ND |
| 短期効果による長期効果予測 | ○ | × | ND | ND |
| 長期投与後の中止可能性 | △ | 試験進行中 | ND | ND |
| 効果予測のバイオマーカー | FeNO<br>血中好酸球数<br>ペリオスチン | 血中好酸球数 | 血中好酸球数 | FeNO<br>血中好酸球数<br>血清総 IgE |
| 併存症への適応 | 特発性蕁麻疹 | EGPA | ND | アトピー性皮膚炎 |
| 投与間隔 | 2, 4 週 | 4 週 | 8 週（維持期） | 2 週（自己注射可） |
| 長期安全性 | 約 10 年 | 約 4 年 | 約 2 年 | 約 1 年 |

ND：未報告.

マブの適応範囲外で，血中好酸球低値，かつ FeNO 高値群ではデュピルマブの効果が期待される．そのような患者は当院では重症喘息全体の 3.6％存在し，一秒量は低値であった[8]．

3）抗 IgE 抗体は，4 カ月後の評価で長期効果予測が可能とされているが，メポリズマブは予測不可能なため，双方に適応がある場合，抗 IgE 抗体を先行して使用すべきとする論調がある[9]．

4）抗 IgE 抗体は，長期投与後に中止できる可能性が示唆されている．5 年間投与後に中止した場合，その後 1 年間で 47.7％では増悪を認めず，免疫調節作用を有している可能性が示唆されている．メポリズマブ 3 年投与後の中断効果についての検討が進行中である（NCT02555371）．

5）ベンラリズマブは，組織好酸球除去力が強い，維持期には 8 週間隔投与となり患者の通院負担が軽い，等の特徴があり，2 年程度の安全性が確立している．メポリズマブは 4 年，オマリズマブは 10 年程度の安全性が確立している．

7）メポリズマブとベンラリズマブについて，承認用法での試験に限定し，好酸球数をマッチさせて間接的に比較したメタ解析では，好酸球数 300/μL 以上でメポリズマブの増悪抑制効果が高いことが報告された[10]．一方，臨床背景因子を異なる方法でマッチさせた間接的比較では，両薬剤に有意差は認めなかった[11]．2 剤の臨床効果の差異について明確な結論はでていない．

以上の事項を参考に，薬剤の適応を決定することが現実的な対応となる．血中好酸球数が 500/μL 以上などと多い患者では，抗 IL-5 療法の効果が高まるので，先行することもよいと考えられる．

## 抗体製剤の他のアレルギー疾患への効果

喘息に対する抗体製剤選択の際に，併存症も参考にすることができる．喘息以外のアレルギー疾患に対して承認，あるいは臨床開発中の薬剤を表 4 に示す．

執筆時点で，わが国で承認されている抗体製剤としては，デュピルマブはアトピー性皮

表 4 喘息に適応を有する抗体製剤のアレルギー疾患に対する効果(筆者作成)

| | | 標的分子と薬剤名 | | | |
|---|---|---|---|---|---|
| | | IL-5 メポリズマブ | IL-5, 好酸球 ベンラリズマブ | IgE オマリズマブ | IL-4/13 デュピルマブ |
| 気管支喘息 | | ◎ | ◎ | ◎ | ◎ |
| 皮膚疾患 | アトピー性皮膚炎 | × | ―(p2) | △ | ◎ |
| | 特発性蕁麻疹 | ― | ― | ◎ | △(p2) |
| 好酸球増多疾患 | 好酸球性多発血管炎性肉芽腫性(EGPA) | ◎ | ―(p2) | ○(cases) | ― |
| | 特発性好酸球増多症 | ○(p3) | ― | ― | ― |
| 鼻疾患 | 鼻ポリープを伴う鼻副鼻腔炎 | ○(p3) | ―(p2) | ―(p3) | ● |
| | スギ花粉症 | ― | ― | ● | ― |
| | アレルギー性鼻炎 | ― | ― | ○ | ○(p2) |
| 食物アレルギー | ピーナツアレルギー | ― | ― | ― | ―(p2) |
| | 食物アレルギー(経口免疫療法への併用) | ― | ― | ○(p3) | ― |
| その他 | 好酸球性食道炎 | △(p2) | ―(p2 胃炎) | × | ―(p3) |
| | アレルギー性気管支肺アスペルギルス症 | ○(4 cases) | △(1 case) | ○ | ― |

臨床試験については, Clinical trials.gov(https://clinicaltrials.gov/)において, Recruiting and not yet recruiting studies から第Ⅱ相以上の試験を検索した.
◎:承認済み, ●:承認申請中, ○:有効性を示すエビデンスあり, ―:報告なし, △:有効性が示唆, ×:効果なし, p2:第Ⅱ相試験中, p3:第Ⅲ相試験中.

膚炎に対して, オマリズマブは特発性蕁麻疹に対して承認されている. また, 好酸球性多発血管炎性肉芽腫性(EGPA)に対して, メポリズマブが承認されているが[12], 投与量は喘息の3倍量にあたる300 mgである.

今後の展開としては, 鼻疾患領域での抗体製剤の臨床開発が順調である. 鼻ポリープを伴う慢性副鼻腔炎は, 難治疾患である好酸球性副鼻腔炎とオーバーラップすると推定される. 最近, デュピルマブの第Ⅲ相試験であるSinus-24とSinus-52試験の結果が学会報告された[13,14]. 鼻茸を伴う慢性副鼻腔炎を対象とし, 鼻噴霧用ステロイド薬へのデュピルマブの追加により, 鼻茸サイズ, 鼻閉, 副鼻腔病変, 嗅覚, および併存症である喘息の肺機能の改善が認められ, 全身ステロイド薬使用や手術回数も低下した. デュピルマブは, 2019年6月にFDAから適応承認され, わが国でも, 2019年4月に適応追加が申請されている. ベンラリズマブについては, わが国で好酸球性副鼻腔炎を対象として第Ⅲ相試験が行われたが(NCT02772419), 結果は未公表である.

また, オマリズマブは, 日本人スギ花粉症への有効性が報告されていたが[15], 最近, 第Ⅲ相試験の結果が報告された. 12週投与で鼻症状, 眼症状が改善し[16], QOLも改善した[17]. 2018年12月に適応追加が申請されている.

### アレルギー疾患に対する抗体製剤の将来展望とまとめ

スギ花粉症に対するオマリズマブや, 好酸球性副鼻腔炎様病態に対するデュピルマブの臨床応用が近そうである. 喘息では, Th2分化, 制御性T細胞抑制, ILC2のステロイド抵抗性などに関与するTSLPに対する抗体(デゼペルマブ)や, プロスタグランジン$D_2$の受容体で, Th2, 好酸球, ILC2等のアレルギー炎症細胞に選択的に発現するCRTH2に対するアンタゴニストに関する第Ⅲ相試験が進行中である.

アレルギー疾患治療における抗体製剤の現状について喘息を中心に概説したが，併存症への適応拡大も進んでおり，単一抗体製剤による複数のアレルギー疾患の同時治療が現実化してきた．全身をトータルに捉えて治療戦略を立てることで，さらに QOL 向上が達成されることが期待される．

## 文献

1）Nagase H. Allergol Int 2019;68:167-71.
2）Nagase H et al. Allergol Int 2019. DOI:https://doi.org/10.1016/j.alit.2019.06.003
3）長瀬洋之. 専門医のためのアレルギー学講座　免疫・アレルギー疾患の分子標的　喘息における分子標的薬の可能性. アレルギー 2015；64：14-22.
4）Nagase H et al. J Immunol. 2003;171:3977-82.
5）Leckie MJ et al. Lancet 2000;356:2144-8.
6）Ortega HG et al. N Engl J Med 2014;371:1198-207.
7）Castro M et al. N Engl J Med 2018;378:2486-96.
8）三好昭暉・他. 気管支喘息（成人）：生物学的製剤（その他）重症喘息における 4 種の分子標的薬の適応症例の比率と臨床背景の比較. アレルギー 2019；68：523.
9）Bousquet J et al. Respir Med 2007;101:1483-92.
10）Busse W et al. J Allergy Clin Immunol 2019;143:190-200 e20.
11）Bourdin A et al. Eur Respir J. 2018;52（5）.
12）Wechsler ME et al. N Engl J Med 2017;376:1921-32.
13）Han JK et al. J Allergy and Clin Immunol 2019;143, Issue 2, AB422.
14）Bachert C et al. J Allergy and Clin Immunol 2019;143, Issue 2, AB433.
15）Okubo K et al. Allergol Int 2006;55:379-86.
16）Okubo K et al. J Allergy and Clin Immunol 2019;143, Issue 2, AB436.
17）Okubo K et al. Efficacy and safety of omalizumab for severe Japanese cedar pollinosis in patients treated with combination oral antihistamines and nasal corticosteroids. ＜EAACI2019_complete_programme_1382019.pdf＞.#TP1372

総論

# 11 吸入指導の実際

**Keyword**
吸入療法
吸入ステロイド薬
吸入指導 DVD
吸入時の舌の位置

### POINT

- 喘息治療において吸入薬は必要不可欠であるが，**吸入操作が正確に行われないと期待される効果が得られず不要な step up につながる危険性がある**．治療を強化する前に，正確な吸入操作の確認が必要不可欠である．本稿では，すべてのデバイスに共通した吸入指導のポイントについて解説する．

- **視覚で確認できる吸入操作だけではなく，視覚で確認できない口腔内の舌の位置にまで細心の注意を払うことが重要**であると考える．吸入時には舌を下げ薬剤の流入経路を広げることによって，より多くの薬剤が気管に流入した報告について概説する．

- わが国で販売されている**全種類の吸入薬の操作方法がまとめられた DVD とポスター「正しい吸入方法を身につけよう」**は，全国に無料で配布されている．これは「喘息予防・管理ガイドライン 2015」以降に掲載されており，全国の吸入指導の均てん化に役立つと考える．

## はじめに

　気管支喘息は，小児から高齢者まですべての年代において発症しえる気道疾患であり，基本的な病態は慢性の気道炎症である．治療においては，吸入薬は必要不可欠である．しかし吸入薬は内服薬と異なり，吸入操作が正確に行われないと気管に到達せず期待される効果が得られず不要な step up につながる危険性がある．「喘息予防・管理ガイドライン 2018」[1]においても，患者の半数以上が正しく吸入できていないと明記されており，より吸入指導に関しての重要性を強調している．全国どの医療機関を受診しても，一定レベルの吸入指導がなされることが理想である．そこで著者らは，わが国で販売されているほとんどのデバイスの操作方法を 1 枚の DVD にまとめた．また，通常の視覚で確認できるデバイス操作だけではなく，直接的に視覚で確認できない口腔内の状況，とくに吸入時の舌の位置も重要であると著者らは考えている．著者らは，吸入時の望ましい舌の位置に関しての研究成果，吸入指導 DVD を利用した吸入指導の実際について概説する．

## 吸入指導のポイント

　各デバイスの吸入手順については各製薬会社の解説に譲るが，共通した吸入指導のポイントを下記に記載する．

### 1．初回吸入指導時のポイント

- 吸入ステロイドの必要性(最も気道の炎症を抑え，世界中で使われる一番基本となる喘

堀口高彦　近藤りえ子　Takahiko HORIGUCHI and Rieko KONDO　藤田医科大学医学部呼吸器内科学 II 講座

息薬である）を説明する．

・ステロイド薬への抵抗を払拭する（内服・注射より約 1/10 の投与量で済むので副作用は最小限である）．

・副作用を伝える．inhaled corticosteroid(ICS)：嗄声，口腔内カンジダ症など，long acting $\beta_2$ agonist(LABA)：動悸，頭痛，振戦など．小児では，低身長の懸念についても説明する[2]．

・本人のみで理解できないようであれば（小児，高齢者，障害者の方など），キーパーソンに立ち会ってもらう．

・パンフレットのみの説明では不十分であるため，吸入指導 DVD（後述する），実薬，あるいは練習器具などを使って丁寧に説明する．

・初回の空うちの回数は統一されていない．薬剤師がセッティングをしてから渡す．

・休薬してしまったときの空うちの回数も説明しておく．

## 2. すべてのデバイスの共通項目

・背筋を伸ばして，十分に息を吐く．dry powder inhaler(DPI)は吸入口に息がかからないように吐く．

・Pressurized metered dose inhaler(pMDI)は，外気を取り入れるので吸入口を歯で軽く咥え隙間を作る．

・DPI は，空気漏れがないように吸入口をしっかり咥え，口角が開かないようにする．

・pMDI は，普通の呼吸で深くゆっくり吸入する．

・DPI は，勢いよく深く吸入する．

・口からデバイスをはずし，約 5 秒間息止めをする．

・鼻からゆっくり吐く．

・うがい（口の中 3 回，ノドの奥 3 回ずつ）すべて"する"で統一したほうが混乱しない．

・口腔内局所副作用の予防には，使用前に飲水を勧める．使用後は，うがいの後にも飲水・飲食を勧める．

・うがいが不可能な場合は飲水して口腔内・咽頭部を洗い流す．

・pMDI で同調が困難な場合は，スペーサーを購入していただく．その際には，スペーサーの掃除方法についても説明する．

## 3. 2 回目以降の吸入指導のポイント

・自己中止，勝手な減量などしていないか確認する．

・吸入回数を守れているか確認する．

・しっかり吸入操作ができているか確認する．不明な点がないか聞く（なるべく，実薬・練習器具などを使って）．

・間違っていた点，改善された点をカルテに記録しておき，次回も注意深く見る．

・吸入後のうがい，掃除などができているか確認する．

・副作用の出現を確認する．

などがあげられる．吸入スピードに関して，pMDI と DPI は異なるため混乱が生じやすい．なるべく両者の併用は避けるように留意が必要である．

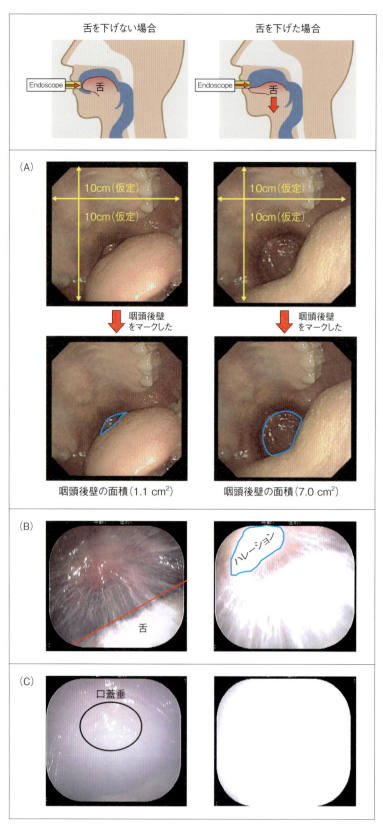

**図1** 吸入時の舌の位置の違いによる影響
A:吸入時の舌の位置による喉頭後壁の面積の違い[3].
B:薬剤の最大流入時の静止画(レルベア®練習器)[4].
C:薬剤の最大流入時の静止画(フルティフォーム®練習器)[4].

## 望ましい舌の位置と患者への説明

著者らは，正しいデバイス操作がなされていても，視覚では確認できない吸入口から気管に達するまでの経路が舌の位置によって妨げられるのではないかと仮説を立てた．

pMDI（フルティフォーム®）の吸入口と同型の筒を紙で作成し，中央に内視鏡をテープで固定し，舌を下げない場合と下げた場合の口腔内の様子を健常人で撮影した（**図1-A**）[3]．舌を下げない場合より，下げた場合において咽頭後壁が広く見え，咽頭後壁の面積比率は，全例において舌を下げた場合が有意に広かった（$p<0.0001$）．

また，舌の位置の違いによって気管への薬剤流入状況がどのように違うのかをプラセボ薬を用いて内視鏡で撮影した[4]．その結果，レルベア®練習器（**図1-B**），フルティフォーム®練習器（**図1-C**）ともに，舌を下げない場合より，舌を下げたほうが有意に多くのプラセボ薬が咽頭に達し，気管方向に流入していく様子が確認できた．6例全例で解析したところ，吸入時には舌を下げたほうが，より効率的に気管内に薬剤を送達できることが示唆された（**図2-A**）．

さらに裏づけの検証をするために，フルチカゾンの定期吸入を施行している気管支喘息患者において，同量のフルチカゾン吸入後の口腔内フルチカゾン残存量を測定し，より少ないほうが多くのフルチカゾンを気管内に送達できると考えた．外来受診時に朝の定期吸入（アドエアディスカス®（250 μg）は1吸入，フルティフォーム®（125 μg）は2回吸入）を施行後，うがい液を採取した．舌を下げて吸入することをはじめて指導し，次の再診時に舌を下げた状態で吸入し，同量のうがい液を採取した[5]．その結果，アドエアディスカス®，

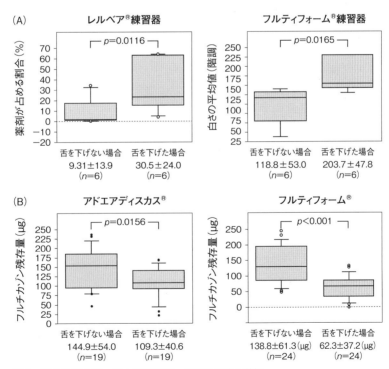

**図2** 舌の位置の違いによる咽頭部への薬剤の流入状況
A：咽頭に達したプラセボ薬（レルベア®練習器）が占める割合（左）と咽頭に達したプラセボ薬（フルティフォーム®練習器）の白さの平均値[4]．
B：フルチカゾン（250 μg）吸入後のうがい液中フルチカゾン残存量[5]．

フルティフォーム®ともに舌を下げた場合において，口腔内フルチカゾン残存量が有意に低値であった(図2-B)[5]．

これら3つの報告より，吸入時には舌をなるべく下げて，吸入口から咽頭までの流入経路を広く保つことにより，薬剤は舌を回避でき，より多くの薬剤が気管内に送達できる可能性が示唆された．舌を下げて吸入したほうが，より効率的に気管内に送達できるが，これを忙しい診察の時間に患者に説明するのが困難である．そこで著者らは，短時間で患者に理解させるために以下の方法で説明している．

①"ホー"の発音をさせ，口腔内をスペーサーのようなドーム状にするイメージをマスターしてもらう(理解しにくい場合は，自分の口蓋垂が見えるまで手鏡を使って指導するのも効果的である)．
②息を吐いてから，うつむかないように顔をあげて．
③デバイスを咥え，吸入口の下に舌を入れる(吸入口の先端をに舌を引っ掛けないと下がりにくい)．
④心のなかで"ホー！"と思いながら大きく吸ってもらう．
⑤喉に空気が直接にあたる感覚をつかんでもらう．
⑥テスターで，音が十分に鳴るまで練習してもらう(デバイスに適した速度で)．

その後，吸入指導DVD(後述する)を視聴してもらい本人に譲渡し，薬局で実薬を用いてマスターしてもらう．以上を患者に理解してもらえば，より確実に薬剤が気管内に到達し，薬効が最大限に得られると考える．これは，すべての吸入薬に共通したテクニックである．

##  吸入指導におけるDVD導入の工夫

「喘息予防・管理ガイドライン2018」[1]においても，患者の半数以上が正しく吸入できていないと明記されており，どの医療機関でも一定レベルの吸入指導がなされることが早急な課題である．全国のどの医療スタッフが吸入指導をしてもモレが少なく一定した内容を指導できることを目的に，著者らは環境再生保全機構の協力のもと吸入指導DVDを作成した．2015年にわが国で販売されている全種類の吸入薬の操作方法を「正しい吸入方法を身につけよう」と題した吸入指導DVDとポスターにまとめ，無料で全国に配布できるようにした[6](図3参照；問合せ先：独立行政法人環境再生保全機構　http://www.erca.go.jp "パンフレット"からアクセス)．これは「喘息予防・管理ガイドライン2018」[1]にも記載されており，音声のみでなく文字の解説も挿入した．動画がみられる環境でなくても，ユーザーマニュアルで説明できるようにした．DVDの有用点として考えられるものを表1にまとめた．

このツールを導入することにより一定レベルの説明が可能となり，自宅で繰り返し学習できることが吸入操作の習得度，ひいては治療効果につながることを著者らは検証した[7]．DVD鑑賞をすることによって吸入操作が，より正確に行われ，適正量の薬剤が気管内に到達し，抗炎症効果が得られた効果と考える．どの施設でも一定レベルの吸入指導をすることが可能となり，非専門医や薬剤師の教育にも利用でき有意義であると考える．

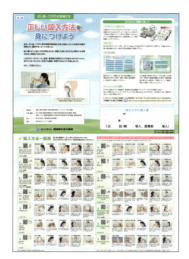
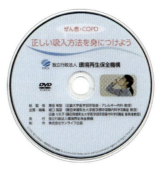

図3　DVDとポスター「正しい吸入方法を身につけよう」

**表1　吸入指導DVDの有用点**

- 無料で配布されている．
- 添付文書では表現が十分にできない動作も連続性があり，理解しやすい．
- 吸入時には，なるべく舌と舌根を下げ，咽頭を広げる説明もアニメーションでわかりやすく解説されている．
- 自宅で家族と一緒に鑑賞が可能であり，協力が得られやすい．
- pMDIの場合，吸入補助具，スペーサーの使用も選択できる・スペーサーの手入れの仕方まで収載されている．
- 発作時の家庭内での対処方法も簡単に説明できる．
- 正確な吸入操作は薬剤効果を最大限引き出し，治療コスト削減につながる可能性がある．

## おわりに

　吸入指導のポイントと，当施設で行った吸入療法に関する4研究を紹介した．治療を強化する前に，再度吸入指導を行うことでstep upを防げる場合がある．著者らは外来診察時に使用中の吸入器を持参してもらい吸入手技を確認している．吸入指導の理想は，全国どの施設でも一定レベル以上の説明が受けられ，理解されることである．吸入指導DVDなどのツールを駆使して，医師側も時間の許す限り繰り返し丁寧な吸入指導を行うことが喘息管理に重要である．

### 文献

1) 喘息予防・管理ガイドライン作成委員会．喘息予防・管理ガイドライン2018．協和企画；2018．
2) 日本小児アレルギー学会．小児気管支喘息治療・管理ガイドライン2017．協和企画；2017．
3) Yoshida T et al. J Allergy Clin Immunol Pract 2019;7:743-5.
4) Horiguchi T, Kondo R. J Allergy Clin Immunol Pract 2018;6:1039-41. e3.
5) Yokoi T et al. J Allergy Clin Immunol Pract 2019;7:1668-70.
6) 東田有智・他．正しい吸入方法を身につけよう（DVD・ポスター）．独立行政法人環境再生保全機構，2015．
7) Takita K et al. Allergol Int 2017;66:545-9.

# 臓器別に分類される
# アレルギー疾患の臨床

臓器別に分類されるアレルギー疾患の臨床【呼吸器領域】

# 12 気管支喘息（成人）の診断と治療

**Keyword**
JGL2018
慢性咳嗽
コントロール治療

## POINT

■ 気管支喘息は慢性的で可逆的，反復性の下気道の炎症とそれに伴う気道狭窄を病態とする疾患であり，気流制限や気道分泌の亢進による呼吸困難，咳嗽，喀痰，喘鳴など多くの症状を認める．**患者数は世界中で年々増加しており，厚生労働省の調査によればわが国の患者数は約450万人とされる**．

■ わが国では現在「喘息予防・管理ガイドライン2018」が発刊され，喘息の診断・治療の指標となっている．しかし**ガイドラインが整備され，医療技術が進歩した現代においても診断や治療に難渋する症例も少なくない**．

■ 慢性咳嗽において喘息とその他の呼吸器疾患や咽頭アレルギー，心因性咳嗽などを正確に鑑別することは容易ではない．また多数の薬剤を使用してもコントロールができないような難治性喘息の治療はしばしば臨床医を悩ませる．薬剤や治療法の進歩も必要であるが気管支喘息の診断・治療の向上にはそれらを使用する医師の知識，技術，経験などの進歩が必須である．

## 喘息の病態

　気管支喘息の定義は「気道の慢性炎症を本態とし，変動性を持った気道狭窄や咳などの臨床症状で特徴付けられる疾患」とされる．気道炎症はおもに好酸球，リンパ球，マスト細胞などの炎症細胞が気道に浸潤し，上皮下の線維増生，気道平滑筋の増生などが起こることで気道分泌の増加，気道の狭窄を誘導し症状を呈する[1]．長期に喘息に罹患している患者は慢性炎症による線維化，平滑筋肥厚などが起こり，非可逆的な気流制限（気道リモデリング）により持続的な症状を有するようになる[2]．

　また喘息はアトピー型，非アトピー型に区別される．アトピー型喘息患者はダニやハウスダストなどの環境アレルゲンに対する特異的IgE抗体を有しており，アレルゲンへの曝露により症状の発症，悪化を認める．非アトピー型喘息ではウイルス感染や大気汚染，喫煙などの影響で喘息の症状を認める．アトピー性喘息の特徴は小児に多く，発作性，季節性があるものが多いとされる．非アトピー性は成人に多く，多くは通年性であり重症例が多いといわれる．しかし，両者において気道の炎症像や気道過敏性などの病態に関して根本的に差はない[3]．

## 喘息の症状・診断

　気管支喘息には絶対的な診断基準はなく，その症状と検査所見を組み合わせて診断を行

西川裕作　東田有智　Yusaku NISHIKAWA and Yuji TOHDA　近畿大学病院呼吸器・アレルギー内科

**表 1** 喘息診断の目安（JGL2018）[1]

①発作性の呼吸困難，喘鳴，胸苦しさ，咳の反復

②可逆性の気流制限

③気道過敏性の亢進

④気道炎症の存在

⑤アトピー素因

⑥他疾患の除外

①，②，③，⑥は診断に重要である．④が好酸球性の場合は診断的価値が高い．⑤は喘息の診断を支持する．

う．**表1**に「喘息予防・管理ガイドライン2018：JGL2018」による診断の目安を示す．喘息の症状は咳嗽や息切れ，胸部違和感など非特異的なものが多く，そのため問診が重要であり，症状の罹患期間や発症の季節性，日内変動などを質問する．短期間の咳嗽（急性咳嗽）であれば気道感染症との鑑別が必要となり，感冒症状（咽頭痛や発熱）や炎症反応の上昇，胸部X線写真の変化などをチェックする．また長期間の症状であってもCOPDやびまん性汎細気管支炎などの慢性呼吸器疾患で喘息類似の症状があったり，心不全や副鼻腔炎，心因性咳嗽なども鑑別に上がる．他疾患の除外のために初診時の胸部X線写真と一般的な採血は必須と考える．

　診断に有用な症状として，夜間・早朝に増悪する，ウイルス感染後や季節・天候の変化，アレルゲン曝露喫煙の煙などで誘発される反復する咳や喘鳴がある，などのエピソードである．それらの症状の患者を診察した際は，感染症や他疾患の除外を行うとともにアレルギーの評価のため末梢血IgE，好酸球数の測定，吸入抗原となるアレルゲンの特異的IgEの測定などを行う．また喀痰中の好酸球数の測定や呼気中の一酸化窒素濃度（FeNO）の測定なども診断に有用である．日本人においてはFeNOのカットオフを37 ppbとした場合，喘息の診断に有用とされる[4]．また肺機能検査は診断だけでなく，日々のコントロール状態や発作時の診断においても有用なものである．肺機能検査にはスパイロメトリー，気道可逆性検査，気道過敏性検査，ピークフローがある．

　スパイロメトリーは肺活量や一秒量を測定する検査である．喘息においては閉塞性障害（気流障害）を評価するために使用される．一秒量を測定し気流障害の程度を評価することができるため，喘息の重症度の判定や治療効果の判定などを客観的に行うことができる．検査所見としては閉塞性障害であり，一秒量，一秒率の低下を認める．フローボリューム曲線は閉塞性換気障害を反映し下に凸となる．

　気道可逆性検査は喘息の診断に重要である．$\beta_2$刺激剤を吸入する前後で一秒量を測定し，その変化率を測定する．12％以上かつ改善量が200 mL以上の場合は喘息診断の根拠となる．ただしCOPDの一部には気道可逆性を認める症例もあるため，その鑑別には喫煙歴の有無や画像所見，症状などから総合的に判断する必要がある．

　気道過敏性検査はメサコリンなどの喘息発作を誘発させる物質を吸入させ，一秒量の低下率を測定する検査である．方法としてはまずメサコリン吸入前の一秒量を測定し，その後メサコリンをネブライザーにて低濃度から吸入させる．吸入後に一秒量を測定し，吸入

前の80％以下となれば陽性と判定する．これを徐々に濃度を上げながら繰り返していく．ある濃度まで増量しても80％以下にならなければ陰性とする．負荷試験であり，かならず医師の監視のもと行うことが求められており，一秒量が1L以下の患者や予測値の50％以下の患者は重篤な喘息発作を誘発する危険があり行わない．可逆性検査，過敏性検査とも治療薬の影響を避けるため事前に中止する必要がある．

ピークフローは努力呼気における最大呼気流速度である．ピークフローはスパイロメトリーの一秒量とよく相関することが知られている[1]．スパイロメトリーは病院や診療所に来院し医師や技師の指導のもとで行わなければならないが，ピークフローは安価で携帯可能な器具で測定でき，何度でも施行可能であるため自宅での喘息の状態を把握するのに有用である．自宅にて定期的に測定することにより喘息状態の日内変動や症状出現時の日常の状態を客観的に知ることができる．

 **喘息の治療**

気管支喘息の治療は薬剤による治療が中心であり，現在多くの治療薬が使用できる．長期管理を目的としたコントロール治療と喘息発作に対する治療を分けて考える必要がある．「JGL2018」における長期管理と喘息発作時それぞれの重症度分類を**表2，3**に，その重症度による治療ステップをそれぞれ**表4，5**に示す．両者ともその重症度により治療を

**表2** 未治療患者の症状と目安となる治療ステップ（JGL2018）[1]

| | 治療ステップ1 | 治療ステップ2 | 治療ステップ3 | 治療ステップ4 |
|---|---|---|---|---|
| 対象症状 | （軽症間欠型相当）<br>・症状が週1回未満<br>・症状は軽度で短い<br>夜間症状は月に2回未満 | （軽症持続型相当）<br>・症状が週1回以上・しかし毎日ではない<br>・月1回以上日常生活や睡眠が妨げられる<br>・夜間症状は月2回以上 | （中等症持続型相当）<br>・症状が毎日ある<br>・SABA※がほぼ毎日必要<br>・週1回以上日常生活や睡眠が妨げられる<br>・夜間症状が週1回以上 | （重症持続型相当）<br>・治療下でもしばしば増悪<br>・症状が毎日ある<br>・日常生活が制限される<br>・夜間症状がしばしばある |

※SABA：Short-Acting Beta agonists

**表3** 喘息長期管理治療ステップ（JGL2018）[1]

| | | 治療ステップ1 | 治療ステップ2 | 治療ステップ3 | 治療ステップ4 |
|---|---|---|---|---|---|
| 長期管理薬 | 基本治療 | ICS（低用量）<br>上記が使用できない場合，以下のいずれかを用いる．<br>LTRA<br>テオフィリン徐放製剤<br>※症状がまれなら必要なし | ICS（低〜中用量）<br>上記で不十分な場合に以下のいずれか1剤を併用<br>LABA<br>（配合剤使用可）<br>LAMA<br>LTRA<br>テオフィリン徐放製剤 | ICS（中〜高用量）<br>上記に下記のいずれか1剤，あるいは複数を併用<br>LABA<br>（配合剤使用可）<br>LAMA<br>LTRA<br>テオフィリン徐放製剤 | ICS（高用量）<br>上記に下記の複数を併用<br>LABA<br>（配合剤使用可）<br>LAMA<br>LTRA<br>テオフィリン徐放製剤<br>抗IgE抗体<br>抗IL-5抗体<br>抗IL-5Rα抗体<br>経口ステロイド<br>気管支熱形成術 |
| | 追加治療 | LTRA以外の抗アレルギー薬 | | | |

ICS：Inhaled corticosteroids，LABA：Long-Acting Beta agonists，LAMA：Long-acting muscarinic antagonist，LTRA：Leukotriene receptor antagonist，抗IL-5Rα抗体：抗IL-5 receptor α鎖抗体．

**表 4** 喘息発作の強度と目安となる治療ステップ（JGL2018）[1]

| 発作強度 | 呼吸困難 | 動作 | 検査値の目安 | | | | 発作治療ステップ |
|---|---|---|---|---|---|---|---|
| | | | PEF[※] | SpO$_2$ | PaO$_2$ | PaCO$_2$ | |
| 喘鳴/胸苦しい | 急ぐと苦しい動くと苦しい | ほぼ普通 | 80%以上 | 96%以上 | 正常 | 45 mmHg未満 | 発作治療ステップ1 |
| 軽度（小発作） | 苦しいが横になれる | やや困難 | | | | | |
| 中等症（中発作） | 苦しくて横になれない | かなり困難かろうじて歩ける | 60～80% | 91～95% | 60 mmHg超 | 45 mmHg未満 | 発作治療ステップ2 |
| 高度（大発作） | 苦しくて動けない | 歩行不能会話困難 | 60%未満 | 90%以下 | 60 mmHg以下 | 45 mmHg以上 | 発作治療ステップ3 |
| 重篤（重積発作） | 呼吸減弱チアノーゼ呼吸停止 | 歩行不能体動不能錯乱意識障害失禁 | 測定不能 | 90%以下 | 60 mmHg以下 | 45 mmHg以上 | 発作治療ステップ4 |

※PEF 値は，予測値または自己最良値との割合を示す．異なる発作強度の症状が混在する場合は強い方をとる．

**表 5** 喘息の発作治療ステップ（JGL2018）[1]

| | 治療 | 対応の目安 |
|---|---|---|
| ステップ1 | 短期作用性 $\beta_2$ 刺激薬吸入<br>ブデソニド/ホルモテロール吸入薬追加 | 医師による指導のもとで自宅治療可 |
| ステップ2 | 短期作用性 $\beta_2$ 刺激薬ネブライザー吸入反復<br>酸素吸入（SpO$_2$ 95%前後を目標）<br>ステロイド薬全身投与<br>アミノフィリン点滴静注併用可<br>0.1%アドレナリン皮下注使用可 | 救急外来<br>・2～4 時間反応不十分<br>・1～2 時間で反応なし<br>入院治療：高度喘息症状として発作治療ステップ3 を施行 |
| ステップ3 | 短期作用性 $\beta_2$ 刺激薬ネブライザー吸入反復<br>酸素吸入（SpO$_2$ 95%前後を目標）<br>ステロイド薬全身投与<br>アミノフィリン点滴静注併用可<br>0.1%アドレナリン皮下注使用可<br>吸入短期作用性抗コリン薬併用可 | 救急外来<br>1 時間以内に反応なければ入院治療<br>悪化すれば重篤症状の治療へ |
| ステップ4 | 上記治療継続<br>症状，呼吸器能悪化で挿管<br>酸素吸入にもかかわらずPaO$_2$ 50 mmHg以下および/または意識障害を伴う急激な PaO$_2$ の上昇<br>人工呼吸器，気管支洗浄を考慮<br>全身麻酔（イソフルラン，セボフルランなどによる）を考慮 | 直ちに入院，ICU 管理 |

決定する．

## 1．副腎皮質ステロイド

　副腎皮質ステロイド（以下，ステロイド）は，その抗炎症作用により現在喘息に対し最も効果的な治療薬である．内服，注射薬，吸入など多様な種類があるが，吸入ステロイドは長期管理薬の第一選択であり治療の基本となる．症状が月 1 回以上ある患者には原則としてステップ 1 から投与することが推奨される[5]．吸入ステロイドは内服や点滴と比較し副作用が少なく長期間の使用が可能である．点滴や筋肉注射などはおもに喘息発作時のステップ 2 以上（**表 5**）に使用される．効果発現まで 30 分程度を要し，即効性はないが治療効果は高い．ただしアスピリン喘息においては点滴ステロイドのうちとくにコハク酸エステル製剤で増悪を起こす可能性があり[6]，投与前の十分な問診が必要である．緩徐な点滴で

は発症しにくく急速静注は禁忌である．ステロイドの内服は喘息発作時と重症喘息のコントロール治療に使用される．コントロール不良例でしばしば投与されるが長期使用による副作用が多く，病状が安定すれば早期に減量中止することが望ましい．

## 2．$\beta_2$刺激剤

気管支拡張剤である$\beta_2$刺激剤は，気道平滑筋の$\beta_2$受容体に作用し平滑筋を弛緩させるとともに繊毛運動による気道分泌液の排泄を促す．剤型としては吸入，内服，貼付剤がある．また長期管理に使用する長期作用型と，おもに喘息発作時に使用する短期作用型がある．長期作用型として使用する場合は吸入ステロイドが第一選択となるため併用薬として用いる．吸入ステロイドとの併用により互いの作用を増強させる効果が報告されている[7]．短期作用型$\beta_2$刺激剤の吸入は重積発作など救命処置が優先される状況でなければ喘息発作時に第一選択で使用するべきものである．ネブライザーにより簡便に使用でき，効果発現までが数分と即効性があり，繰り返し使用することができる．安全性の高い薬剤であるが振戦，動悸，頻脈などの副作用が知られており，とくに虚血性心疾患や甲状腺機能亢進症，糖尿病などの患者で注意を要する．

## 3．長期作用性抗コリン薬

長期作用性抗コリン薬はこれまでのガイドラインでは治療ステップ3以上の患者での使用となっていたが，「JGL2018」では治療ステップ2から使用することができる．COPDでは第一選択薬であるが，喘息においては吸入ステロイドとの併用が必須である．また抗コリン薬を使用する場合は心疾患，緑内障，前立腺肥大の患者には慎重投与となっており，とくに閉塞性隅角緑内障，排尿障害のある前立腺肥大患者には禁忌である．

## 4．ロイコトリエン受容体拮抗薬

気管支拡張作用と気道炎症抑制作用があり，喘息患者の症状軽減，呼吸器能の改善，喘息増悪の減少，QOLの改善などの効果が示されている[8]．比較的安全な薬剤であるが，ワルファリンカリウムなどの薬剤と相互作用が生じることが知られている．

## 5．テオフィリン徐放製剤

気管支拡張作用，粘液線毛輸送能の促進，抗炎症作用などを有する薬剤である[9]．その治療効果は吸入ステロイドや$\beta_2$刺激剤などよりは劣るとされており，他の薬剤の効果が不十分である場合の補助的な位置づけとなっている．副作用に悪心，嘔吐などの消化器症状や頻脈，動悸などの循環器症状があり，また血中濃度の上昇により痙攣などの症状も出現する．マクロライド系抗菌薬，ニューキノロン系抗菌薬，ヒスタミン$H_2$受容体拮抗薬などとの併用で血中濃度が上昇するため注意が必要である．

## 6．生物学的製剤

現在わが国で使用可能な薬剤としては，抗IgE抗体製剤（オマリズマブ），抗IL-5抗体製剤（メポリズマブ）および抗IL-5受容体$\alpha$鎖抗体製剤（ベンラリズマブ）である．基本的に治療ステップ4で長期作用型$\beta$刺激剤や抗ロイコトリエン拮抗薬を吸入ステロイドに加えてもコントロール不良な重症喘息患者に対して使用する．

## 7．気管支熱形成術（気管支サーモプラスティ）

薬物治療以外の治療法として気管支熱形成術がある．気管支鏡を用いてバスケットカテーテルを気管支に接触させ，65℃の高周波電流を1カ所につき10秒程度流すことによ

り気管支平滑筋を直接減少させる．可能なかぎり多くの気管支壁に対し行うと有効である．海外で行われた研究では気管支熱形成術を行うことでQOLの指標であるAQLQ（asthma quality of life questionnaire）スコアの有位な改善や喘息の増悪回数の抑制が認められた．また施行後に認められた合併症としては喘息増悪や胸痛，下気道感染，無気肺，血痰などがあったが重篤な事象は確認されず[10]，またその効果は5年間の追跡調査においても持続していることが確認されている[11]．

## 8．その他治療法

上記以外の治療として，アレルゲンを投与していくことによりアレルゲンに曝露された場合に引き起こされる関連症状を緩和するアレルゲン免疫療法がある．喘息に関してはダニが標的アレルゲンとなる．また細菌感染が存在する場合にはマクロライド併用が推奨されている[12]．薬剤治療以外にも禁煙や吸入アレルゲンの回避，吸入指導なども重要である．


# おわりに

喘息治療は日々進歩しており，その選択肢は徐々に増えてきている．しかしこれら治療を行うのは医師であり，診断・治療の発展には医師の能力の向上が必須である．従来の治療を行っても症状の改善が得られなかったり，再燃を繰り返すような症例においては，その診断が正しいか再度見直してみるべきである．また患者の高齢化も進んでおり，吸入手技の確認や地域医療機関との連携も重要である．今後さらに喘息治療が発展していくために，われわれは努力していく必要がある．


## 文献

1）日本アレルギー学会喘息ガイドライン専門部(監)．喘息予防・管理ガイドライン2018．協和企画；2018．
2）Al-Muhsen S et al. J Allergy Clin Immunol 2011;128:451-62.
3）Ohashi Y et al. Am Rev Respir Dis 1992;145:1469-76.
4）Matsunaga K et al. Allergol Int 2010;59:363-7.
5）Adams NP et al. Cochrane Database Syst Rev 2000;(1):CD002738.
6）谷口正実．私の治療　アスピリン喘息における点滴静注ステロイド薬の使い方．アレルギーの臨床2003；23：741-3.
7）Pauwels RA et al. Eur Respir J 2003;22:787-94.
8）Tohda Y et al. Clin Exp Allergy 2002;32:1180-6.
9）Barnes PJ. Am J Respir Crit Care Med 2013;188:901-6.
10）Castro M et al. Am J Respir Crit Care Med 2010;181:116-24.
11）Wechsler ME et al. J Allergy Clin Immunol 2013;132:1295-302.
12）Simpson JL et al. Am J Respir Crit Care Med 2008;177:148-55.

臓器別に分類されるアレルギー疾患の臨床【呼吸器領域】

# 13 アスリート喘息とその対応

**Keyword**
アスリート喘息
運動誘発喘息(EIA)
運動誘発気管支収縮(EIB)

### POINT

- 運動したときに起こる喘息症状を"**運動誘発喘息**"とよぶ．**普段から予防・管理を継続して，喘息をコントロールしておくことが重要である**．発作を予防するためには，ウォーミングアップを行い，冷たい空気から気道を保護することなども有効と考えられている．

- 競技会に参加するアスリートにとっては，治療薬のなかに**世界アンチドーピング機構によって使用が禁止されている薬がある**ので注意が必要である．

- **運動誘発気管支収縮(EIB)**についての研究成果が加わり，近年その新しいメカニズムが提唱されている．

## はじめに

　喘息患者の多くは，運動後から一過性の気管支収縮をきたして60分以内に自然回復する．消退後は最大4時間ほどの不応期となる．このように運動の数分後に喘息発作や気管支収縮が生じることを，運動誘発喘息(exercise-induced asthma：EIA)，運動誘発気管支収縮(exercise-induced bronchoconstriction：EIB)とよぶ[1]．EIAとEIBという2つの用語があるが，日本のガイドライン[2]では，病名として"運動誘発喘息"が採用されている．喘息の既往がある人で運動時に喘息症状がでることをEIA，既往の有無を問わず運動時に喘息症状がでることをEIBとよぶため，海外では広い概念としてEIBという用語が用いられている[3,4]．一般的にアスリートに認められるEIBのことをアスリート喘息としている．したがって，アスリートとなってからEIBを認めるようになり喘息を合併する症例とEIBを認めるが喘息を合併しない症例がある．それらの相違について，非アスリートに認められる通常の喘息とアスリート喘息の病態とは異なる可能性が示唆されている[5]．

## アスリート喘息の疫学

　アスリートの喘息有病率はけっして低くない．海外の報告では約7～55%[6]，治療目的使用に係る除外措置(Therapeutic Use Exemptions：TUE；column参照)申請の提出状況から判別できるアスリートの喘息有病率は世界のオリンピック選手で約8%である．持久性競技に多いと報告がある[7]．日本のトップアスリートの喘息有病率は，かつてのその診断方法によって，海外の選手よりも低いと考えられた．しかし，2007年以降の国立スポーツ科学センターでのオリンピック派遣選手団に対するメディカルチェックにおいて呼吸機能検査が積極的に取り入れられたことによって，諸外国の有病率と相違ないことがわかった．

久田剛志　Takeshi HISADA　群馬大学大学院保健学研究科

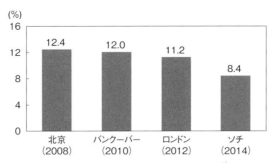

図1 オリンピック日本代表選手の喘息有病率[9]

Dohiら[8]は喘息に関する質問表とスパイロメトリー検査をスクリーニングとして，候補選手を含む北京オリンピック出場選手482名全員に行った．気道可逆性テストおよびメサコリンや運動による誘発テストも適宜行った．気道可逆性テストおよび誘発テストで陽性になったのは6.2％（482名中30名），無症状にもかかわらず喘息と診断されたのは3.5％（482名中17名）であった．最終的に検査の結果やアスリートの希望により喘息の治療が施されたアスリートは12.4％（482名中60名）であった[9]（図1）．アスリートの有病率は一般成人（20〜44歳）の9.3％と比較して高いことが示された．

##  アスリート喘息の診断

アスリート喘息の症状は，一般人と同様に発作性の咳，息切れ，胸部圧迫感（うまく息が吸えない）という症状が共通してみられる．多くのトップアスリートの診断にかかわった土肥[9]は，運動中の咳が主訴として多く，とくに間欠的な運動や持久系運動でよくみられており，間欠的な運動では運動の途中から"急に動けなくなる"という表現をするアスリートも多く，アスリートに特徴的な症状と考えられ，問診での聞き取りが重要であったと報告している．さらに，国内外の主要な競技会に出場する場合は，スパイロメトリー，気道可逆性試験，気道過敏性試験などの客観的な診断が必要となる．気道過敏性試験には，メサコリン吸入誘発試験や運動負荷試験などが行われる．WADAのガイドラインには，TUEを申請するための各種負荷試験について，客観的な基準が記されている．JADAが公表している「気管支喘息治療に関するTUE申請のための情報提供書」では，以下の診断に関する記載がある．すなわち，気管支喘息が疑われる場合にはまずスパイロメトリーを実施する．この際の努力肺活量FVCに対する一秒量をベースライン（前値）として検査を行い，気

---

**column　治療目的使用に係る除外措置（TUE）**

　世界アンチドーピング機構（WADA）の防止プログラムのなかに，禁止薬を治療目的で使用する場合の除外措置（Therapeutic Use Exemptions：TUE）が決められている．この場合は，適切なTUE申請により使用が可能になる．TUE申請には診断根拠を客観的に証明する書類の提出が必須であり，日本アンチドーピング機構（JADA）の『医師のためのTUE申請ガイドブック2019』が参考になる．JADAのホームページ（http://www.playtruejapan.org/）から閲覧，ダウンロードできる．

道可逆性あるいは気道過敏性を証明する．初回TUE申請時には，スパイロメトリーおよび下記試験は1年以内に実施されたものを有効とする．①スパイロメトリーで気道閉塞性障害（努力肺活量FVCに対する一秒量の比が85％未満）を認めた場合は気道可逆性試験を行う．定量噴霧器にてサルブタモール200 $\mu$g 吸入20分後にスパイロメトリーを行い，一秒量がベースライン（前値）より12％以上，かつ200 mL以上の改善があれば，気道可逆性試験陽性とする．陽性とならなければ，再度同様に200 $\mu$g 吸入させ，同様に一秒量を測定する．②スパイロメトリーで気道閉塞障害がない，あるいは気道可逆性試験が陰性の場合は，メサコリン吸入試験を行う．一秒量がベースライン（前値）の80％となる吸入メサコリン濃度を$PC_{20}$として，吸入ステロイド薬非使用あるいは1カ月以内の使用の競技者では$PC_{20}$が4.0 mg/mL以下，吸入ステロイド薬1カ月以上の使用の競技者では$PC_{20}$が16.0 mg/mL以下であれば，メサコリン吸入試験陽性，気道過敏性試験陽性とする．メサコリン吸入試験終了後に定量噴霧器にてサルブタモールを吸入させ，気道狭窄状態を改善させ，その際の一秒量の改善率が12％以上で，かつ200 mL以上であっても気道可逆性試験陽性とはしない．運動負荷試験においては，運動を8分間（後半の4分間はおおむね最大酸素摂取量90％以上の運動強度とする）させた後，30分以内に一秒量がベースライン（前値）の10％以上低下すれば，運動負荷試験陽性とする．運動終了後3分以内に，運動後初回のスパイロメトリーを行う．③上記試験で陰性の場合には，詳細な病歴や検査結果を参考にして審査する．

## アスリート喘息のメカニズム

EIAの病態において，運動に伴う換気増大によって気道収縮が起こることは明らかであり，気道の水分喪失（water loss）と熱喪失（heat loss）が引き金となっていると考えられている．過換気による気道粘膜からの水分喪失は気道被覆液の浸透圧の上昇をきたし，その刺激によって局所の化学伝達物質の遊離が気道平滑筋収縮を起こすと報告されている．一

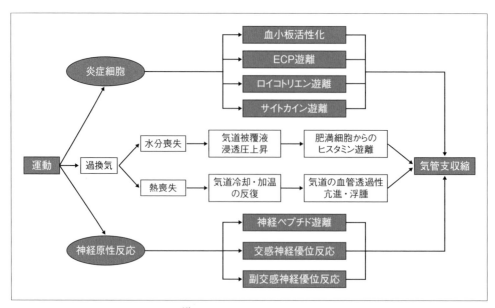

**図2** 運動誘発喘息の発症メカニズム[10]

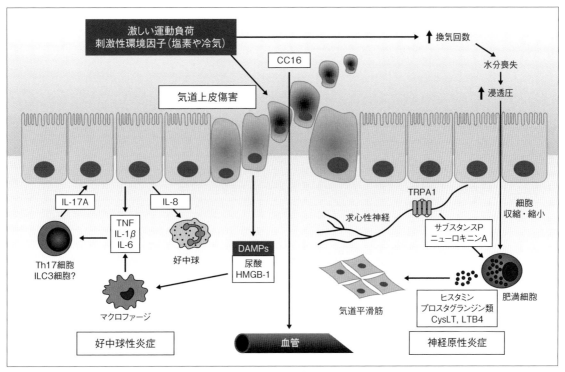

**図 3** 近年想定されている運動誘発気管支収縮の発症メカニズム[5]

DAMPs：damage-associated molecular patterns, ILC3：type 3 innate lymphoid cells, TRPA1：transient receptor potential ankyrin 1, CC16：clara cell secretory protein 16.

方，運動中の気道の冷却は気管支周囲の血管叢の収縮を起こし，運動後の気道の再加温が気管支循環血流量の増加と粘膜の浮腫をきたし気道狭窄をきたすと報告されている．さらに，過換気による気道収縮は，気道乾燥による刺激と抑制に働く気道冷却の不均衡による結果であると報告されている．これらの結果より，Makkerら[10]は図2のようにEIAの病態を示した．近年では，喘息の有無にかかわらず発症するEIBの発症機序が注目されており，図3に示すような病態が提唱されている[5]．急激な運動負荷によりアスリートの尿中に増加するCC16（Clara cell secretory protein 16）は，末梢気道の上皮バリア傷害のマーカーとして評価されている[11]．アスリートの喀痰中には，尿酸やHMGB-1のようなDAMPs（damage-associated molecular patterns）が増加していることも報告されている[12]．DAMPsは，自然免疫に関与するマクロファージに直接作用して起炎症性のサイトカインであるTNFやIL-1β，IL-6などを誘導する．これらが，Th17細胞やILC3（type 3 innate lymphoid cells）細胞を分化誘導し，遊離されるIL-17AはIL-8産生を惹起し，好中球性炎症を起こすことが示唆されている．また一方で，水泳選手において曝露される可能性が高い次亜塩素酸は，求心性神経に存在するTRPA1（transient receptor potential channels Ankyrin 1）を直接刺激して，サブスタンスPやニューロキニンAを遊離させ，肥満細胞からの炎症性メディエーターなどの遊離を惹起することがマウス実験により報告[13]されている．非アレルギー性に気道過敏性を獲得する機序のひとつとして注目されている．

**アスリート喘息の予防と治療**

EIB予防に有用な薬物として，吸入β₂刺激薬，肥満細胞の安定化薬であるクロモグリク酸ナトリウム(DSCG)，ロイコトリエン受容体拮抗薬(LTRA)などが用いられる．2013年のATSの治療ガイドライン[3]では，運動15分前の短時間作用性β₂刺激薬(SABA)の頓用使用は有効性が高いために第一選択薬として記載されている．EIBでは，喘息の病態を有する場合，非特異的気道過敏性や気道の好酸球性炎症(喀痰中ECP濃度や好酸球数，呼気中NO)，呼気凝集液中のロイコトリエン濃度とその病態が関連する．予防には，喘息の長期管理に準じて薬物を投与することが必要となる．運動直前のSABAの単回吸入と，長期管理薬による喘息のコントロールがEIBの管理，予防の両輪[3]と考えられている．薬物以外による予防・管理の方法としては，予定されている運動，あるいは競技前のウォーミングアップが効果的として推奨される[14]．この理由は，EIBが生じた後には一定期間の不応期が生じることを利用したものである．アスリート喘息の治療は，長期管理，発作時の治療ともに，ガイドラインで示されている一般的な喘息治療と同じである．注意すべきは，治療薬剤がTUE申請の必要なく使用できるもの，TUE申請が必要なもの，TUE申請が認められないため使用できないものに分かれる[15]ことであり，確認しなければならない(**表1**)．

一方で，アスリート喘息にはICSの効果が低い症例があり，今後の課題となっている．吸入アレルゲン，自動車排出ガス，浮遊粒子状物質，プールで発生する塩素・トリクロラミン・トリハロメタンなどの有毒ガスなどに反復大量曝露される可能性がある．過換気に伴う肺の過伸展は気道上皮組織を傷害し，バリア機能を低下させる．したがって，喘息の有無にかかわらず，アスリートの気道には傷害と炎症が常在していると予想される(**図3**)[5]．アスリート喘息でICSなどの抗炎症治療に抵抗性を示す症例は，このような機序が原因と予想されている．

## おわりに

運動誘発喘息，アスリート喘息の特徴を理解し，適切に診断・治療を行うことが必要で

表1 喘息治療薬と使用可否およびTUE申請の関係[16]

| 喘息治療薬 | 投与経路 | 使用可否 | TUE申請 | 注 |
|---|---|---|---|---|
| 糖質コルチコイド* | 内服・注射 | 不可 | 必要 | 競技会の場合はTUE申請必要 |
| | 吸入 | 可 | 不要 | |
| β₂刺激薬 | 吸入 | 可 | 必要 | サルブタモール，サルメテロール，ホルモテロールのみTUE申請不要 |
| | 内服・貼付 | 不可 | 必要 | 通常TUE申請は承認されない |
| LTRA | 内服 | 可 | | |
| テオフィリン薬 | 内服・注射 | 可 | | |
| 抗コリン薬 | 吸入 | 可 | | |
| DSCG | 内服・吸入 | 可 | | |
| 抗アレルギー薬 | 内服 | 可 | | |
| 抗IgE, IL-5抗体 | 注射 | 可 | | |

LTRA：ロイコトリエン受容体拮抗薬，DSCG：クロモグリク酸ナトリウム．
\*：糖質コルチコイドは競技会外検査では禁止されていないため，喘息発作などの際に全身投与されても，競技会時でなければTUE申請は不要．

ある．喘息と申請したアスリートがメダリストとなれる割合も少なくない．しかし，アスリート喘息の発症予防や根治をめざす確実な治療方法は確立されていないのも現状であり今後の研究が期待される．

## 文献

1）McFadden Jr ER. Exercise-induced airway narrowing. Middleton's Allergy:Principles and practice. 6th ed. Mosby;2003, p.1323-32.

2）日本アレルギー学会喘息ガイドライン専門部会，喘息予防・管理ガイドライン2018作成委員会．運動誘発喘息（アスリート喘息の管理を含む）．喘息予防・管理ガイドライン2018．協和企画；2018, p.181-5.

3）Parsons JP et al. Am J Respir Crit Care Med 2013;187:1016-27.

4）Weiler JM et al. J Allergy Clin Immunol 2016;138:1292-5. e36.

5）Couto M et al. Allergy 2018;73:8-16.

6）Carlsen KH et al. Allergy 2008;63:387-403.

7）Fitch KD. Br J Sports Med 2012;46:413-6.

8）Dohi M et al. 日本臨床スポーツ医学会誌 2013；21：670-7.

9）土肥美智子．Prog Med 2015；35：1595-600.

10）Makker HK, Holgate ST. Eur J Clin Invest 1994;24:571-85.

11）Romberg K et al. Respir Med 2011;105:31-6.

12）Seys SF et al. Allergy 2015;70:187-94.

13）Hox V et al. Am J Respir Crit Care Med 2013;187:486-93.

14）Stickland MK et al. Med Sci Sports Exerc 2012;44:383-91.

15）医師のためのTUE申請ガイドブック2019．JADA.（http://www.playtruejapan.org/）

16）WADA World Anti-Doping Program, TUE Guideline-Asthma-Version6.1-November 2018.

# 14 アスピリン喘息とその対応

**Keyword**
NSAIDs 不耐症
AERD
好酸球性副鼻腔炎

## POINT

- NSAIDs 過敏症は，非免疫学的な NSAIDs 不耐症と単独アレルギーなどに分類され，前者は気道型と皮膚型に 2 別される．

- **気道型は，アスピリン喘息（AERD）と称され，成人喘息の約 10％を占める**．重症喘息，嗅覚低下を主訴とする好酸球性鼻副鼻腔炎，NSAIDs 過敏，システィニルロイコトリエン過剰産生が特徴であるが，いまだ発症原因は不明である．

- AERD は非アレルギー機序のため，通常のアレルギー検査では同定できず，**その診断のゴールドスタンダードは，専門施設におけるアスピリン内服試験である**．

- AERD では，セレコキシブやアセトアミノフェンが安全に使用できるが，**COX-1 阻害作用を有するすべての NSAIDs（貼付薬などあらゆる剤型を含む）で重篤な喘息発作を生じやすい**．

## NSAIDs で増悪するアレルギー疾患（表 1）

　NSAID で増悪するアレルギー疾患は，4 つに分類できる．まず NSAIDs で増悪する代表的なアレルギー疾患として，すべての COX-1 阻害薬に対し過敏反応を呈する（抗原抗体反応ではなく，薬理学的変調現象である），いわゆる NSAID 不耐症があげられる．これには気管支喘息と鼻閉が生じる気道型〔＝アスピリン喘息（AERD）〕と，蕁麻疹が生じる皮膚型がある．また 2 つ目には，単一種の NSAID がハプテンとして作用し，過敏反応を惹起する NSAID アレルギーがある．たとえば，"特定の NSAID を連用した結果，その使用時のみアナフィラキシーが生じるが，他の NSAIDs では副反応が起こらない感作" がこれに相当する．

　さらに 3 つ目として，IgE 機序である食物依存性運動誘発アナフィラキシー（food-dependent exercise-induced anaphylaxis：FDEIA）や潜在的な食物アレルギーが NSAIDs で誘発される場合があげられる．両者ともにアスピリンや NSAIDs が原因食物摂取と重なると誘発されやすい．

　4 つ目は，化学物質過敏症があげられる．これは厳密な意味ではアレルギーではないが，多種の化学物質やにおい，薬品で呼吸困難や頭痛，気分不快などが誘発されるため，鑑別上重要である．

　本稿では，NSAIDs 不耐症のなかでも皮膚型と異なり病態が単一である，アスピリン喘息（AERD）を中心に以下に概説する．

---

谷口正実　Masami TANIGUCHI　国立病院機構相模原病院臨床研究センター

**表1** NSAIDで増悪するアレルギー疾患

```
(1) NSAID不耐症（シクロオキシゲナーゼ1（COX-1）阻害により生じる反応）
    1) 気道型：いわゆるアスピリン喘息/鼻茸副鼻腔炎
    2) 皮膚型：(a) 急性蕁麻疹/血管浮腫
             (b) 慢性蕁麻疹型（NSAIDが増悪因子として作用）
    3) 混合型：気道型と皮膚型の急成型(a)が合併したタイプで比較的まれ
(2) 単一のNSAIDに対するアレルギー（広義なアレルギーも含めて）
    1) アナフィラキシー（多くは蕁麻疹/血管浮腫も併発）
    2) 蕁麻疹/血管浮腫/アナフィラキシー（＝狭義のNSAIDアレルギー）
    3) 薬疹，（SJSやTENも含め）
    4) 好酸球性肺炎，薬剤性肺炎
    5) 肝障害（ただし多くはToxic）
    6) 無菌性髄膜炎
    7) その他（発熱，造血障害など）
(3) 食物依存性運動誘発アナフィラキシーや潜在的な食物アレルギー（NSAIDが誘因として関与）
(4) 化学物質過敏症
```

## アスピリン喘息とは

### 1. 定義および名称の変遷

　アスピリン喘息は，COX-1阻害作用をもつNSAIDsにより，強い気道症状を呈する非アレルギー性の過敏症（不耐症）である[1-3]．COX阻害作用が強いほど過敏症状を呈しやすく，選択的COX-2阻害薬が安全に使用できることから，本症の本態はCOX-1阻害薬過敏と判明している[1-3]．古くはアスピリン喘息（aspirin-intolerant asthma：AIA）と称されてきたが，近年は国際的にAERD（aspirin-exacerbated respiratory disease）とよばれている[2,3]．ごく最近は，ヨーロッパアレルギー学会からNSAIDs-exacerbated respiratory disease（N-ERD）という用語が提唱されており，近い将来は変更される可能性がある．

### 2. 疫学，臨床像，誘発症状

　本症は10歳以下では稀であるが，思春期以降発症喘息の5～10％を占め，男女比は1：2で女性に多い．家族内発症は1～2％で人種差や地域差は報告されていない．典型的臨床像は，多くは20～40歳代（平均36歳）で発症する非アトピーあるいは弱アトピー体質の喘息である．

　重症喘息が半数以上を占め，持続的気流閉塞をきたしやすく，日本人においてもとくに女性の非アトピー型で強い難治化因子である[4]．発症原因は依然として不明である[2,3]．

　NSAIDs誘発時には，強い鼻閉と鼻汁，喘息発作が発現し，顔面紅潮，眼結膜充血も伴いやすく，1/3は消化管症状（腹痛，嘔気，下痢），ときに胸痛や瘙痒，蕁麻疹なども認める．過敏症状はNSAIDs使用1時間以内に症状が出現して数時間持続するが，腸溶錠さらに貼付薬では発現が遅い[1]．

　鼻茸を伴う好酸球性鼻副鼻腔炎をほぼ全例で合併し，嗅覚低下が生じやすい[1]（鼻茸を合併した喘息患者の半数以上はAERDである）．好酸球性中耳炎を半数以上に，好酸球性腸炎症状を約30％に，異型狭心症様胸痛を10～20％に認める[1,5]．

　以前は着色料（タートラジン）や添加物，果実や野菜に含まれる天然サリチル酸塩に対する過敏反応が強調されたが，通常の経口摂取量での喘息増悪は稀である[6]．ただし，添加物（とくにパラベンや亜硫酸塩）含有医薬品（吸入薬や液体薬）の急速投与は，とくに不安定

例では過敏反応が生じる場合がある．

### 3．病態

特徴的な病態にシスティニルロイコトリエン（CysLT）の過剰産生体質がある[7]．その代謝産物の尿中 $LTE_4$ 濃度は，安定期でも非 AERD の数倍を示し，NSAIDs 誘発時はその数倍から数十倍に著増する[7]．また，エイコサノイドの不均衡（とくに抗炎症性メディエーター $PGE_2$ やリポキシン産生低下）を認める．その機序として AERD の気道における COX-2 機能低下と EP2 受容体機能低下[8]が指摘されている[3]．また，COX-2 を誘導する喫煙が AERD 発症を抑制する可能性が報告されている[9]．血小板の特異的活性化と顆粒球への付着亢進[10]，マスト細胞の持続的活性化[11]，ILC2 細胞の鼻茸病変やアスピリン誘発への関与[12]なども指摘されているが，なぜ後天的に AERD が発症するのかは依然不明である．

## アスピリン喘息の診療

### 1．診断方法

アスピリンの過敏性は非アレルギー機序のためアレルギー学的検査では診断できない．AERD の診断の基本は問診と負荷試験である[13]．問診では以下の3点を確認する．①"喘息発症後の NSAIDs 使用歴と副反応"を尋ねる．②"嗅覚障害"を確認する．本症は篩骨洞周辺に鼻茸が生じて早期から嗅覚低下を伴いやすく（約90%），全身性ステロイド薬投与で一過性に回復しやすい．③"鼻茸や副鼻腔炎の既往・手術歴"を確認する．確定診断は内服負荷試験がゴールドスタンダードとされ[2,13]，安定期の内服負荷試験が望ましいが専門施設での施行が推奨される[13]．

### 2．発熱疼痛時の対応

AERD の誘発閾値は常用量の 1/5 以下のため，少量でも十分な注意を要する．たとえ医師の前でも常用量投与は危険である．過敏症状は，NSAIDs の注射薬，坐薬，内服薬の順に出現が早く重篤である．貼付薬，塗布薬，点眼薬も禁忌と考える（**図1**）[1]．

アセトアミノフェンは，従来は安全とされたが，アメリカの AERD 患者において 1,000～1,500 mg/回負荷で 34% が呼吸機能低下を示した報告[14]があり，欧米でも 500 mg/回が推奨され[2]，日本では 300 mg/回以下にすべきである．漢方薬の葛根湯や地竜などは安全である．選択的 COX-2 阻害薬であるセレコキシブは倍量投与でも AERD で発作が起こらないことが確認されている[2,3]が，重症かつ不安定例で稀に増悪しえる．

### 3．ステロイドの急速静注は禁忌

AERD 患者の急性増悪（発作）時は，静注用（注射用）ステロイド薬の急速静注で高率に悪化する点に留意する[1,15]．内服薬に用いられるステロイド製剤は，その構造式が内因性コルチゾールに類似しており過敏症状が生じにくい．一方，コハク酸エステル構造に過敏な AERD では，コハク酸エステル型ステロイド製剤（ソル・コーテフ®，ソル・メドロール®，水溶性プレドニン®など）の急速静注で重い喘息急性増悪（発作），ときに致死的な増悪を生じやすい．重症例ほど，また大量急速投与時ほど増悪しやすい[15]．この増悪は急速静注した数分後から生じ，通常の NSAIDs 誘発症状より発現が早い．

リン酸エステル型ステロイド製剤（ハイドロコートン®，リンデロン®，デカドロン®など）のほとんどは水溶液で添加物が含まれ，急速投与は筋肉内注射も含めて安全ではない．

| 危険（強いCOX1阻害作用を持つ薬剤） |
|---|
| ＊NSAIDs全般（アスピリン少量も含め），貼付，塗布，点眼薬も禁忌<br>・ただし，MS冷シップ®，温シップ®はほぼ安全 |
| **やや危険（弱いCOX1阻害作用持つ薬剤）** |
| ＊アセトアミノフェン1回500mg以上 |
| **ほぼ安全（COX1阻害作用は少ない薬剤）** ただし重症例や不安定例で悪化あり |
| ＊アセトアミノフェン1回300mg以下<br>塩基性消炎剤（＊ソランタール®など）<br>＊PL配合顆粒®<br>COX2阻害薬（＊ハイペン®，＊モービック®）<br>選択的COX2阻害薬：コキシブ（＊セレコックス®） |
| **安全** |
| 葛根湯，地竜<br>ペンタゾシン，モルヒネ |

＊は添付文書上，AERDに禁忌と記載→主治医の自己責任での処方になる
□は推奨される処方薬

**図1** AERD（疑い例も含め）に対するNSAIDs投与の実際

**表2** AERDにおける静注用ステロイド薬の選択[15]

|  | コハク酸エステル型<br>（急速静注は禁忌） | リン酸エステル型<br>（添加物＊に注意） |
|---|---|---|
| ヒドロコーチゾン | ソルコーテフ<br>サクシゾンなど | 水溶性ハイドロコートン®など |
| プレドニゾロン | 水溶性プレドニンなど | ― |
| メチルプレドニゾロン | ソル・メドロールなど | ― |
| デキサメサゾン | ― | デカドロンなど |
| ベタメサゾン | ― | リンデロンなど |

＊AERDは添加物であるパラベンやサルファイト（亜硫酸塩）の急速投与にも時に過敏に反応．最も安全なのは内服薬，次にリンデロン/デカドロンの点滴をゆっくり．ただし1〜2時間以上の点滴では，コハク酸型でもほぼ安全．

以上から，緩徐な点滴投与では増悪は生じにくいこと，また生じても軽症ですむことから，急速静注は絶対禁忌と考え，1〜2時間以上かけての点滴投与が望ましい[1,15]（**表2**）．

### 4．NSAIDs誘発時の対応

NSAIDsによる誘発症状は急激に悪化するため迅速な対応が求められる．急性期治療として0.1％アドレナリン（ボスミン®）があげられ，喘息増悪のみならず，鼻や皮膚，消化器，胸痛症状にも奏効する．なおこの奏効機序は解明されていない．同時に酸素投与や補液を開始する．0.1％アドレナリンは通常量（0.3 mL）より少量でも有効な場合が多く，症状の強度や患者背景を考慮して投与量を決定する．重症例では，ボスミンと酸素投与後に専門施設に搬送する．

## アスピリン喘息の管理と患者指導

### 1．長期管理でのポイント

長期管理は通常の喘息と基本的に同様であるが，通常喘息とやや異なる点がある．抗

表3 NSAIDs 不耐症患者への指導パンフレットの内容

| |
|---|
| 1. ピリン，非ピリンに関係なくほとんどの解熱鎮痛薬で過敏症状がおきる |
| 2. アスピリンは非ピリンであり，AERD はピリンアレルギーと異なる |
| 3. 医療施設や薬局では，必ず患者カードを呈示し，自己判断で使用しない |
| 4. 解熱鎮痛薬には，内服だけでなく，坐，貼付，塗布薬などがあり，全て避ける |
| 5. 解熱鎮痛薬以外の薬は安全に使用できることが多い |
| 6. 過敏体質は一生続く（たとえ喘息がよくなっても） |
| 7. （重症・不安定例でのみ該当）：香辛料，添加物，歯磨きなどを避ける |

　NSAIDs 誤使用実態調査成績からわかった回避指導法．著者作成（国立病院機構相模原病院臨床研究センター HP より）．

```
              解熱鎮痛薬過敏喘息カード

●私はほとんどの解熱鎮痛薬で強い喘息発作や過敏症状がおきます。
 つきましては以下の点にご留意お願いいたします。
●氏名：_____  診察券番号：_____   生年月日_____
●禁忌薬：酸性解熱鎮痛薬全て
  – ピリン，非ピリンに関わらず禁忌！
  – 内服薬、座薬、貼付薬、塗り薬など製剤を問わず禁忌！
●疼痛時は選択的COX-2阻害薬（セレコックス®）やアセトアミノフェン、ペンタゾシンソで対処を。
●重症で不安定な患者さんは、添加物などで発作が誘発されることがあるため、
 麻酔時などは前もってご相談ください。
●NSAID以外の禁忌薬（ 有：_____   無 ）

●喘息発作時は以下の対応でお願いいたします。
 静注用ステロイド薬の急速静注は危険です。1時間以上かけて点滴投与してください。
 ただし、内服ステロイドは安全に使用できます。
 抗生剤/抗菌薬なども一般の喘息の方と同様に使用可能です。
 – 小発作時：吸入＝生食2mL＋ベネトリン0.5mL、下記点滴も考慮。
 – 中発作時：上記吸入と点滴＝ソリタT3（200mL）＋ネオフィリン0.5A＋リンデロン
            またはデカドロン®2－6mg。酸素吸入とボスミン使用も考慮。
 – 大発作時：酸素吸入とボスミン（   mL）皮下注と上記点滴
```

図2 NSAIDs 不耐症患者カード

　IgE 中和抗体（オマリズマブ）は重症 AERD 患者の上下気道症状を改善し，CysLT 過剰産生とマスト細胞活性化を抑制し，奏効することが多い[16]．また比較的特異的に効果がある薬剤にクロモリン（インタール®）があり，通常の局所ステロイドで安定化しない AERD の追加治療として効果が望める[17]．両者の奏効機序として，マスト細胞安定化が推定されている．LTRA 併用は喘息と鼻副鼻腔炎症状を改善し，アスピリン誘発反応も部分的に抑制するが，効果は十分でない．ごく最近，IL-4/13 受容体抗体であるデュピルマブが，AERD の上下気道症状により有効である可能性が報告されたが[18]，今後の詳細な検討成績が待たれる．抗 IL-5 製剤（メポリズマブ，ベンザリズマブ）に関しては，AERD に特異的に有効である報告はいまだない．近い将来上市予定である，（マスト細胞活性化の抑制につながる）CRTH2 阻害薬や（ILC2 の抑制につながる）TSLP 阻害薬が AERD に有効である可能性がある[1]．

　AERD は投与後に数日間の不応期が生じることを応用してアスピリン耐性維持療法（ア

スピリン減感作)がアメリカの専門施設中心に行われており，鼻症状や喘息症状が改善する[19]が，アスピリンを生涯継続する必要があり，副作用のため長期使用が難しい．

　AERD で合併しやすい好酸球性鼻茸は非 AERD と比較して重症で再燃しやすく，点鼻ステロイド薬などの長期管理が必要である[20]．難治例では内視鏡下副鼻腔手術の適応となり，上下気道症状の安定化[20]と尿中 $LTE_4$ 低下が得られるが[21]，AERD の鼻茸は再発しやすい[20]．

## 2. NSAIDs 誤使用の防止対策

　AERD 患者は診断確定後も NSAIDs を誤使用しやすいことが判明しており，その原因として患者側と医療側の両者に原因がある．そのため，AERD 患者には，口頭だけでなくパンフレット(**表3**)などを用いて NSAIDs 過敏に関して重要点を説明することが望ましい．また，NSAIDs 不耐症患者カード(**図2**)を作成し携帯させ，口頭説明でなく，医療機関や薬局でかならず提示するように指導することで将来の NSAIDs 誤使用はかなり防止できる．詳細は国立病院機構相模原病院臨床研究センター NSAIDs(解熱鎮痛薬)不耐症・過敏症 HP(http://www.hosp.go.jp/~sagami/rinken/crc/nsaids/index.html)を参照されたい．

---

### 文献

1）Taniguchi M et al. Allergol Int 2019;68(3):289-95.
2）Kowalski ML et al. Allergy 2019;74(1):28-39.
3）Laidlaw TM, Cahill KN. J Allergy Clin Immunol Pract 2017;5:537-45.
4）Fukutomi Y et al. Clin Exp Allergy 2012;42:738-46.
5）Shah NH et al. J Allergy Clin Immunol Pract 2016;4:1215-9.
6）Virchow C et al. Respiration 1988;53:20-3.
7）Higashi N et al. Allergol Int 2012;61:393-403.
8）Cahill KN et al. Am J Respir Cell Mol Biol 2016;54:34-40.
9）Hayashi H et al. J Allergy Clin Immunol Pract 2018;6:116-25. e3.
10）Mitsui C et al. J Allergy Clin Immunol 2016;137:400-11.
11）Buchheit KM et al. J Allergy Clin Immunol 2016;137:1566-76. e5.
12）White AA, Doherty TA. Am J Rhinol Allergy 2018;32:7-11.
13）谷口正実．アレルギー 2009；58：87-96.
14）Settipane RA et al. J Allergy Clin Immunol 1995;96:480-5.
15）谷口正実．アレルギーの臨床 2003；23：741-3.
16）Hayashi H et al. J Allergy Clin Immunol 2016;137:1585-7. e4.
17）妹川史朗・他．アレルギー 1992；41：1515-20.
18）Laidlaw TM et al. J Allergy Clin Immunol Pract 2019. pii:S2213-2198(19)30329-0. doi:10.1016/j.jaip. 2019.03.044.[Epub ahead of print]
19）Świerczyńska-Krępa M et al. J Allergy Clin Immunol 2014;134:883-90.
20）Adelman J et al. Otolaryngol Head Neck Surg 2016;155:220-37.
21）Higashi N et al. J Allergy Clin Immunol 2004;113:277-83.

# 15 難治性喘息の病態と治療

**Keyword**
ステロイド抵抗性喘息
2型自然免疫リンパ球
生物学的製剤

## POINT

- 難治性喘息の診断の過程において**服薬アドヒアランス・吸入手技，併存症や増悪因子を確認す る**ことが重要である．

- 近年，2型自然免疫リンパ球(ILC2)が発見され，新たに喘息病態において自然免疫系の関わ りが注目され，非アトピー型やステロイド抵抗性喘息に寄与している可能性が示されている．

- **高用量の吸入ステロイド薬とLABAの併用薬を基本とし，LTRA，SRT，LAMAなどの抗 喘息薬を使用しても症状コントロールが困難な場合に生物学的製剤を検討**する．今後，これら生 物学的製剤の薬剤選択に有用なバイオマーカーの探索が必要である．

## はじめに

　喘息治療として吸入ステロイドが広く使用されるようになり，わが国での喘息死亡者数 は減少傾向にあり，2017年度は1,791人まで減少した．一方でいまだにコントロール不良 な重症喘息は5〜10％程度存在するといわれ，その管理が今後重要な課題となっている． また近年喘息は単一の疾患ではなく，さらに複数の異なった分子病態から構成されている ことがフェノタイプ，エンドタイプ分類によって次第に明らかになりつつある．これらに より個々の患者の病態に応じて治療・予防法の選択が可能となる可能性が期待されている．

## 難治性喘息とは

　難治性喘息とはコントロール不良な喘息のことをいうが，各国のガイドラインや論文な どにより多少定義が異なっている．2010年に発表されたWHO分類では難治性喘息を次の 3グループに分類している．すなわち未治療の重症喘息(untreated severe asthma)，喘息以 外の因子の合併症や増悪因子，アドヒアランス低下などのためにコントロールが困難と なっている治療困難な喘息(difficult-to-treat severe asthma)と喘息自体が重症な治療抵抗 性喘息(treatment-resistant severe asthma)に分けられている．一方で2019年にわが国で刊 行された難治性喘息の手引きにおいては「コントロールに高用量ICSおよび長時間作用性 $\beta_2$刺激薬(long acting beta2-agonist：LABA)に加えてロイコトリエン受容体拮抗薬(leu- kotriene receptor antagonist：LTRA)，テオフィリン徐放製剤(sustained released theophy- line：SRT)，長時間作用性抗コリン薬(long acting muscarinic antagonist：LAMA)，経口ス テロイド，抗IgE抗体，抗IL-5/IL-5受容体$\alpha$抗体の投与を要する喘息，またはこれらの 治療でもコントロール不能な喘息」とし，難治性喘息と重症喘息の言葉の使い分けとして，

渡辺理沙　福永興壱　Risa WATANABE, Koichi FUKUNAGA　慶應義塾大学医学部呼吸器内科

「難治性喘息は一般的に重症喘息とよばれるが，重症喘息には難治性喘息患者と併存症の治療への反応が不完全な患者が含まれる」と定義されている．

 **難治性喘息と診断する前に〜difficult-to-treat severe asthma〜**

### 1．診断は正しいか？
難治性喘息と診断する前に，果たしてその診断は正しいかとまずは立ち返る必要性がある．喘息と鑑別を要する疾患として**表1**に示す．

### 2．アドヒアランスは良好か？ 吸入手技は正しいか？
喘息治療の要となる吸入ステロイドであるが，正しく使用されなければその効果は期待できない．オランダにおける臨床研究では，難治性喘息と診断した患者の約80％がアドヒアランスあるいは吸入手技に問題があったことを報告している．そこでまずは患者の服薬アドヒアランスを確認する必要があり，症状が改善しても病態の根治ではなく治療を継続する必要性があることを患者に繰り返し伝える必要がある．また吸入手技の不良は喘息コントロールや増悪あるいは副作用にも影響を及ぼし，とくに高齢の喘息患者には繰り返す吸入指導や場合によっては適切なデバイスへの変更も考慮しなくてはならない．

### 3．増悪因子あるいは併存症のコントロールはできているか？
喘息コントロールにおいて，その重症化や増悪に関連する因子や併存症に対して理解することが大切である．難治化に関連する因子として併存症や環境因子について留意しなくてはならない．代表的な併存症として**表2**に示す．喘息増悪に影響を与える環境因子については食物，飲酒，運動の他，屋内環境因子，屋外環境因子についても検討する必要がある（**表3**）．

**表1** 喘息と鑑別すべき他疾患[9]

| | |
|---|---|
| 1. | 上気道疾患：喉頭炎，喉頭蓋炎，vocal cord dysfuncion |
| 2. | 中枢気道疾患：気管内腫瘍，気道異物，気管軟化症，気管支結核，サルコイドーシス，再発性多発軟骨炎 |
| 3. | 気管支〜肺胞領域の疾患：COPD，びまん性汎細気管支炎，肺線維症，過敏性肺炎 |
| 4. | 循環器疾患：うっ血性心不全，肺血栓塞栓症 |
| 5. | 薬剤：アンジオテンシン変換酵素阻害薬などによる咳 |
| 6. | その他の原因：自然気胸，迷走神経刺激症状，過換気症候群，心因性咳嗽 |

**表2** 喘息の代表的な併存症

- 副鼻腔炎／（成人）鼻茸
- 心理的要因：性格特性，症状の知覚，不安，抑うつ
- 声帯機能障害
- 肥満
- 喫煙／喫煙関連疾患
- 閉塞性睡眠時無呼吸
- 過換気症候群
- ホルモンの影響：月経前，初経，閉経，甲状腺疾患
- 胃食道逆流症

表 3 喘息増悪に与える環境因子

- 食物，飲酒，薬物，運動，ウイルス感染
- 屋外環境因子
- 大気汚染物質，浮遊真菌，気象変化
- 屋内環境因子
- ダニ，ペット，真菌，タバコ煙，職場における増悪因子

 **ステロイド抵抗性喘息**

　上記を除外しても治療に難渋する喘息のなかで考慮するべき病態として，高用量のステロイドあるいは経口ステロイドを用いてもコントロールがつかないステロイド抵抗性喘息がある．喘息においてステロイド抵抗性としてよく用いられ定義は，一秒率が70％未満で気管支拡張薬により15％以上の気道の可逆性はあるが，プレドニゾロン（0.5 mg/kg：20〜40 mg）を10〜14日間内服しても気管支拡張薬使用前の一秒率の改善が15％未満である場合とされている[1]．また実臨床においては中〜高用量の吸入ステロイド（フルチカゾンプロピオン酸エステル500 μg以上あるいはブデソニド800 μg以上）およびLABA/LTRA/SRTなどの抗喘息薬を用いても症状のコントロールが不十分で，3日以上の全身ステロイド投与が必要な重度の増悪を年2回以上，あるいは入院を年1回以上の重篤な増悪を起こす症例もステロイド治療抵抗性の喘息と考える[2]．

　従来，喘息は獲得免疫によって誘導されるTh2細胞が病態形成に重要な働きをしていると考えられてきた．すなわち抗原提示細胞によってアレルゲン特異的な受容体を持つTh2細胞が誘導され，再度同じアレルゲンが侵入した際にTh2細胞から2型サイトカイン（IL-4, IL-5, IL-13など）が産生され病態を形成する．一方，近年2型自然免疫リンパ球（group 2 innate lymphoid cell：ILC2）が発見され，新たに喘息病態における自然免疫系の関わりが注目されている（column参照）．このILC2は真菌，ウイルス感染などにより傷害を受けた気道上皮から放出されるIL-33やTSLPによって活性化し，Th2細胞同様大量のIL-5やIL-13を産生する．さらにILC2はIL-33とTSLP存在下においてステロイド抵抗性を獲得することが示されている[3]．したがってアレルギー特異的IgE抗体が同定されない非アトピー性喘息かつステロイド治療抵抗性を示す喘息病態にはこのILC2が大きく関与して

---

**column　2型自然免疫リンパ球**

　近年喘息を重症化させる因子として，ILC2（Group 2 innate lymphoid cell）が関与している可能性が示唆されている．2010年にマウスの腸間膜脂肪織からはじめて同定され，脾やリンパ節，肺，肝，骨髄，皮膚などさまざまな臓器に存在していることが報告されている．気管支喘息の本態である2型炎症の形成や重症化・遷延化には，特異抗原の曝露による獲得免疫系の活性化だけではなく，ウイルスや真菌などの上皮傷害によって抗原非特異的に誘導される自然免疫系の活性化の寄与が考えられている．ILC2は既知の血球系細胞に発現する表面抗原が陰性であり，獲得免疫を介さずに抗原非特異的にTh2サイトカイン（IL-5, IL-13など）を大量に分泌し，ステロイド抵抗性にも関与するといわれている．今後ILC2の制御が新たな喘息治療につながると考えられている．

いる可能性が大きい．

## 難治性喘息の治療

　高用量の吸入ステロイド薬と LABA の併用薬を基本として，LTRA，SRT，LAMA を使用しても症状のコントロールが困難な場合は経口ステロイドや生物学的製剤の使用を考慮する．現在日本で喘息に用いることができる生物学的製剤は抗 IgE 抗体（オマリズマブ），抗 IL-5 抗体（メポリズマブ），抗 IL-5 受容体 α 抗体（ベンラリズマブ）そして抗 IL-4/-13 抗体（デュピルマブ）がある．生物学的製剤の治療における位置づけとして喘息症状や増悪を減らし，全身ステロイド薬に優先して導入されるべき治療法である．現在もそれぞれの薬剤の選択のための有用なバイオマーカーなどが検討されているが，好酸球増多，2 型炎症が優位な病態に有用性が期待されている．

### 1．オマリズマブ

　オマリズマブは 2009 年はじめてわが国で保険収載された生物学的製剤である．通年性吸入アレルゲンに対して陽性かつ血清総 IgE が 30～1,500 IU/mL の重症難治性喘息患者で適応となる．これまでの数々の臨床試験の結果，オマリズマブの投与により喘息増悪の抑制，QOL の改善，吸入ステロイドの減量効果などが示されている．とくに FeNO 高値（19.5 ppb），血清好酸球高値（≧260/μL），血清ペリオスチン高値（≧50 ng/mL）の群でとくに喘息増悪の抑制効果が高かった[4]．さらにオマリズマブは形質細胞様樹状細胞（plasmacytoid dendritic cells：pDC）からの IFN-α 分泌を増加させることで抗ウイルス作用を改善させることがわかった[5]．投与期間についてはオマリズマブを 6 年投与後休薬した群において，4 年経過時も 60％の患者で増悪抑制効果が持続したこと[6]から，長期使用に際しては一時的な休薬が可能かもしれない．

### 2．メポリズマブとベンラリズマブ

　メポリズマブは IL-5 に対する中和抗体で，好酸球の表面に発現する IL-5 受容体 α 鎖への IL-5 結合を阻止することでその効果を発揮する．一方ベンラリズマブはヒト化抗 IL-5 受容体 α モノクローナル抗体製剤であり，メポリズマブ同様 IL-5 のシグナル阻害をターゲットとした薬剤であるが抗体依存性細胞障害（antibody dependent cellular cytotoxicity：ADCC）活性を有することが特徴である．ベンラリズマブが好酸球の IL-5 受容体に結合し NK 細胞を誘導することで直接好酸球を殺傷する．このため，より早く気道や血中の好酸球が除去される．さらに同じく IL-5 受容体を発現する好塩基球もベンラリズマブによって 74％減少することが示されている．両者とも喘息急性増悪の抑制効果，$FEV_1$ の上昇，QOL の改善，さらに経口ステロイド減量効果も認め，末梢血好酸球数が高いほどその効果が得られる傾向にある．この 2 剤をどのように使い分けるかは今後の課題でもある．

### 3．デュピルマブ

　デュピルマブはアトピー性皮膚炎で有効性が認められ，2019 年に喘息の適応拡大となった抗体製剤である．IL-4 受容体の α サブユニット（IL-4Rα）に対する完全ヒトモノクローナル抗体であり，IL-4Rα は IL-4 受容体のみならず IL-13 受容体も形成するため，IL-4，IL-13 両方のシグナル伝達を阻害することができる．IL-4 は IL-13 とともに B 細胞に作用し IgE 産生の誘導に，IL-13 は気道上皮において粘液産生の亢進に寄与するが，これまで

の臨床試験の結果から他の薬剤同様喘息急性増悪の抑制，$FEV_1$の上昇，経口ステロイド減量効果を示した一方でFeNO，血清 IgE 値，TARC，エオタキシン3を低下させることが示されている[7,8]．またデュピルマブは好酸球数が高値であるほど高い臨床効果を示したが，一時的な好酸球の上昇が4〜14％の患者で認められている．

## おわりに

　本稿では難治性喘息の診断，病態，治療とくに薬物治療について述べた．治療に関しては非薬物療法として気管支熱形成術(bronchial thermoplasty：BT)もその選択肢のひとつであるが，現時点ではBTのレスポンダーを示す有用なバイオマーカーがなく，また一生に1回しか受けることができないことから，適応を考慮したうえで生物学的製剤の使用を優先すべきかもしれない．今後も新たな抗体製剤の上市が期待される一方で薬剤選択を検討するうえでのバイオマーカーの探索を引き続き行っていく必要がある．

### 文献

1）Corrigan CJ et al. Am Rev Respir Dis 1991;144(5):1016-25.
2）Kerstjens HA et al. N Engl J Med 2012;367(13):1198-207.
3）Kabata H et al. Nat Commun 2013;4:2675.
4）Sykes A, Johnston SL. J Allergy Clin Immunol 2008;122:685-8.
5）Gill MA et al. J Allergy Clin Immunol 2018;141:1735-43. e9.
6）Vennera MDC et al. Thorax 2018;73:782-4.
7）Wenzel S et al. Lancet 2016:388:31-44.
8）Rabe KF et al. N Engl J Med 2018;378:2475-85.
9）日本アレルギー学会喘息ガイドライン専門部会. 喘息予防・管理ガイドライン2018. 協和企画；2018.

臓器別に分類されるアレルギー疾患の臨床【呼吸器領域】

# 16 気管支喘息（小児）の診断と治療

**Keyword**
乳幼児喘息
小児気管支喘息
JPGL2017

## POINT

- 乳幼児喘息の診断は，反復性喘鳴のうち，明らかな24時間以上続く呼気性喘鳴を3エピソード以上繰り返し，$\beta_2$刺激薬吸入後に呼気性喘鳴や努力性呼吸・$SpO_2$の改善が認められる場合に"乳幼児喘息"と診断する．さらに，**乳幼児は学童期以降と比較して解剖学的・生理学的に異なるため，$\beta_2$刺激薬に反応が乏しいものの呼気性喘鳴を認める症例に対しては，"診断的治療"を用いて"乳幼児喘息"と診断する．**

- 乳幼児喘息（IgE関連喘息および非IgE関連喘息）のうち，寛解する群も存在する．しかし，**乳幼児期のIgE関連喘息の多くは，ダニやハウスダストなどの吸入アレルゲンに対する特異的IgE抗体が陽性の"アトピー型喘息"として学童期以降も継続して認められる．**一方，乳幼児期の非IgE関連喘息の一部は，学童期までに"アトピー型喘息"あるいは"非アトピー型喘息"へ移行する．なお学童期では，アトピー型喘息が80〜90％と多い．

- アメリカおよびフランスのクラスター解析の成績から，**小児難治性喘息のフェノタイプとして，多抗原陽性のアトピー型喘息と肺機能低下をともなう好中球性喘息の2つ**があげられる．

## 乳幼児喘鳴のフェノタイプ

乳幼児期は喘鳴が起こりやすく，反復する喘鳴性疾患に複数の病型分類/亜型（フェノタイプ）（表1）が認められることが知られている．2003年に発表されたTucson Children's Respiratory Study[1,2]では，乳幼児の喘鳴性疾患を一過性初期喘鳴群（transient early wheezers）と非アトピー型喘鳴群（non-atopic wheezers），IgE関連喘鳴/喘息群（IgE-associated wheeze/asthma）の3つに分類している 2008年にERS Task Force[3]とPRACTALL consensus report[4]から提言が発表され，ERS Task Forceでは，未就学児の喘鳴が年長児の喘息と同等であるとのエビデンスは現時点では不十分とし，喘息（asthma）という単語を使わず，喘鳴（wheeze）を使用している．そして，喘鳴のタイプを時間的パターンから，multiple-trigger wheezeとepisodic（viral）wheezeの2種類に分けている．一方，PRACTALL consensus reportでは，喘息の表現型として，virus-induced asthma, exercise-induced asthma, allergen-induced asthma, unresolved asthmaの4種類に分類している．

わが国の「小児気管支喘息治療・管理ガイドライン2017」（JPGL2017）[5]では，乳幼児喘息の病態の多様性を考慮し，IgE関連喘息（アレルゲン誘発性喘息/アトピー型喘息）と非IgE関連喘息（ウイルス誘発性喘息など）に病型分類している．実際に，RSウイルス感染による重症細気管支炎をヒト化RSウイルスモノクローナル抗体であるパリビズマブで抑制

---

吉原重美　Shigemi YOSHIHARA　獨協医科大学医学部小児科学

表1 乳幼児喘鳴の病型分類(フェノタイプ)の考え方[5]

| | 特徴 |
|---|---|
| Tucson Children's Respiratory Study (2003) | 臨床経過から分類<br>①transient early wheezers　②non-atopic wheezers<br>③IgE-associated wheezers/asthma |
| ERS Task Force (2008) | 喘鳴の時間的パターンから分類<br>①multiple-trigger wheeze　②episodic (viral) wheeze<br>喘鳴の期間から分類<br>③transient wheeze　④persistent wheeze<br>⑤late-onset wheeze |
| PRACTALL (2008) | 臨床経過から分類<br>①virus-induced asthma　②exercise-induced asthma<br>③allergen-induced asthma　④unresolved asthma |
| JPGL (2017) | ①IgE関連喘息(アレルゲン誘発性喘息/アトピー型喘息)<br>乳幼児喘息のうち,「乳幼児IgE関連喘息の診断に有用な所見(表2)」を満たす場合をIgE関連喘息という.<br>②非IgE関連喘息(ウイルス誘発性喘息など)<br>乳幼児喘息のうち,「乳幼児IgE関連喘息の診断に有用な所見(表2)」を満たさない場合を非IgE関連喘息といい,RADが占める割合が多い. |

表2 乳幼児IgE関連喘息の診断に有用な所見

- 両親の少なくともどちらかに医師に診断された喘息(既往を含む)がある.
- 患児に医師の診断によるアトピー性皮膚炎(既往を含む)がある.
- 患児に吸入アレルゲンに対する特異的IgE抗体が検出される.
- 家族や患児に高IgE血症が存在する(血清総IgE値は年齢を考慮した判定が必要である).
- 喀痰中に好酸球やクレオラ体が存在する(鼻汁中好酸球,末梢血好酸球の増多は参考にする).
- 気道感染がないと思われるときに呼気性喘鳴をきたしたことがある.

すると,6歳時点の反復性喘鳴が抑制される.すなわち,RSウイルスの関連する非アトピー型喘息発症のフェノタイプが証明されている[6,7].

## 乳幼児喘息の診断

JPGL2017では,5歳以下の反復性喘鳴のうち,明らかな24時間以上続く呼気性喘鳴を3エピソード以上繰り返し[8],$\beta_2$刺激薬吸入後に呼気性喘鳴や努力性呼吸・$SpO_2$の改善が認められる場合に"乳幼児喘息"と診断する.さらに,乳幼児は学童期以降と比較して解剖学的・生理学的に異なるため,$\beta_2$刺激薬に反応が乏しいものの呼気性喘鳴を認める症例に対しては,"診断的治療"を用いて"乳幼児喘息"と診断する(図1).

なお,"診断的治療"とは,重症度に応じた長期管理薬を1カ月間投与し,喘鳴がコントロールできた時点で投与を中止して経過観察し,増悪した場合には投与を再開して喘鳴コントロールの可否を判断することである.治療を実施している間は症状がなく,中止している間に症状が再燃する場合を"乳幼児喘息"と判断する.長期管理薬使用時,中止時も症状が変わらない場合,喘息はむしろ否定的と判断し,再度鑑別診断が必要となる.

ただし,繰り返す呼気性喘鳴の3エピソードが乳幼児喘息の治療開始に必須ということではない.また,エピソードとエピソードの間に無症状な期間が1週間程度以上あることを確認する.呼気性喘鳴は医師の診察によって判断することが望ましいが,保護者へ喘鳴についての指導を十分に行ったうえで,保護者からの聴取により判断することも可能である.

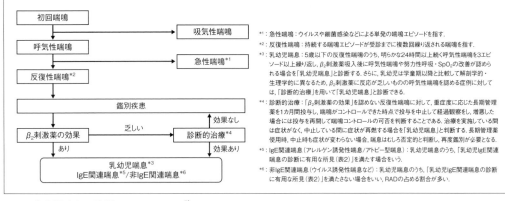

**図1** 乳幼児喘息の診断フローチャート[5]

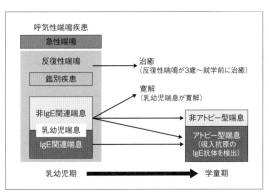

**図2** 乳幼児呼気性喘鳴の年齢による推移[5]

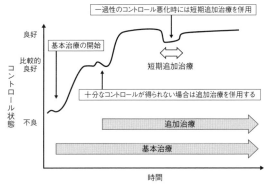

**図3** 長期管理における薬物療法の流れ[5]

## 学童期喘息への移行

　乳幼児期に診断された呼気性喘鳴は年齢により推移する(**図2**).3歳ころから就学前にかけて治癒する反復する喘鳴は,前述のtransient early wheezersに相当する.さらに乳幼児喘息(IgE関連喘息および非IgE関連喘息)のうち,寛解する群も存在する.しかし,乳幼児期のIgE関連喘息の多くは,ダニやハウスダストなどの吸入アレルゲンに対する特異的IgE抗体が陽性の"アトピー型喘息"として学童期以降も継続して認められる.一方,乳幼児期の非IgE関連喘息の一部は,学童期までに"アトピー型喘息"あるいは"非アトピー型喘息"へ移行する.なお学童期では,アトピー型喘息が80〜90％と多い.

## 小児喘息の長期管理薬について

### 1.長期管理における薬物療法の進め方

　長期管理における薬物療法の進め方を**図3**に示す[5,9].長期管理は,重症度に応じた治療ステップの基本治療から開始する.基本治療で症状が改善しない場合は,追加治療やステップアップを行う.これまでのJPGLでは,追加治療として貼付薬あるいは経口薬の$\beta_2$刺激薬が記載されてきた.しかし,長期管理薬の基本は抗炎症治療であり,漫然と$\beta_2$刺激薬を使用することは望ましくはない.長時間作用性吸入$\beta_2$刺激薬(long-acting β-agonists：LABA)を除く$\beta_2$刺激薬は海外の喘息ガイドラインにおいても長期管理薬としては使用されておらず，長期管理薬として使用した場合の安全性について検討が乏しい．そのため，JPGL2017では，貼付薬あるいは経口薬の$\beta_2$刺激薬はコントロール状態が悪化した際に症状が安定するまで短期的に使用することを目的とした"短期追加治療"という概念に位置づけをした．

## 2. 乳幼児喘息の長期管理

　5歳以下の乳幼児喘息の長期管理薬物療法は，抗炎症治療が主体となる．治療ステップ2の軽症持続型にはロイコトリエン受容体拮抗薬(leukotriene receptor antagonist：LTRA)あるいは低用量吸入ステロイド薬(inhaled cortico steroid：ICS)，Th2サイトカイン阻害薬やクロモグリク酸ナトリウム(disodium cromoglycate：DSCG)を基本治療とし，治療ステップ3の中等症持続型では中用量ICS，治療ステップ4の重症持続型では高用量ICSによる治療が推奨されている(**表3-A**)[5,9]．わが国で乳幼児でも使用可能なICSは，定量噴霧吸入(pressurized merered-dose inhaler：pMDI)用の製剤としてベクロメタゾンプロピオン酸エステル(BDP)とフルチカゾンプロピオン酸エステル(FP)，シクレソニド(CIC)，ネブライザー用の製剤としてブデゾニド吸入用懸濁液(budesonide inhalation suspension：BIS)がある．

## 3. 学童期喘息の長期管理

　6〜15歳の学童期喘息の長期管理に関する薬物療法プランを**表3-B**に示す．乳幼児喘息と比較して，治療ステップ3の中等症持続型から基本治療として中用量ICSとともに低用量のサルメテロール・フルチカゾン配合剤(salmeterol・fluticasone combination：SFC)，治療ステップ4の重症持続型から中用量SFC，治療ステップ4の追加治療として，高用量SFCが推奨されている．それでもコントロールが困難な場合に，全身性ステロイド薬の前に抗IgE抗体療法を用いて治療する．最近では，抗IgE抗体療法以外に小児に使用できる生物学的製剤を**表4**に示す．

---

**column 1**　難治喘息を阻止するための乳幼児喘息へのSFCの早期介入

　吸入ステロイド薬/長時間作用性吸入$\beta_2$刺激薬(ICS/LABA)配合剤の乳幼児の保険適用がないため，乳幼児喘息に対する推奨度は低い．しかし，薬理作用として，ステロイドによる$\beta_2$受容体数増加[17]や$\beta_2$刺激薬によるステロイド受容体の核内移行促進[18]といった相互の作用を増強する効果が指摘されている．臨床症状あるいは呼吸機能を指標とした場合には，サルメテロール・フルチカゾン配合剤(SFC)はフルチカゾン(FP)の2倍量と同等の効果が認められている[19,20]．小児を対象としたメタ解析では，ICSでコントロール不十分な症例にLABAを加えると，急性増悪(発作)による全身性ステロイド薬の使用や入院頻度，喘息症状点数，QOLに差は認められないが，呼吸機能の改善や短時間作用性$\beta_2$刺激薬(short-acting $\beta$-agonists：SABA)の使用頻度の減少を認めている[21]．呼吸機能の改善はICSを2倍に増量した場合よりも有意な改善が認められている[22]．著者らは，5歳未満でも低用量ICSでコントロール不良の患者に対して低用量SFCに変更することで有意にコントロール状態が改善することを報告した[23]．さらに，最近，5歳未満の多施設二重盲検比較試験で，乳幼児のSFCの安全性を報告した[24]．以上より，乳幼児からのSFCの使用により，肺機能低下をともなう好中球性喘息に対して，気道収縮に伴うリモデリングを予防できる可能性が考えられる．

**表3　小児喘息の長期管理に関する薬物療法プラン**[5]

(A) 5歳以下

| 治療ステップ | | 治療ステップ1 | 治療ステップ2 | 治療ステップ3*2 | 治療ステップ4*2 |
|---|---|---|---|---|---|
| 長期薬物治療 | 基本治療 | 発作の強度に応じた薬物療法 | 下記のいずれかを使用<br>▶LTRA*1<br>▶低用量ICS<br>▶DSCG | ▶中用量ICS | ▶高用量ICS<br>（LTRAの併用も可） |
| | 追加治療 | 下記のいずれかを使用<br>▶LTRA*1<br>▶DSCG | ▶上記治療薬を2つ，もしくは3つを併用 | 上記にLTRAを併用 | 以下を考慮<br>▶高用量ICS＋$\beta_2$刺激薬（貼付）<br>▶ICSのさらなる増量<br>▶全身性ステロイド薬 |
| 短期追加治療 | | 貼付薬もしくは経口薬の$\beta_2$刺激薬（数日から2週間以内） | | | |
| | | コントロール状態が改善したら中止する．改善が不十分ならばステップアップを考慮する． | | | |
| 発作治療 | | ▶SABA頓用〔改善しない場合は急性増悪（発作）への対応〕 | | | |

＊1：小児喘息に適用のあるその他の経口抗アレルギー薬（Th2サイトカイン阻害薬など）を含む．
＊2：治療ステップ3以降の治療でコントロール困難な場合は小児の喘息治療に精通した医師の管理下での治療が望ましい．

(B) 6〜15歳

| 治療ステップ | | 治療ステップ1 | 治療ステップ2 | 治療ステップ3*3 | 治療ステップ4*3 |
|---|---|---|---|---|---|
| 長期管理薬 | 基本治療 | 発作の強度に応じた薬物療法 | 下記のいずれかを使用<br>▶低用量ICS<br>▶LTRA*1 | 下記のいずれかを使用<br>▶中用量ICS<br>▶低用量SFC*2 | 下記のいずれかを使用<br>▶高用量ICS<br>▶中用量SFC*2<br>以下の併用も可<br>・LTRA<br>・テオフィリン徐放製剤 |
| | 追加治療 | ▶LTRA*1 | ▶上記治療薬を併用 | 上記に以下のいずれかを併用<br>▶LTRA<br>▶テオフィリン徐放製剤 | 以下を考慮<br>▶ICSのさらなる増量<br>　あるいは高用量SFCへの変更<br>▶抗IgE抗体<br>▶全身性ステロイド薬 |
| 短期追加治療 | | ▶貼付薬もしくは経口薬の$\beta_2$刺激薬（数日から2週間以内） | | | |
| | | コントロール状態が改善したら中止する．改善が不十分ならばステップアップを考慮する． | | | |
| 発作治療 | | ▶SABA頓用〔改善しない場合は急性増悪（発作）への対応〕 | | | |

＊1：DSCG吸入や小児喘息に適用のあるその他の経口抗アレルギー薬（Th2サイトカイン阻害薬など）を含む．
＊2：SFCは5歳以上から保険適用がある．SFCの使用に際しては原則として他の$\beta_2$刺激薬は中止する．
＊3：治療ステップ3以降の治療でコントロール困難な場合は小児喘息治療に精通した医師の管理下での治療が望ましい．

(C) 用量の目安

吸入ステロイド薬（$\mu$g/日）

| | 低用量 | 中用量 | 高用量 | |
|---|---|---|---|---|
| FP, BDP, CIC | 〜100 | 〜200 | 〜400 | FP：フルチカゾン |
| BUD | 〜200 | 〜400 | 〜800 | BDP：ベクロメタゾン<br>CIC：シクレソニド |
| BIS | 〜250 | 〜500 | 〜1,000 | BUD：ブデソニド<br>BIS：ブデソニド吸入懸濁液 |

サルメテロール（SLM）/フルチカゾン（FP）配合剤（SFC）

| 用量 | 低用量 | 中用量 | 高用量 |
|---|---|---|---|
| FP/SLM（$\mu$g/日） | 100/50 | 200/100 | 400〜500/100 |
| 使用例 | SFC 50 エアゾール<br>1回1吸入　1日2回 | SFC 100 DPI<br>1回1吸入　1日2回 | 中用量SFC＋中用量ICS<br>あるいはSFC 250 DPI※<br>1回1吸入　1日2回　　※小児適用なし |

SFC 50$\mu$g　エアゾール製剤：1噴霧中　FP 50$\mu$g/SLM 25$\mu$g，100$\mu$g DPI製剤：1吸入中　FP 100$\mu$g/SLM 50$\mu$g

LTRA：ロイコトリエン受容体拮抗薬，DSCG：クロモグリク酸ナトリウム，ICS：吸入ステロイド薬，SABA：短時間作用性吸入$\beta_2$刺激薬
※追加治療：基本治療によってコントロール状態が改善したものの十分なコントロールが得られない場合に1カ月以上の継続治療として考慮する治療．追加治療でも十分なコントロールが得られない場合はステップアップを行う．
※短期追加治療：長期管理中に感冒や季節性の変動などで一過性のコントロール悪化が認められた場合に2週間以内で追加する治療．喘鳴や呼気延長など，明らかな急性増悪（発作）の所見はないが，運動，啼泣の後や起床時などに認められる一過性の咳嗽，覚醒するほどではない夜間の咳き込みなどが認められるときに併用し，コントロール状態が改善したら速やかに中止する．2週間以上必要である場合には，追加治療やステップアップを行う．

表4 小児気管支喘息に適応がある生物学的製剤

| 一般名 | Omalizumab（ゾレア®） | Mepolizumab（ヌーカラ®） | Dupilumab（デュピクセント®） |
|---|---|---|---|
| 薬効分類 | 抗IgE抗体 | 抗IL-5抗体 | 抗IL-4Rα抗体 |
| 作用 | IgE抗体とFcεRIの結合を阻害 | IL-5の生物活性を阻害 | IL-4/13によるシグナル伝達を阻害 |
| 適応年齢 | 6歳以上 | 12歳以上 | 12歳以上 |
| 適応疾患 | 気管支喘息, 特発性蕁麻疹 | 気管支喘息, 好酸球性多発血管炎性肉芽腫症 | 気管支喘息, アトピー性皮膚炎 |
| 適応病態 | 血清総IgE高値, 通年性吸入抗原陽性 | 好酸球性喘息 | Type 2炎症 |
| 効果 | 増悪抑制, ICS減量, QOL改善, 救急受診減少 | 好酸球数減少, 増悪抑制, QOL改善, 経口ステロイド減量 | 1秒量改善, 増悪抑制 |
| 剤型 | バイアル（用事溶解） | バイアル（用事溶解） | シリンジ |

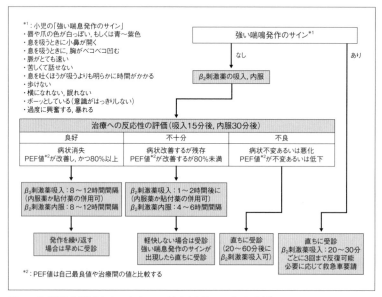

図4 急性増悪（発作）時の家庭での対応（家族への伝え方）[5]

## 急性増悪の対応

### 1. 家庭での対応

　家庭で急性増悪（発作）に対して早期から治療介入をすることによって，さらなる増悪を防ぎ，患児ならびにその保護者のQOL低下（夜間の睡眠障害や欠席・欠勤など）を最小限に抑えることができる．逆に，医療機関への受診の遅れや家庭での不適切な対応は，発作の重篤化につながる恐れがあるため，日頃から患児や家族へ指導することが重要である．図4に具体的な対応の流れを示す[5,9]．

### 2. 医療機関での対応

　医療機関受診前にβ₂刺激薬吸入，あるいは内服などの治療が開始されている場合も多いことから，喘息発作への治療と同時に，合併症の検索や喘鳴をきたす他の疾患の鑑別も必

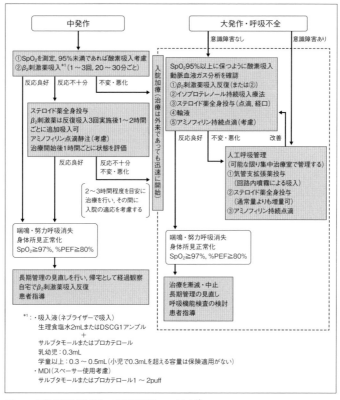

**図5** 急性増悪（発作）の医療機関での対応[5]

要となる．家庭での対応が適切に行われても，症状が不変あるいは悪化している場合には，速やかに医療機関で追加治療を行うなどの対策も必要となる．そこで，医療機関での中発作からの対応を**図5**に示す[5,9]．

## 乳幼児喘息から難治喘息への移行

Guilbertら[10]のコホート調査において，乳幼児期から学童期に移行し難治化する可能性のある喘息の特徴を**表5**に示す．また，学童期喘息では，喘息の診断に難渋することは少ない．そこで，おもに難治性喘息や重症喘息に焦点をあて解説する．アメリカのSevere Asthma Research Program（SARP）から抽出された6〜17歳の重症喘息患者161名（軽〜中等症72名，重症89名）のデータをクラスター解析した結果を**図6**に示す[11,12]．4つのフェ

---

**column 2** 舌下免疫療法

現在，5歳以上にスギやダニに対する舌下免疫療法の保険適用がある．成人でダニの舌下免疫療法を継続すると，新規感作を抑制することが報告されている[25]．そこで，ダニの舌下免疫療法の早期介入により，多種抗原感作を抑制できる可能性がある．すなわち，多抗原陽性のアトピー型喘息に対して，その予防効果があるかもしれない．

表5 学童期以降に喘息に移行し，難治化する可能性のある特徴[10]

- 男児
- ライノウイルス下気道感染症による繰り返す喘鳴
- 乳児期のRSウイルス重症細気管支炎の既往児
- 両親の喘息の家族歴
- アトピー性皮膚炎の既往
- 生後9カ月時点の血中好酸球が4%以上
- 食物や吸入アレルゲンの早期感作
- 乳幼児期早期における低肺機能

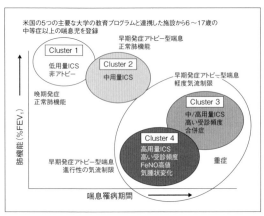
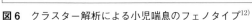

図6 クラスター解析による小児喘息のフェノタイプ[12]

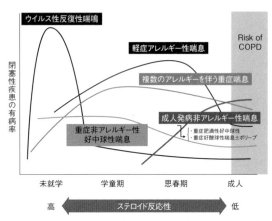

図7 小児～成人期の喘息フェノタイプ分類と有病率[15]

ノタイプとして，Cluster1は晩期発症・正常肺機能群，Cluster2は早期発症アトピー型喘息・正常肺機能，Cluster3は早期発症アトピー型喘息・軽度気流制限，Cluster4は早期発症アトピー型喘息・進行性の気流制限に分類された．そのうち，Cluster3とCluster4は重症喘息である．とくに，Cluster4は，高用量吸入ステロイド薬の使用，高い受診頻度，呼気一酸化窒素(FeNO)の高値，気腫状変化を認めている．

さらに，重症喘息児は，軽～中等症喘息児と比較して，吸入性アレルゲンへの感作率，血清IgE値や末梢血好酸球数が高値であると報告している[13]．

フランスのJustらは[14]は，Trousseau Asthma Program(TAP)のstudyにおいて，6～12歳の315名の喘息児をクラスター解析した結果，Cluster1は重症発作・複数アレルゲン感作(32.1%)，Cluster2は好中球性重症喘息・気流制限(44.4%)，Cluster3は軽症喘息(23.5%)のフェノタイプに分類された．その結果から，好中球性炎症が難治化に関与することが示唆される．

上記に示したアメリカおよびフランスのクラスター解析の成績から，**図7**に示すように小児難治性喘息のフェノタイプとして，多抗原陽性のアトピー型喘息と肺機能低下をともなう好中球性喘息があげられる[15,16]．すなわち，乳幼児期から上記フェノタイプについて積極的なアプローチが必要と考えられる．

## おわりに

乳幼児喘息から難治喘息へ移行するのは，多抗原陽性のアトピー型喘息と肺機能低下を

伴う好中球性喘息の2つのフェノタイプである．そこで，難治喘息への移行を阻止するには，乳幼児喘息への早期介入が必要である．学童期における肺機能低下をともなう好中球性喘息の予防に対してはSFC，一方，多抗原陽性のアトピー型喘息の予防に対しては，スギやダニに対する舌下免疫療法が有用かどうかについての多施設共同研究が重要と考える．

## 文献

1）Stein RT et al. Thorax 1997;52:946-52.

2）Taussig LM et al. J Allergy Clin Immunol 2003;111:661-75.

3）Brand PL et al. Eur Respir J 2008;32:1096-110.

4）Bacharier LB et al. Allergy 2008;63:5-34.

5）荒川浩一・他監修，日本小児アレルギー学会．小児気管支喘息治療・管理ガイドライン2017．協和企画；2017.

6）Yoshihara S et al. Pediatrics 2013;132:811-18.

7）Mochizuki H et al. Am J Respir Crit Care Med 2017;196:29-38.

8）Castro-Rodríguez JA et al. Am J Respir Crit Care Med 2000;162:1403-6.

9）日本アレルギー学会喘息ガイドライン専門部会監修．喘息予防・管理ガイドライン2018．協和企画；2018.

10）Guilbert TW et al. J Allergy Clin Immunol Pract 2014;2:664-70.

11）Fitzpatrick AM et al. J Allergy Clin Immunol 2011;127:382-9. e1-13.

12）Fitzpatrick AM et al. Curr Opin Allergy Clin Immunol 2012;12:193-201.

13）Fitzpatrick AM. J Allergy Clin Immunol Pract 2016;4:11-9.

14）Just J et al. Eur Respir J 2012;40:55-60.

15）Just J et al. Clin Exp Allergy 2017;47:848-55.

16）吉原重美．第3章 難治性喘息の病態；難治性喘息のフェノタイプとクラスター解析，2 小児発症．日本呼吸器学会難治性喘息診断と治療の手引き2019作成委員会編．難治性喘息診断と治療の手引き2019．メディカルレビュー社；2018, p.16-9.

17）Mak JC et al. J Clin Invest 1995;96:99-106.

18）Usmani OS et al. Am J Respir Crit Care Med 2005;172:704-12.

19）de Blic J et al. Pediatr Allergy Immunol 2009;20:763-71.

20）Vaessen-Verberne AA et al. Am J Respir Crit Care Med 2010;182:1221-7.

21）Chauhan BF et al. Cochrane Database Syst Rev 2015;(11):CD007949.

22）Castro-Rodriguez JA, Rodrigo GJ. Pediatrics 2012;130:e650-7.

23）Yoshihara S et al. Drug Res(Stuttg)2016;66:371-6.

24）Yoshihara S et al. Pediatr Allergy Immunol 2019;30:195-203.

25）Marogna M et al. J Allergy Clin Immunol 2010;126:969-75.

臓器別に分類されるアレルギー疾患の臨床【呼吸器領域】

**Keyword**
慢性咳嗽
好酸球
吸入ステロイド薬
ヒスタミン$H_1$拮抗薬

# *17* 咳喘息とアトピー咳嗽の診断と治療

**POINT**

■ **"咳だけを症状とする喘息"である咳喘息は，8週間以上持続し胸部X線や身体所見の異常を伴わない"狭義の"慢性咳嗽の約半数を占めるわが国最多の原因疾患**であり，喘息と同様に気道過敏性，好酸球性気道炎症やリモデリングが認められる．

■ **アトピー咳嗽**は，頻度は高くないが咳喘息と鑑別を要する類縁疾患である．アトピー素因，症状の季節性は共通点であるが，**好酸球性炎症は中枢気道に限局し喘息への移行を認めない点が咳喘息と異なる**．

■ 咳喘息では，**$\beta_2$刺激薬の有効性が診断の決め手となる**が，診断確定後は吸入ステロイド薬（ICS）を中心に喘息と同様に治療する．**アトピー咳嗽にもICSは奏功するが，$\beta_2$刺激薬は無効であり，ヒスタミン$H_1$拮抗薬がしばしば著効**する．

## はじめに

咳は患者の受診動機として最も頻度が高い自覚症状であり，長引く咳を訴えて受診する患者が増加している．「咳嗽・喀痰の診療ガイドライン2019」では3週以内の咳を急性咳嗽，8週以上持続する咳を慢性咳嗽，中間の3～8週の咳を遷延性咳嗽と分類している[1]．急性咳嗽の多くは急性上気道炎や上気道炎後に咳だけが残る感染後咳嗽であり[2]，遷延性咳嗽では感染後咳嗽が最多の疾患であるが，慢性では感染症関連の咳の頻度は低く，咳喘息，胃食道逆流症（gastroesophageal reflux disease：GERD），副鼻腔気管支症候群，アトピー咳嗽など多彩な疾患が原因となる[1,3-5]．

慢性咳嗽の初期診療の流れを**図1**に示す[3]．喘息と，胸部X線写真で異常を示す，重篤にもなりうる疾患をまず除外して[2]"狭義の"慢性咳嗽までたどり着いたら，各疾患に特徴的な病歴と，可能な範囲で行う検査所見から疑い診断（治療前診断）をつけ，それに対する特異的治療の有効性で診断を確定させる（治療後診断）．副鼻腔気管支症候群と喫煙による慢性気管支炎は喀痰を伴う湿性咳嗽，その他の疾患は喀痰を伴わない乾性咳嗽を呈することが多いが，例外もあるため注意する[6]．

本稿では，アレルギーが関与する咳喘息，アトピー咳嗽の2疾患について，頻度が高い前者を中心に述べる．

---

**新実彰男** Akio NIIMI　名古屋市立大学大学院医学研究科呼吸器・免疫アレルギー内科学

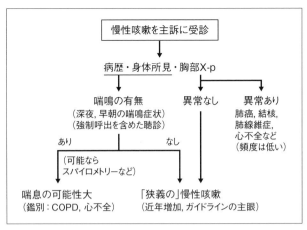

図1 慢性咳嗽初期診療の進め方

 **咳喘息**

### 1．定義と疫学

　咳喘息は，喘鳴や呼吸困難を伴わない慢性咳嗽，気道過敏性軽度亢進，気管支拡張薬が有効で定義される喘息の亜型（咳だけを症状とする喘息）である[7]．わが国からのほとんどの報告で慢性咳嗽の50％前後を占める最多の原因疾患であり[3-4]，当科での遷延性・慢性咳嗽312例の検討では，咳喘息単独例は107例（34.3％）であったが，GERDを始めとする他疾患との合併例を合算すると209例（67.0％）に咳喘息を認めた[5]．

### 2．臨床像

　咳喘息は女性に多い．深夜〜早朝の咳悪化が特徴的だが，昼間にのみ咳を認める患者も少なくない．症状の季節性がしばしばあり，感作抗原への曝露との関連が推察される．喘鳴は自・他覚的に認めず，強制呼出時にも聴取されない．

### 3．病態

①アレルギーの関与

　吸入性抗原への感作（特異的IgE抗体が1種類以上陽性）が60％の患者で認められるが，個々の抗原での特異的IgEの陽性率，陽性抗原数，総IgE値は典型的喘息に比べて低い[8]．アレルギー性鼻炎の合併頻度は典型的喘息では複数の報告で70％弱であるのに対し，咳喘息では50％弱である[8]．

②気道攣縮と気道過敏性

　スパイロメトリーのFEV$_1$は正常範囲内のことが多いが，MMF，V$_{25}$など末梢気道閉塞の指標はしばしば低値を示す．軽度の気道攣縮が咳受容体を刺激して咳を生じると考えられる．気道過敏性は，典型的喘息に比べて軽い傾向がある．

③病理像

　典型的喘息と同様に，中枢から末梢気道までの好酸球浸潤を認める[9]．誘発喀痰を早期・後期相に分けた検討によると，典型的喘息に比べて咳喘息では中枢気道に炎症の主座を有する例が多い[10]．気道リモデリングの種々の病理所見も認められ，抗炎症治療の重要性が示唆されるが，咳による非特異的な機械的刺激によりリモデリングが惹起され，それ

**表 1　咳喘息の診断基準**

| |
|---|
| 1.　喘鳴を伴わない咳嗽が 8 週間以上持続<br>　　聴診上も wheezes を認めない<br>2.　気管支拡張薬（$\beta_2$刺激薬など）が有効<br>参考所見<br>1）末梢血・喀痰好酸球増多，呼気中 NO 濃度高値を認めることあり（特に後 2 者は有用）<br>2）気道過敏性が亢進している<br>3）咳症状にはしばしば季節性や日差があり，夜間〜早朝優位のことが多い |

上記 1，2 のすべてを満たす.

がさらに咳を悪化させる可能性も報告されている[11].

## 4.　診断

　咳喘息の診断基準を**表 1** に示す[1]（column 参照）. 欧米で重要視される気道過敏性検査は限られた施設でしか施行できず，診断における感度，特異度は 100％ではない. 吸入 $\beta_2$刺激薬が咳に有効であることが咳喘息に特異的な所見であり，気管支拡張薬で改善すれば咳喘息と診断できる（ガイドラインでは，安全性と気管支拡張作用が優れた $\beta_2$刺激薬の使用を推奨）[1]. ただし喫煙による慢性気管支炎・COPD の咳にも気管支拡張薬は有効であることには注意する. 強制オシレーション法を用いた気道可逆性試験の有用性も報告されている[12].

　呼気中一酸化窒素（NO）濃度上昇（25-35 ppb 以上）は咳喘息に特異性が高い（＝高値例のほとんどが喘息あるいは咳喘息である）ため有用な補助診断法であるが，感度が低い（＝喘息，咳喘息でも低値例が少なくない）ことに留意する[13,14].

## 5.　治療[1]

　咳喘息の治療方針は典型的喘息と基本的に同様で，軽症から第一選択薬 ICS の連用を基本とする長期治療が推奨される. 必要に応じて ICS の増量や他の長期管理薬追加を考慮する.

### ①軽症例

　中用量の ICS 単剤で加療する. 患者に合った咳が惹起されにくい薬剤を選択する. 吸入手技，アドヒアランスや局所副作用のため ICS を使用しにくい場合には，単剤での有効性，抗炎症作用が確認されているロイコトリエン受容体拮抗薬（leukotriene receptor antag-

---

**column　咳喘息の認識における変遷**

　1990 年代前半頃までは喘息には喘鳴が必須の症状と理解されていて，咳だけを呈する咳喘息を喘息の亜型とみなすことに反論も多かった. その後咳喘息の概念が認められ，慢性咳嗽の主要な原因疾患としての認識や，ICS 治療の重要性も周知に至ったことは喜ばしい. しかし近年は逆に咳喘息の病名が一人歩きしてしまい，十分な病歴聴取や胸部 X 線撮影も行わずに安易に吸入剤を処方する傾向が憂慮されている. とくに

自然軽快する感染性咳嗽患者に咳喘息の病名の元に ICS/LABA 配合剤が処方される現状に警鐘を鳴らす意味で，改訂ガイドラインでは咳喘息の診断基準に持続期間が 8 週間以上との縛りを設けた[1]（表 1）. しかし実臨床では 3 週間以内の急性咳嗽として発症早期の咳喘息が多く受診することも事実であり[2]，機を逸さずに適切な治療を開始する重要性も強調したい.

onis：LTRA)[15)]を代替薬として用いる．

②中等症以上

中～高用量 ICS を中心に，長時間作動型 $\beta_2$刺激薬(long-acting $\beta$-agonists：LABA)，LTRA，徐放性テオフィリン製剤などを併用する．近年喘息で承認された長時間作用性抗コリン薬チオトロピウムの有用性も報告されている[16)]．必要に応じて 2 剤以上を上乗せする．

③増悪時の治療

上気道炎などによる悪化時や，ICS 吸入により咳が誘発される場合，連夜の睡眠障害など症状が強い場合には，短時間作用性吸入 $\beta_2$刺激薬を頓用で用い，効果不十分なら経口ステロイド薬を短期間併用する．ブデソニド/ホルモテロール配合剤を増悪時の頓用にも用いる SMART 療法(symbicort maintenance and reliever therapy)も可能である[1)]．

④難治例への対応

抗メディエーター薬(抗トロンボキサン薬など)の併用を考慮する．気管支熱形成術が著効した咳優位型喘息症例も報告されている[17)]．しばしば合併する GERD の治療追加を考慮することはとくに重要である[5,18,19)]．

## 6. 予後

ICS が広く使用されていなかった時代には 30％の患者で経過中に喘鳴が出現し，典型的喘息に移行していたが，ICS の診断時からの使用により移行率は低下する．治療抵抗性の患者では $FEV_1$ の経年低下も認められる[7)]．

## アトピー咳嗽

Fujimura らが提唱したアトピー咳嗽[20)]は，アトピー素因や症状の季節性が咳喘息と共通する．咽喉頭のイガイガ感が特徴的とされる．気道過敏性を認めず気管支拡張薬や LTRA は無効[21)]である．吸入カプサイシンに対する咳感受性亢進を認め，治療による咳症状の改善に伴って咳感受性も低下する．中枢気道に限局した好酸球浸潤を認めるが，呼気 NO 濃度は低値である．気道リモデリングの有無は不明である[7)]．診断基準を表2に示す[1)]．咳喘息との鑑別が問題となるが，アトピー咳嗽の頻度は高くはなく，著者らの検討でも遷延性・慢性咳嗽 312 例中 8 例(2.6％)であった[5)]．

治療はヒスタミン $H_1$ 拮抗薬が著効し，ICS も咳喘息と同様に有効とされる．典型的喘息

表 2　アトピー咳嗽の診断基準

| 1. 喘鳴や呼吸困難を伴わない乾性咳嗽が 3 週間以上持続 |
| --- |
| 2. 気管支拡張薬が無効 |
| 3. アトピー素因を示唆する所見(注1)または誘発喀痰中好酸球増加の 1 つ以上を認める |
| 4. ヒスタミン $H_1$ 受容体拮抗薬または/およびステロイド薬にて咳嗽発作が消失 |
| 注1. アトピー素因を示唆する所見<br>　(1) 喘息以外のアレルギー疾患の既往あるいは合併<br>　(2) 末梢血好酸球増加<br>　(3) 血清総 IgE 値の上昇<br>　(4) 特異的 IgE 抗体陽性<br>　(5) アレルゲン皮内テスト陽性 |

上記 1～4 のすべてを満たす．

への移行は咳喘息とは異なり稀であり，長期治療は不要である[1]．

　著者の経験では，本症の多くは花粉症を合併しており，耳鼻咽喉科では"花粉症の咳"として加療されることが少なくないと思われる[22]．耳鼻咽喉科領域から提唱されている"喉頭アレルギー（慢性型）"は，花粉症患者に合併する季節性の症例が多いとされ[1]，アトピー咳嗽と臨床像，病態，治療反応性に共通点が多い．このような背景から，改訂ガイドラインではフローチャートなどにおいてアトピー咳嗽と並記する形で扱われた[1]．

## 文献

1) 日本呼吸器学会 咳嗽・喀痰の診療ガイドライン2019作成委員会. 咳嗽・喀痰の診療ガイドライン2019. メディカルレビュー社；2019.
2) 田尻智子・他. アレルギー 2018；67：46-52.
3) 新実彰男. 日本内科学会雑誌 2016；105：1565-77.
4) Niimi A. Pulm Pharmacol Ther 2007;20:383-7.
5) Kanemitsu Y et al. Allergol Int pii:S1323-8930(19)30063-2. doi:10.1016/j. alit. 2019.04.011.[Epub ahead of print].
6) Jinnai M et al. Chest 2010;137:1122-9.
7) Niimi A et al. Pulm Pharmacol Ther 2009;22:114-20.
8) Tajiri T et al. Respiration 2014;87:211-8.
9) Niimi A et al. Eur Respir J 1998;11:1064-9.
10) Takeda N et al. Nagoya Med J, in press.
11) Cui S et al. Respir Physiol Neurobiol 2019;263:1-8.
12) Watanabe H et al. Ann Allergy Asthma Immunol 2019;122:345-6. e1.
13) Asano T et al. Allergol Int 2017;66:344-50.
14) Song WJ et al. J Allergy Clin Immunol 2017;140:701-9.
15) Takemura M et al. Respiration 2012;83:308-15.
16) Fukumitsu K et al. J Allergy Clin Immunol Pract 2018;6:1613-20. e2.
17) Kanemitsu Y et al. Ann Intern Med 2018;169:61-2.
18) Niimi A. Pulm Pharmacol Ther 2017;47:59-65.
19) Kanemitsu Y et al. Allergol Int 2016;65:320-6.
20) Fujimura M et al. Clin Exp Allergy 2000;30:41-7.
21) Kita T et al. Allergol Int 2010;59:185-92.
22) 新実彰男. アレルギーの臨床 2016；36：1079.

臓器別に分類されるアレルギー疾患の臨床【呼吸器領域】

# 18 One airway, one disease の病態と治療

**Keyword**
気管支喘息
アレルギー性鼻炎
好酸球性副鼻腔炎
好酸球性中耳炎

## POINT

- 上気道と下気道のアレルギー疾患は密接に関連しており，"One airway, one disease" という概念が提唱されている．

- わが国で行われた大規模調査において，治療中の喘息患者の 67％にアレルギー性鼻炎の合併がみられた．

- アレルギー性鼻炎合併喘息では，吸入ステロイドにロイコトリエン拮抗薬を併用すると，両疾患に改善効果が認められる．

- 好酸球性副鼻腔炎は喘息の 41〜70％と高率に合併し，重症喘息で合併例が多い．

- 好酸球性副鼻腔炎は手術後再発しやすく，治療に難渋する．重症喘息に対する生物学的製剤の治療による改善効果が報告されている．

- 好酸球性中耳炎は，著しい好酸球の浸潤とニカワ状の耳漏を特徴とする難治性の慢性中耳炎で，成人発症の喘息患者の約 10％に合併する．

## はじめに

　上気道のアレルギー疾患であるアレルギー性鼻炎と下気道の炎症性疾患である喘息は高率に合併している．両疾患は連動しており，この関係をひとつの疾患として捉える "One airway, one disease" の概念が国際的ガイドライン（Allergic Rhinitis and it's Impact on Asthma：ARIA）において 2001 年に提唱された[1]．近年，病態の解明が進み，IgE を介した I 型アレルギー反応に加え，Th2 サイトカインを主体とする 2 型炎症の関与が注目されている．また，喘息と慢性副鼻腔炎の合併率が高いこと，重症喘息に好酸球性中耳炎の合併が多いことや，副鼻腔および中耳粘膜も線毛を有する扁平上皮で，気管支粘膜と同様の気道上皮であることから，喘息と副鼻腔炎や好酸球性中耳炎も同様に One airway, one disease と考えられるようになった．本稿では，上気道と下気道の共通病態としての 2 型炎症の成立ちと，上気道疾患合併喘息の治療について概説する．

## One airway, one disease の病態

　喘息とアレルギー性鼻炎病態には，抗原曝露による I 型アレルギー反応が関与しており，好酸球，肥満細胞，T リンパ球が活性化され，Th2 サイトカインの interleukin(IL)-4，IL-5，IL-13 や化学伝達物質であるヒスタミン，システィニルロイコトリエン(CysLTs)が

多賀谷悦子　Etsuko TAGAYA　東京女子医科大学呼吸器内科学講座

関与している．近年，新たな病態として，気道や鼻粘膜の上皮細胞が，ウイルス感染やダニ抗原のプロテアーゼにより傷害を受けると気道上皮由来の IL-25，IL-33，thymic stromal lymphopoietin(TSLP)などサイトカインは，自然リンパ球(group 2 innate lymphoid cells：ILC2)を刺激して，IL-5，IL-13 などの Th2 サイトカインを産生を誘導する自然免疫の関与が注目されている．IL-5 は骨髄での好酸球分化を誘導し血中の好酸球増多が生じると，好酸球は血管内皮細胞の接着分子と結合し粘膜内に遊走する．この遊走には IL-4，IL-13 や，Th2 サイトカインの刺激により上皮細胞や線維芽細胞から産生されるケモカインである eotaxin が関与している．また，好酸球や肥満細胞から産生される CysLTs も好酸球遊走に重要な役割を果たしている．

喘息合併のないアレルギー性鼻炎患者の鼻粘膜に抗原チャレンジを行うと，血中の IL-5 が増加し，気道の好酸球浸潤や気道過敏性亢進がみられる[2]．一方，アレルギー性鼻炎患者の下気道に ICS を吸入すると，鼻粘膜の好酸球浸潤と血中好酸球数が改善する[3]．このように，骨髄を含め血液を介した上気道と下気道のクロストークが考えられている[4]．

### 喘息とアレルギー性鼻炎

アレルギー性鼻炎は，Ⅰ型アレルギー疾患であり，小児発症のアトピー型喘息に合併が多く，成人でもアレルギー性鼻炎があると，喘息を発症する率が高く，アレルギー性鼻炎は喘息発症の独立した危険因子と考えられている．わが国で行われた大規模調査(Self-assessment of Allergic Rhinitis and Asthma：SACRA)では，治療中の喘息患者の 67％にアレルギー性鼻炎の合併が認められた[5]．一方，アレルギー性鼻炎患者では，20〜40％に喘息の合併が報告されている[1,5]．

アレルギー性鼻炎の喘息への影響として，①後鼻漏鼻による上気道で産生された炎症性メディエーターの下気道への流入，②鼻閉により口呼吸になることで下気道へのアレルゲン曝露の増加や加湿・加温効果の低下，③鼻咽頭と下気道の神経反射，④上気道で産生された炎症性物質が血液を介して全身性に影響することが推定されている[6]．

花粉症合併喘息では，花粉の飛散時期に増悪がみられ入院回数が増加する．アレルギー性鼻炎合併喘息患者では，合併のない患者に比べ，喘息発作の回数が多く，症状コントロールが不良であり，鼻炎が QOL に悪影響を及ぼしている．

治療は，原因抗原曝露の回避と診療ガイドラインに応じた薬物治療が推奨される．鼻炎患者の鼻汁中では CysLTs 濃度が高く，喘息の重症度と相関しており，ICS の増量よりもロイコトリエン受容体拮抗薬(LTRA)の併用を行うことで，鼻炎と喘息の両方に効果が認められる[7]．コントロール不良な鼻炎合併喘息患者に行った著者らの検討においても，ICS を倍量投与した群では喘息の VAS のみが改善していたのに対し，LTRA 追加群では両疾患の VAS が改善していた(表1)．また，ダニ，スギ花粉のアレルギーを有するアレルギー性鼻炎合併喘息患者ではアレルゲン免疫療法があり，症状の改善，新たなアレルゲン感作の抑制が評価されている．

### 喘息と好酸球性副鼻腔炎

鼻茸がある慢性副鼻腔炎(chronic rhinosinutis：CRS)では喘息およびアスピリン不耐症

表1 アレルギー性鼻炎合併喘息患者におけるプランルカスト追加治療とICS増量治療の効果

|  | Asthma VAS (mm) Week 0 | Asthma VAS (mm) Week 12 | AR VAS (mm) Week 0 | AR VAS (mm) Week 12 |
|---|---|---|---|---|
| プランルカスト追加群 | 35±7 | 20±5** | 54±8 | 33±4** |
| ICS増量群 | 33±6 | 29±6* | 58±5 | 53±7 |

*:$p<0.05$, **:$p<0.01$.

表2 好酸球性副鼻腔炎診断基準(JESRECスコア)[8]

| 項目 | スコア |
|---|---|
| 病側:両側 | 3点 |
| 鼻茸あり | 2点 |
| 篩骨洞陰影・上顎洞陰影 ≧ | 2点 |
| 血中好酸球(%) | |
| 2< ≦ 5% | 4点 |
| 5< ≦ 10% | 8点 |
| 10% < | 10点 |

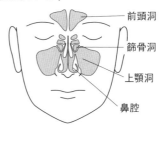

確定診断:11点以上で,鼻茸組織中の好酸球数(400倍視野)が70個以上.

の合併率が高く,内視鏡下鼻副鼻腔手術後も再発する難治性のCRSで,組織や末梢血に好酸球が増加している好酸球性副鼻腔炎(eosinophilic chronic rhinosinusitis:ECRS)が増加している.2015年に中等症,重症ECRSは指定難病対象疾患になった.ECRSの術前診断は,JESREC(Japanese epidemiological survey of refractory eosinophilic chronic rhinosinusitis study)[8]の診断基準に基づき11点以上で可能性が高く,鼻茸・副鼻腔組織の好酸球数とあわせて診断する(表2).ECRSは41.6%と高率に喘息と合併しており,非好酸球性副鼻腔炎と比べ嗅覚障害が強く,篩骨洞病変が優位でアスピリン喘息をしばしば認める.病態として,真菌抗原やブドウ球菌感染に起因するスーパー抗原の刺激によるILC2の活性化と抗原刺激による獲得免疫の相互作用により,好酸球浸潤をきたす機序が示唆されている.

ECRS合併喘息は重症例が多く,抗ヒスタミン薬,LTRAに加え経口ステロイド薬の投与が行われる.著者らは耳鼻咽喉科と協力し,耳鼻咽喉科より処方されている鼻噴霧用ステロイド薬LTRAを継続している患者を対象にICSを増量する喘息強化療法を1年間行った.その結果,一秒量の改善効果のみならず,血中好酸球数,鼻茸中好酸球数の減少とCTスコアで評価した副鼻腔炎の改善が認められた(図1)[9].治療に難渋することも多く,喘息治療に用いる生物学的製剤の抗IgE抗体,抗IL-5抗体や抗IL-5受容体α抗体の投与により,喘息のみならずECRSの改善効果も報告されている[10].

## 喘息と好酸球性中耳炎

好酸球性中耳炎は,著しい好酸球の浸潤とニカワ状の耳漏を特徴とする難治性の慢性中耳炎で,成人発症の気管支喘息患者の約10%に合併する.診断基準として,中耳貯留液中に好酸球が存在する滲出性中耳炎であることが必須であり,小項目として,にかわ状の中

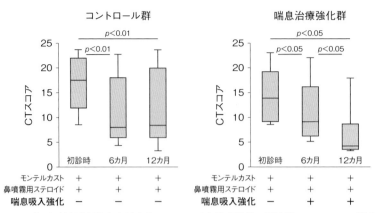

**図 1** 好酸球性副鼻腔炎合併喘息における喘息治療強化の副鼻腔 CT スコアに対する効果[9]

**表 3** 好酸球性中耳炎非合併喘息と合併喘息の比較[12]

| 検討項目 | 好酸球性中耳炎(−) | 好酸球性中耳炎(+) | $p$値 |
|---|---|---|---|
| 喫煙歴(BI) | 176±291 | 601±768 | $p<0.05$ |
| 喘息重症度　軽症<br>　　　　　中等〜重症 | 52%<br>48% | 0%<br>100% | $p<0.05$ |
| 血中好酸球数(個/$\mu$l) | 454±316 | 1517±2159 | $p<0.01$ |
| 肺機能検査　FEV 1.0%<br>　　　　　Dlco(%pred)<br>　　　　　Reversibility(ml) | 69.6±12.2<br>93.5±14.4<br>87.4±83.6 | 66.1±9.9<br>91.9±19.4<br>87.5±92.8 | 有意差なし |
| CT　気管支壁肥厚(+) | 35% | 100% | $p<0.05$ |
| CT　気腫化(+) | 27% | 25% | 有意差なし |

耳貯留液，抗菌薬や鼓膜切開などステロイド投与以外の治療に抵抗性，喘息の合併，鼻茸の合併のうち2項目以上を満たし，好酸球性多発血管炎性肉芽腫症と好酸球増多症候群を除外する[11]．好発年齢は40〜60歳代で女性に多く，副鼻腔炎合併率が約60%，喘息合併は90%と効率であり，難聴は進行性で聾に至ることがある．中耳粘膜生検所見では，上皮および上皮下に好酸球浸潤，杯細胞化生，線維化が認められ，下気道の喘息の所見と類似している．当施設にて耳鼻咽喉科と共同で好酸球性中耳炎合併喘息の検討を行った結果，好酸球性中耳炎を合併していない喘息と比較して，血中好酸球数が高値で喘息がより重症であり，喫煙歴としてブリンクマン指数(Brinkmann index：BI)が高く，胸部CT所見では気管支壁の肥厚が認められた(**表 3**)[12]．喫煙は喘息の重症化因子であり，好酸球性中耳炎のリスクファクターになりうる可能性も考えられた．また，難治性喘息で抗IgE抗体を投与した患者において，喘息症状の改善とともに，中耳所見と聴力の改善を認めた[13]．進行性の好酸球性中耳炎合併喘息では，生物学的製剤の早期投与により進行を抑制する可能性が示唆された．

## おわりに

近年，難治性喘息の治療に生物学的製剤が使用されるようになり，とくに好酸球性炎症をきたすフェノタイプにおいて，耳鼻咽喉科医と協力し，上気道と下気道の気道炎症を総

合的に把握することが重要である．その結果，喘息のみならず上気道疾患の改善により，
患者の QOL を向上させることが期待できる．

**文献**

1) Bousquet J et al. J Allergy Clin Immunol 2001;108:S147-334.
2) Beeh KM et al. Clin Exp Allergy 2003;33:475-82.
3) Camargos P et al. Allergy 2007;63:310-6.
4) Passalacqua G, Canonica GW. Respir Res 2001;2:320-3.
5) Ohta K et al. Allery 2011;66:1287-95.
6) Togias A. Allergy 1999;54(Suppl 57):94-105.
7) Phillip G et al. Curr Med Res Opin 2004;20:1549-58.
8) Tokunaga T et al. Allergy 2015;70:995-1003.
9) 野中　学, 瀬尾友佳子. 耳鼻咽喉科・頭頸部外科 2012；84：787-94.
10) Bachert C et al. L Allergy Clin Immunol 2017;140:1024-31. e14.
11) Iino Y et al. Auris Nasus Larynx 2011;38:456-61.
12) Seo Y et al. ORL J Otorhinolaryngol Relat Spec 2015;77(1):1-9.
13) Okude A et al. Case Rep Pulmonol 2012;2012:340525.

# 19 アレルギー性気管支肺真菌症の診断と治療

**Keyword**
真菌
アスペルギルス・フミガーツス
IgE
好酸球
extracellular trap cell death

## POINT

- アレルギー性気管支肺真菌症（ABPM）は気道内で発芽・腐生した真菌に対するⅠ型・Ⅲ型アレルギー反応によって発症するアレルギー性気道疾患で，**中枢気管支内に形成される粘稠な好酸球性粘液栓（アレルギー性ムチン）が特徴である**．

- 本症では診断の遅れが非可逆性の気道破壊をきたすため早期診断が重要であり，**喘息患者で末梢血好酸球数が著しく増加した場合や，喘息がなくとも肺炎様の肺浸潤影と末梢血好酸球増多を呈する患者をみたときに疑い**，血清学的検査ならびに胸部CTを含めた画像診断等を行う．

- **アスペルギルス・フミガーツス等のアスペルギルス属やペニシリウム属真菌やスエヒロタケが本症の原因真菌**となるが，カンジダなどの酵母様真菌は検出されても原因真菌とは考えない．

- 副腎皮質ステロイド薬の経口投与や抗真菌薬の単剤あるいは併用投与で治療するが，**長期投与にともなう慢性下気道感染症の合併や耐性真菌出現のリスクがある**ことに注意が必要である．

## アレルギー性気管支肺真菌症の基礎

### 1. 疾患概念

　アレルギー性気管支肺真菌症（allergic bronchopulmonary mycosis：ABPM）は，分生子（胞子）として吸入され気道内で発芽・腐生した真菌に対するⅠ型アレルギーとⅢ型アレルギー反応によって発症するアレルギー性気道疾患である．成人喘息患者に好発し，Ⅰ型アレルギーを反映して末梢血好酸球数の増加や高IgE血症，真菌特異的IgE抗体，即時型皮膚反応などが，Ⅲ型アレルギーを反映して真菌特異的IgG抗体・沈降抗体がみられる[1]．画像所見としては肺浸潤影，中枢性気管支拡張あるいは気管支内粘液栓がみられる．アレルギー疾患であることから副腎皮質ステロイド薬の投与によく反応するが，しばしば再燃・増悪を繰り返す．抗真菌薬の単独投与あるいはステロイド薬との併用も有効である．未治療のまま進行すれば末梢気管支狭窄を伴う囊胞性変化と線維化，慢性気道感染を誘発し，最終的には慢性呼吸不全に至ることがある．重症喘息の鑑別疾患としても重要である．

### 2. ABPMの原因真菌

　ABPMの発症には原因真菌が分生子の状態で下気道に到達し，そこで発芽することが必要である．そのため，分生子が小さく（3 μm），かつ至適発芽温度が高温（37〜42℃）であるアスペルギルス属真菌，とくにアスペルギルス・フミガーツス（*A. fumigatus*）がしばしばABPMの原因真菌となり，アレルギー性気管支肺アスペルギルス症（Allergic bronchopul-

---

浅野浩一郎　Koichiro ASANO　東海大学医学部内科学系呼吸器内科学

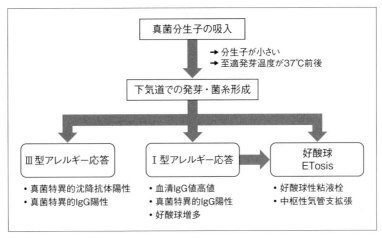

**図1** アレルギー性気管支肺真菌症の病態形成

空中浮遊真菌の分生子を吸入した際に，真菌の分生子の径が小さくかつ至適発芽温度が37℃前後であれば下気道内で発芽して菌糸を出す．真菌菌糸に対して生体のⅠ型，Ⅲ型アレルギー応答が誘導されて真菌特異的IgE，IgG産生が誘導されるとともに，気道内腔に多数の好酸球が誘導される．好酸球は真菌分生子あるいは菌糸と反応してextracellular trap cell death(ETosis)をきたしてクロマチン線維を放出し，真菌菌糸，好酸球を含む粘稠な粘液栓が気管支内に形成される．

monary aspergillosis：ABPA)とよばれる．アスペルギルス・フミガーツスが強いIgE産生誘導能を有することも，同菌が原因真菌となりやすい理由と思われる．

アスペルギルス・フミガーツス以外のアスペルギルス属真菌(*A. niger*, *A. oryzae* など)やペニシリウム(*Penicillium*)属真菌，スエヒロタケ(*Schizophillum commune*)なども原因真菌となりうる[2]．一方，アルテルナリア(*Alternaria*)属，クラドスポリウム(*Cladosporium*)属真菌は屋外で最も多い空中浮遊真菌で真菌感作喘息の原因となるが，分生子が大きいためABPMをおこすことは稀である．またカンジダなどの酵母様真菌が同様の病態をきたしうるとは考えにくい．

### 3. ABPMの病理・病態(図1)

ABPMの病理学的変化として中枢性気管支拡張(central bronchiectasis)が重視されてきたが，最も重要な病変は中枢気管支内に形成される粘液栓(mucus plug)である[3,4]．ABPMの粘液栓はフィブリン滲出物に加えて好酸球や好酸球由来の顆粒，Charcot-Leyden結晶に富み，アレルギー性ムチン(allergic mucin)ともいわれる．好酸球性副鼻腔炎や好酸球性中耳炎でみられる粘液栓と同様に茶褐色できわめて粘稠であるが，それに加えて真菌菌糸が認められることが特徴である．慢性肺アスペルギルス症などの真菌感染症と異なり菌体は気管支の粘液栓内に限局し，気道・肺組織への浸潤は認められない．この粘稠な粘液栓が炎症によって脆弱化した気道壁を外側に圧排することに中枢性気管支拡張が形成される．粘液栓末梢の肺は無気肺や好酸球性肺炎を呈し，画像上は浸潤影としてとらえられる．粘液栓の末梢側細気管支には粘液栓から撒布によって生じた気管支中心性肉芽腫などが形成され，小葉中心性の粒状影がみられることもある．

アレルギー性ムチンの形成には好酸球のextracellular trap cell death(ETosis)が重要である[5,6]．ETosisはもともとは活性化好中球が核内のDNAとヒストンからなるクロマチン線

維と細胞質内のプロテアーゼを neutrophil extracellular traps(NETs)として放出し，病原微生物を捕捉する生体防御システムとして報告された現象である．好酸球も同様にETosisをおこすが，好酸球が放出する extracellular traps は好中球の NETs より凝集した構造をとり，粘稠度が高い[6]．ETosis をおこした細胞から放出されるヒストンはペプチジルアルギニンデイミナーゼ 4(PAD4)の作用によりシトルリン化されているが，ABPA 患者のアレルギー性ムチンには細胞外 DNA とシトルリン化ヒストンが大量にみられることが確認されており，ABPM 気道における粘稠な好酸球性粘液栓の形成に ETosis が関与していることが示唆される[7]．ETosis の誘導には活性酸素が関与するといわれているが，アスペルギルス分生子は活性酸素非依存性にも好酸球 ETosis を誘導しうる[7]．

## アレルギー性気管支肺真菌症の臨床：疫学から診断・治療まで

### 1．ABPM の疫学と臨床像

　喘息あるいは囊胞線維症患者に好発する疾患であるが，日本人では囊胞線維症は稀であるため喘息患者に合併することが多い．喘息患者における ABPA の有病率は中国，アイルランド，南アフリカ共和国等からの報告では 0.7〜3.5%（平均 2.5%）であるのに対し，インドからの報告のみ 5.2〜20.5%（平均 10.1%）と突出して高く[8]，温度・湿度や衛生状態などの環境要因の違いが関与している可能性がある．日本人喘息患者での ABPA 有病率に関するデータはないが，2%前後，患者数は 1.5 万人と推定される．さらに，日本人 ABPA の全国調査では喘息も合併していない症例を約20%に認めた[9]．病理学的に診断した ABPM 症例では 17 例中 7 例(41%)で喘息，囊胞性線維症のいずれも合併していなかったとの報告もあり，さらに患者数は多い可能性がある．

　囊胞線維症患者では 10 歳代前半でも ABPA を発症しうるが，一般には成人において発症する疾患である．従来，喘息患者における ABPA 発症は 30 歳代が多いとされており，実際にインドの 5 つのコホート研究ではいずれも患者年齢中央値が 30 歳代，中国の 2 つの報告では 40 歳代前半と青壮年に多い[1]．しかし，わが国での ABPM 全国調査での患者年齢中央値は 64 歳であるなど，日本あるいは韓国での報告はいずれも年齢中央値 50〜60 歳代と高齢者に多く，さらに 50 歳以降の発症が 2/3 を占める[1,9]．このように地域によって患者層に大きな年齢差が存在する．

### 2．ABPM の診断

　喘息患者でコントロールが悪化した場合や末梢血好酸球数が著しく増加した場合，あるいは肺炎様の肺浸潤影と末梢血好酸球増多を呈する患者をみたときにABPMを疑う．本症では診断の遅れが非可逆性の気道破壊をきたすため早期診断が重要であるが，実際には喘息の増悪として十分な画像診断が行われないまま全身ステロイド薬投与が繰り返される症例や，肺炎あるいは慢性好酸球性肺炎と誤診される症例が多い．

　ABPA の診断基準として，Rosenberg らが示した基準[10]が現在でもわが国でよく用いられている．すなわち，①喘息，②末梢血好酸球増多，③アスペルギルス抗原に対する即時型皮膚反応陽性，④アスペルギルス抗原に対する沈降抗体陽性，⑤血清総 IgE 値が 417 IU/mL 以上，⑥肺浸潤影の既往，⑦中枢性気管支拡張，のうち①〜⑥を満たす場合をほぼ確実，7 項目すべて満たした場合を確実とした基準である．しかしこの診断基準が提唱され

た1977年から臨床検査・画像診断法は進歩しており，かならずしも実臨床にそぐわなくなってきている．また，診断特異度は高いが感度が低いことが欠点である．そこで2013年にISHAM（International society for human and animal mycology）が新しい診断基準を提案した[11]．喘息あるいは嚢胞線維症を有する症例で，①アスペルギルス抗原に対する即時型皮膚反応あるいは特異的IgGが陽性である，②血清総IgE値が1,000 IU/mL以上である，との2項目を必須とし，さらに③アスペルギルスに対する沈降抗体あるいは特異的IgGが陽性である，④ABPAに合致する何らかの画像所見（浸潤影，中枢性気管支拡張，気管支内粘液栓，など）が認められる，⑤末梢血好酸球数が500/$\mu$L以上である，の3項目中2項目を満たす場合にABPAと診断するというものである．アスペルギルス以外の真菌によるABPMの場合はそれぞれ該当する真菌に対する皮膚反応・血清反応に置き換えることになっている．この基準をわが国のABPA/ABPM症例に当てはめると，ABPAの診断感度はRosenbergの基準よりかなり高くなるが，特異度がやや低い．また，アスペルギルス以外の真菌によるABPMの診断感度は十分とはいえない．

## 3. ABPMの治療

急性悪化期（症状・浸潤影出現時）には，全身性ステロイド薬で喘鳴等の症状と画像上の陰影を速やかに消褪させ，非可逆的変化をきたさないようにする．ステロイド薬の初期投与量は中等量（プレドニゾロン0.5 mg/kg）で十分であり，改善がみられれば半量まで減量した後に漸減して計28週投与する[12]．この投与方法で高用量・長期投与と同等のコントロールが得られるが，いずれの場合にもステロイド減量・中止後の再燃率は高く，しばしば経口ステロイド薬の少量継続投与を必要とする．高齢者が多いことから骨粗鬆症などステロイド薬長期投与による副作用が問題となるが，さらにABPMにともなう気管支拡張の存在が相まって非結核性抗酸菌や緑膿菌などの慢性下気道感染症を合併しやすいことは臨床的に大きな問題となる[13]．

抗真菌薬，とくにイトラコナゾール併用はステロイド薬の減量と慢性期の再燃防止に有効であるとのエビデンスがある．また最近では経口抗真菌薬（イトラコナゾール，ボリコナゾール）単剤でも症状・画像の改善が得られることを示すランダム化比較試験の結果が報告された[14,15]．ただし，これらのアゾール系抗真菌薬は薬剤相互作用を生じる薬剤が多いこと，1年以上の長期投与は耐性真菌出現のリスクがあることに注意が必要である．

### 文献

1) Asano K et al. Asia Pac Allergy 2018;8（3）:e24.
2) Chowdhary A et al. Crit Rev Microbiol 2014;40（1）:30-48.
3) Bosken CH et al. Am J Surg Pathol 1988;12（3）:216-22.
4) 蛇沢　晶・他. 日本呼吸器学会雑誌 1998；36（4）：330-7.
5) Ueki S et al. Front Immunol 2018;9:2346.
6) Ueki S et al. J Allergy Clin Immunol 2016;137（1）:258-67.
7) Muniz VS et al. J Allergy Clin Immunol 2018;141（2）:571-85 e7.
8) Denning DW et al. Med Mycol 2013;51（4）:361-70.
9) Oguma T et al. Allergol Int 2018;67（1）:79-84.
10) Rosenberg M et al. Ann Intern Med 1977;86（4）:405-14.
11) Agarwal R et al. Clin Exp Allergy 2013;43（8）:850-73.
12) Agarwal R et al. Eur Respir J 2016;47（2）:490-8.

13）Ishiguro T et al. Intern Med 2016;55（9）:1067-70.
14）Agarwal R et al. Chest 2018;153（3）:656-64.
15）Agarwal R et al. Eur Respir J 2018;52（3）. pii:1801159.

# 20 過敏性肺炎の診断と治療

**Keyword**
間質性肺炎
急性HP
慢性HP
炎症
線維化

## POINT

- 過敏性肺炎(HP)は特定の抗原に対するⅢ型・Ⅳ型アレルギー反応で発症する間質性肺炎である．アレルギー性に起こる炎症と線維化について理解すると診断・治療に役立つ．

- 日本では急性HPの原因は真菌(夏型，Trichosporon asahii)が多く(74%)，逆に慢性HPでは，真菌が原因の夏型や住居関連は25%程度と低下し，鳥関連HPが多くなる(60%)．

- 本疾患が環境中の抗原によるアレルギー性間質性肺炎であることより，**診断基準は**①**臨床像**，②**発症環境**，③**画像・病理**，④**免疫学的所見の4項目**からなる．

- 治療は，**特定された抗原の回避を基本とし**，ステロイドや免疫抑制薬によってアレルギー性炎症をコントロールし線維化を抑制する．

## 過敏性肺炎の概念

　過敏性肺炎(hypersensitivity pneumonitis：HP)は，特定の抗原〔動物由来蛋白(鳥関連抗原など)，真菌/細菌，あるいは無機物(イソシアネートなど)〕を反復吸入した結果感作が成立した個体において，ふたたび同一の抗原を吸入するとその抗原に対して特異抗体(Ⅲ型アレルギー)と感作リンパ球(Ⅳ型アレルギー)が肺局所で反応するアレルギー性間質性肺炎である．急性HPでは肉芽腫を形成するため肉芽腫性肺疾患に分類されるが，慢性HPでは肉芽腫はほとんど形成されず線維化が起こり，進行すると特発性肺線維症(idiopathic pulmonary fibrosis：IPF)との鑑別が困難となる．

　HPはその臨床像から急性と慢性に分類される[1]．従来，臨床病型は，急性，亜急性，慢性と分けられていたが，急性と亜急性を明確に区別することは難しいので[2]，急性と亜急性を急性とし，慢性を再燃症状軽減型と潜在性発症型に分類する[3]．急性発症する症例は，抗原回避が成功し治癒する場合(急性)と，少量の抗原を持続吸入し急性症状を繰り返すが症状は徐々に減弱するが肺が線維化する場合(慢性：再燃症状軽減型)に分けられる．一方，慢性発症の場合は，急性症状はなく症状は労作時呼吸困難と咳嗽のみの場合やさらに症状もなく健診で発見される場合がある(慢性：潜在性発症型)．この潜在性発症型は難病である特発性肺線維症(idiopathic pulmonary fibrosis：IPF)と類似し予後も不良である[4]．最近では治療反応も加味して，本疾患の病型を"急性/炎症"と"慢性/線維性"と分けるグループもある[5]．

---

宮崎泰成　Yasunari MIYAZAKI　東京医科歯科大学統合呼吸器病学分野

**過敏性肺炎の発症までの流れ**

発症に影響を与える内的，外的要因がある(**図1**)．内的要因としては，個体の遺伝的背景や加齢による免疫システムの変化があり，外的要因は，喫煙，ウイルス感染，肺局所の炎症状態などがある．これらの内的，外的要因が複雑にからみ合い，個体の疾患感受性が決まるため，抗原に曝露されていても発症に至るのは4〜20％程度である．

### 1. 環境因子〜原因抗原

原因となる抗原には，真菌，細菌，鳥類等の動物由来の蛋白や化学物質が含まれる．代表的なものを**表1**に示す．HPの疾患名はその発症環境(職業や住居環境)により命名されており抗原自体を表していない．原因別の頻度は，鳥関連HPがもっとも多く，農夫肺，夏型や住居関連の真菌によるHPが続く[6,7]．日本では急性HPの原因は真菌(夏型HP，*Trichosporon asahii*)が多く(74％)[8]，逆に慢性HPでは，真菌が原因の夏型HPや住居関連HPは25％程度と低下し，鳥関連HPが多くなる(60％)[9]．つまり，真菌によるHPは急性が多く，鳥関連抗原によるHPは慢性が多い．抗原の性状により免疫反応が急性に傾いたり，慢性に傾いたりすることが推測される[10,11]．

### 2. 遺伝因子

本疾患はアレルギー反応が主体であるので，疾患感受性遺伝子としてHLA(human leukocyte antigen)ハプロタイプとサイトカイン遺伝子のプロモーター領域の遺伝子多型が検討されている．メキシコ人の鳥関連HPではHLA-DR7が，白人の鳥関連HPや農夫肺ではHLA-B8を，日本人の夏型HPではHLA-DQw3を高頻度に認めた．サイトカインについては，TNF-$\alpha$のプロモーター領域-308のA2アリルに保有者が有意に多かった．これらの報告は，急性の報告である．著者らの検討では，潜在発症型慢性HPの17.5％に間質性肺炎の家族歴があり，同一環境に居住していないことから慢性の発症に遺伝的要因があることを示唆する結果であった[4]．

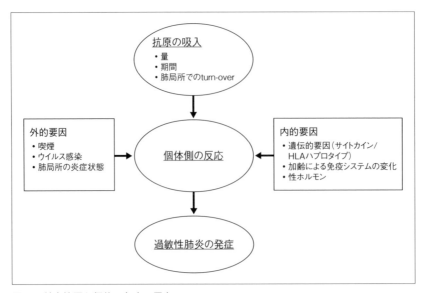

**図1** 外来抗原と個体の免疫の反応

表 1 過敏性肺炎の原因抗原

| 疾患名 | 発生状況 | 抗原 |
|---|---|---|
| 鳥関連過敏性肺炎 | 鳥飼育 | 鳥排泄物 |
|  | 自宅庭への鳥飛来 | 鳥排泄物 |
|  | 鶏糞肥料使用 | 鳥排泄物 |
|  | 剥製 | 羽毛 |
| (羽毛ふとん肺) | 羽毛布団使用 | 羽毛 |
| 農夫肺 | 酪農作業 | *Saccharopolyspora rectivirgula, Themoactinomyces vulgaris, Absidia corymbifera, Eurotium amstelodami, Wallemia sebi* |
|  | トラクター運転 | *Rhizopus* 属 |
| 夏型過敏性肺炎 | 住宅 | *Trichosporon asahii, T. dermatis* |
| 住宅関連過敏性肺炎 | 住宅 | *Candida albicans, Aspergillus niger, A.fumigatus Cephalosporium acremonium, Fusarium napiforme Humicola fuscoatra, Peziza domiciliana Penicillium corylophilum, Cladosporium sp.* |
| 加湿器肺 | 加湿器使用 | *Aspergillus flavus? Phoma herbarum?* |
| 塗装工肺 | 自動車塗装 | イソシアネート |
| 機械工肺 | 自動車工場 | *Mycobacterium Immunogenum Acinetobactor Iwoffii, Pseudomonas fluorescens* |
| 小麦粉肺 | 菓子製造 | 小麦粉 |
| コーヒー作業肺 | コーヒー豆を炒る作業 | コーヒー豆塵埃 |
| 温室栽培者肺 | ラン栽培(温室) | 木材チップ中の真菌 |
|  | キュウリ栽培(温室) | 不明 |
| きのこ栽培者肺 | シイタケ栽培 | シイタケ胞子 |
|  | エノキダケ栽培 | エノキダケ胞子 |
| コルク肺 | コルク製造作業 | *Penicillium glabrum, A. fumigatus, Chrysonilia sitophilia* |
| Hot-tub lung | ホットタブ, シャワー, ミスト | *Cladosporium, Mycobacterium avium complex* |

## 過敏性肺炎の診断

①臨床像，②発症環境，③画像・病理，④免疫学的所見(誘発試験)を総合的に判断して診断する．

### 1. 臨床像

質問表(表2)のように患者の職業，職場環境，自宅/職場環境，趣味などを原因となる抗原(表1)を頭におきながら詳しく病歴を聴取する．急性 HP では抗原の存在を示唆する病歴があることが多いが，慢性 HP では難しいことが多い．潜在性に進行し，労作時呼吸困難や咳嗽で発症するため，IPF との鑑別が難しくなる．特定の季節や特定の場所で症状が悪化する場合はとくに本疾患を疑う．

### 2. 発症環境

診断のヒントになるので，可能なかぎり，患者の自宅および職場の環境調査を行う．原因のひとつである真菌のなかで，日本で多いトリコスポロンは，腐木に繁殖しやすい．風呂場の脱衣所，台所，雨漏りをした天井裏や畳の裏などをよく見て，培養などを行う．落下真菌培養も参考になる．鳥関連抗原は，鳥の飼育はもちろん，羽毛ふとん，ダウンジャケット，鳥剥製もチェックする．タンスの中や押入れにしまいっぱなしにして本人・家族が忘れていることもある．さらに自宅周辺に鳥が多い環境がないかチェックする〔ハト小

表2 質問表

- 粉塵，埃，有機溶剤などを吸い込むような仕事をされたり，そのような環境で暮らされたりしたことはありませんか．趣味などでそのようなものを取り扱ったことはありませんか．
- 住居は以下のどれに相当しますか．
  （鉄筋，木造）　　築●年，●階に居住
  日当たり（良好，不良）　　湿気（多い，少ない）
  近くに河川はないですか，以前水田の土地ではなかったですか
- 風呂場，脱衣所，洗面所，台所などの水回りの多いところにカビが生えていませんか．
- 加湿器は使いますか．現在，ペット（鳥や犬，猫など）を飼育していますか．
- 過去にペット（鳥や犬，猫など）を飼育していましたか．
- 家の周囲，庭，ベランダには鳥がよくきませんか．鳥の糞は落ちていませんか．
- 近所に神社や公園はありませんか（鳥が群れでいることが多いので）．近隣の家に鳥小屋がありませんか．
- 自分または家族が羽毛布団，羽毛を使った枕，クッション，ダウンジャケットを使用していませんか．
- 鳥の剝製を飾っていませんか．
- 家庭菜園，園芸などはやっていませんか．鶏糞肥料は使っていませんか．

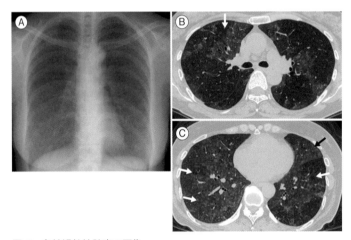

図2 急性過敏性肺炎の画像
A：胸部X線写真．両側中下肺野に淡いすりガラス陰影（血管影をトレースできない）を認める．
B，C：胸部CT．両側びまん性に淡く辺縁が不明瞭な小葉中心性小結節を認める（C矢印）．汎小葉性のすりガラス陰影も認め，モザイクパターンを呈している（B矢印）．

屋（都会ではビルの屋上にあることが多い），公園，神社など］．

### 3．画像

急性HPの画像は特徴的で（**図2**），小葉中心性の粒状影あるいは辺縁の不明瞭な小結節，汎小葉性のすりガラス影を呈し，モザイク分布になることもある．すりガラス影は濃淡があり，浸潤影を呈することもある．一方，慢性の画像は多彩である（**図3**）．分布は上肺野優位か上肺野にも下肺野にも病変をみとめることが多い．進行例では，蜂巣肺を呈しIPFとの鑑別が難しくなる．

### 4．病理

急性の病理は，①細胞性細気管支炎，②肺間質の肉芽腫と③間質へのリンパ球を主体としたびまん性慢性炎症細胞浸潤の三徴を示し，肺既存構造の改変はほとんど認められない[12]．慢性では，器質化肺炎パターン（organizing pneumonia：OP），非特異性間質性肺炎パターン（nonspecific interstitial pneumonia：NSIP），通常型間質性肺炎パターン（usual

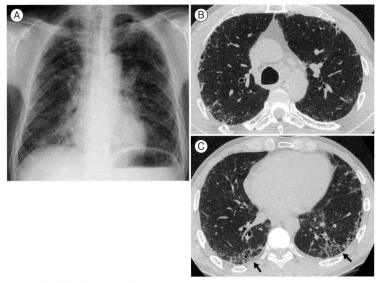

**図 3 慢性過敏性肺炎の画像**
A：胸部 X 線写真．比較的上肺野から中下肺野にかけて網状影，粒状影を認める．
B, C：胸部 CT．上葉には不規則分布の線状影，胸膜直下の不整形で小さく濃い斑状影を認め，下葉背側には蜂巣肺を認める（矢印）．

interstitial pneumonia：UIP)とさまざま病理組織パターンを呈し，再燃症状軽減型は OP あるいは cellular NSIP パターンのことが多く，潜在性発症型は fibrotic NSIP あるいは UIP パターンを呈することが多い．その後の検討によりこれらの病理パターンに加えて小葉中心性の線維化(centrilobular fibrosis)および架橋線維化(bridging fibrosis)の 2 つの所見が重要であることがわかってきている[12]．

## 5. 検査所見・免疫学的所見

KL-6, SP-D は急性 HP では著明に上昇し，慢性 HP では中等度の上昇にとどまる．肺機能検査では，拘束性呼吸障害を示す．とくに労作時の低酸素血症を呈する．6 分間歩行は治療経過をチェックするのに有効である．特定の抗原に対する特異抗体は診断上有用である．真菌と鳥が原因として多いので，抗トリコスポロン・アサヒ抗体(保険適用あり)や鳥関連抗体(保険適用なし，サーモ Fisher サイエンティフィックで測定可能)を測定するとよい．感度・特異度は，急性では両者とも 90％以上，慢性では感度が低く 50％程度で特異度は 80％程度である[13,14]．

## 6. 抗原吸入誘発試験，環境誘発試験

誘発試験は HP の診断として最も信頼性がある．抗原吸入誘発試験は特定の施設でしか行われていない．濃度を調整した抗原を吸入させ，前，6 時間後，24 時間後に X 線(CT)，肺機能検査，動脈血ガス分析，白血球数，CRP，症状，体温をチェックし診断する．急性 HP や抗原回避不十分な症例，抗体価が高い症例は悪化する可能性があるので吸入誘発は行わない[15]．環境誘発は，さまざまな HP の診断が可能であるが，厳密に抗原を同定することは難しい．抗原吸入誘発試験のみが陽性の場合も多い．

**過敏性肺炎の治療**

　特定された抗原の回避を基本とし，ステロイドや免疫抑制薬によってアレルギー性炎症をコントロールし線維化を抑制する．一度線維化すると治療が困難となり，線維性・慢性HPの治療が今後の課題となっている[16,17]．

### 1. 急性HP

　抗原回避および環境改善；夏型HPでは改築を含めた環境改善が必要である．とくに風呂場や台所などに繁殖するトリコスポロンに注意し，繁殖しやすい腐木，寝具，畳，カーペットを処分する．改善しない場合は転居も考慮する必要がある．鳥関連HPでは，鳥飼育の中止，羽毛布団・ダウンジャケットの破棄(押入れにしまわない)を行う．鳥の多い環境(駅前，公園，神社)を避ける．農夫肺や塗装工肺では防塵マスクを着用する．加湿器肺ではフィルターの交換と機器の洗浄を十分に行う．軽症例では，抗原回避のみで改善する．診断後はステロイドの短期使用も可能である．中等症以上の呼吸不全症例では，プレドニン20〜40 mg/dayで開始し漸減し，計4週間程度内服する．著明な低酸素血症や呼吸不全を認める重症例では，メチルプレドニゾロン1,000 mg 3日間点滴静注した後，プレドニン40〜60 mg/dayを開始し，検査所見をみながら漸減し，計4週間程度内服する．

### 2. 慢性HP

　急性HPと同様に抗原回避は必須で，不十分であるとステロイドを使用しても進行する可能性がある．実地臨床では，線維化が進行する場合や重症の呼吸不全をきたす場合は長期のプレドニン30 mg/dayからゆっくり減量する．免疫抑制薬の併用も考慮する(シクロスポリン：トラフで100 ng/mL，内服2時間後血中濃度500〜600 ng/mLが理想である．腎障害に注意する)．ただし，慢性HPに対する免疫抑制薬の有効性に関しては異論もある．

#### 文献

1) Yoshizawa Y et al. J Allergy Clin Immunol 1999;103:315-20.
2) Lacasse Y et al. Int Arch Allergy Immunol 2009;149:161-6.
3) Ohtani Y et al. Ann Allergy Asthma Immunol 2003;90:604-10.
4) 宮崎泰成・他．日本内科学会雑誌 2017；106：1212-20.
5) Morisset J et al. Am J Respir Crit Care Med 2018;197:1036-44.
6) Lacasse Y et al. Am J Respir Crit Care Med 2003;168:952-8.
7) Hanak V et al. Mayo Clin Proc 2007;82:812-6.
8) Ando M et al. Am Rev Respir Dis 1991;144:765-9.
9) Okamoto T et al. Respir Investig 2013;51:191-9.
10) Pérez-Padilla R et al. Am Rev Respir Dis 1993;148:49-53.
11) Selman M et al. Proc Am Thorac Soc 2010;7:229-36.
12) Takemura T et al. Curr Opin Pulm Med 2008;14:440-54.
13) 稲瀬直彦・他．日本呼吸器学会雑誌 2011；49：717-22.
14) Suhara K et al. Respir Investig 2015;53:13-21.
15) Ishizuka M et al. Ann Am Thorac Soc 2015;12:167-73.
16) De Sadeleer LJ et al. J Clin Med 2018;8. pii:E14. doi:10.3390/jcm8010014.
17) Gimenez A et al. Thorax 2018;73:391-2.

臓器別に分類されるアレルギー疾患の臨床【耳鼻咽喉科領域】

# 21 花粉症の診断と治療

**Keyword**
くしゃみ
鼻漏
鼻閉
舌下免疫療法

## POINT

- 花粉症は花粉抗原が原因で生じるⅠ型アレルギー性疾患であり，**発作性反復性のくしゃみ，水様性鼻漏，鼻閉を3主徴とする**．飛散ピーク時には，鼻症状のほか，流涙，眼の搔痒感，咽喉頭違和感，咳，皮膚の症状などもみられる．

- 花粉症の診断は症状と合わせて，**鼻内所見の確認，鼻汁の好酸球検査，血清特異的IgE抗体検査，皮膚テスト，誘発テストなどを行う**．他疾患の合併も確認する必要がある．

- 治療法の選択には，**抗原の確認，各症状の程度から重症度分類で評価し，抗原回避，内服，鼻噴霧液，抗原特異的免疫療法，手術療法の効果などの情報を提供し**，きめ細やかに対処する必要がある．

## はじめに

　花粉症を引き起こす花粉は国内で60種類以上が確認され，樹木花粉，草木花粉に分かれ，それぞれ，スギ，ヒノキ，シラカンバと，ブタクサ，カモガヤ，ヨモギなどがある．スギ花粉は飛散数が多いうえに飛散距離が長く，長期間飛散する特徴があり症状も強いため，スギ花粉症患者をAllergic Rhinitis and its Impact on Asthma(ARIA)分類にあてはめると9割が中等症以上になり，世界でも注目されている国民病である[1]．低年齢でも発症し，小児では多くは改善がないまま成人に移行する．成人においても自然改善は少なく，60歳代，70歳代でも新規に発症がみられ，若年層から高年齢層まで幅広くスギ花粉症有病率が急増している．「鼻アレルギー診療ガイドライン（改訂第8版）」[2]に従った花粉症の診断と治療と最近の知見について述べる．

## 花粉症の診断

　花粉飛散時期に発作性反復性くしゃみ・鼻のかゆみ，水様性鼻漏，鼻閉の3主徴が認められ，鼻汁好酸球検査，皮膚テスト（または血清特異的IgE抗体），鼻誘発テストのいずれか2項目以上陽性であることが花粉症の診断に必要である（定義；**表1**）が，アレルギー検査がいずれか1つのみ陽性であっても中等度以上陽性で典型的症状があれば花粉症と診断可能とされている．花粉症のシーズン外の診断では問診と皮膚テストまたは抗体の定量がとくに重要である．

　鼻汁好酸球検査は原因アレルゲンを調べるものではなく，花粉症の特徴である好酸球性炎症の関与の有無のスクリーニングのために行う．鼻汁をスライドグラスに薄く塗布し，

**山田武千代** Takechiyo YAMADA　秋田大学大学院医学系研究科・医学部耳鼻咽喉科頭頸部外科

**表1** 花粉症の診断[2]

> Ⓐ花粉飛散時期に3主徴
> 　（発作性反復性くしゃみ・鼻のかゆみ，水様性鼻漏，鼻閉）
> Ⓑアレルギー検査2つ以上陽性
> 　①皮膚テストまたは血清特異的IgE抗体検査
> 　②鼻誘発試験
> 　③鼻汁好酸球検査
>
> ⒶⒷ両方を満たす場合花粉症と診断する（定義）．
> （ただし，典型的症状があれば，アレルギー検査が1つのみ
> 陽性であっても中等度以上陽性であれば診断可能．）

**表2** アレルギー検査[2]

| 検査法/程度 | ＋＋＋ | ＋＋ | ＋ | ± | － |
|---|---|---|---|---|---|
| 皮内テスト | 紅斑≧41 mm<br>膨疹≧16 mm | 40〜20 mm<br>15〜10 mm | 40〜20 mm<br>9 mm 以下 | | 19 mm 以下<br>9 mm 以下 |
| 鼻誘発テスト | 症状3つ<br>くしゃみ≧6回 | 症状3つ | 症状2つ | 症状1つ | |
| 鼻汁好酸球検査 | 群在 | （＋＋＋）<br>と（＋）の間 | 弱拡で目に<br>つく程度 | | |

乾燥固定後，エオジノステインを用いて1分間の染色，水洗，メタノール固定を行う．好酸球は赤色に染色され花粉症では鼻汁中に圧倒的に多数の好酸球を認める．カウントは（－）：なし，（＋）：弱拡大で散在，（＋＋）：（＋）と（＋＋＋）の間，（＋＋＋）：群とする（**表2**）．シーズン外では陰性になるので注意が必要である．好酸球増多性鼻炎や好酸球性副鼻腔炎症例との鑑別が必要である．皮膚テストは安価で，保険診療では21種類まで1種類16点を算定できる．プリックテストは痛みや全身反応などの副作用が少ない．皮内テストはアレルゲンエキスが確実に皮内に注入され，検査の精度は高く再現性に優れている．稀であるが，アナフィラキシーなど副作用もある．判定は15分後の膨疹と紅斑を計測する（**表2**）．血清特異的IgE抗体の定量は皮膚反応の欠点を補い，1回の採血で複数の抗原に対する検査が可能であり簡便であるが，結果を得るのに数日かかる．クラス0は陰性，1は疑陽性，2以上は陽性である．特異的IgE抗体価の結果は皮膚テストの結果とよく相関するが，症状の重症度とは関連を認めない．鼻粘膜誘発テストは原因抗原を明らかにすることができる唯一の試験である．抗原の確診，皮内反応で多種類の陽性抗原があればそのなかから原因抗原のランクづけ，アレルゲン免疫療法のための抗原の選択，薬物療法の効果判定などに有用である．下鼻甲介前端にまず対照濾紙ディスクを置き，5分間に起こるくしゃみの回数，鼻汁量，粘膜腫脹度から程度分類を行う（**表2**）．花粉症のシーズン前でも陽性になるがシーズン中に比べ反応は一般に弱い．

　鼻鏡検査で鼻咽腔を観察するが小児では電気耳鏡を用いてもよい．正常な下鼻甲介粘膜はピンク色にみえるが，花粉症では赤色腫脹，通年性アレルギー性鼻炎合併例では蒼白浮腫状腫脹を示し，水様性分泌物で覆われている．鼻咽腔ファイバーでは鼻咽腔および鼻副鼻腔入口部などを注意深く観察し，腫瘍などの合併を見逃さないようにする．鼻汁が水様性でない場合には，鼻副鼻腔単純2方向X線撮影で異常陰影を確認する．必要な場合は副

鼻腔 CT（必要に応じて造影），MRI にて，ファイバー所見と合わせて鼻ポリープ，鼻副鼻腔炎，鼻中隔彎曲，肥大性鼻甲介，アデノイド肥，異物，腫瘍，Wegener 肉芽腫症，類肉腫，感染性，悪性正中線破壊性肉芽腫，脳脊髄性鼻漏などを鑑別する．

## 花粉症の重症度およびフェノタイプ分類

　くしゃみ発作または鼻漏（1日平均）の回数，鼻閉の程度により，症状が同程度の場合は充全型，スコアが高い症状で鼻閉型，くしゃみ・鼻漏型に分類する（図1）．問診では鼻以外の症状，発症年齢，罹病期間，症状の増悪時期，妊娠の有無，喘息やアトピー性皮膚炎を含めた他のアレルギー疾患の既往歴，家族のアレルギー疾患，職業，過去現在の治療歴，点鼻用血管収縮薬の長期連用の有無についての聴取が必要である．

　花粉症の原因となる花粉の飛散時期，種類は地域によって異なり，居住地域の代表的原因花粉飛散時期を知る必要がある．わが国では2～4月のスギ，ヒノキ科，カバノキ科花粉，草本の5～6月に多いイネ科，8～10月のキク科ヨモギ属，ジタクサ属およびアサ科のカナムグラである．カバノキ科ハンノキ属はスギ花粉よりやや早い時期，同時期に開花し，シラカンバ属は北海道，東北で初夏にみられる．スギ花粉は関東・東北で長期間大量にみられ，地球温暖化の影響もあり開花時期が長期化している．年によっては11月を中心に10～12月にかけてわずかなスギ花粉が観測される．ダニあるいはハウスダストを原因アレルゲンとした通年性アレルギー性鼻炎を合併することも多く，通年性アレルギー性鼻炎でも症状の強さには季節変動がある．

　花粉性結膜炎合併の場合，毎年決まった季節に眼瞼痒感，流涙，充血，異物感などの自覚症状があり，結膜充血，結膜浮腫，結膜濾胞が認められる．最もよくみられる重要な症状は眼瞼痒感である．大量の抗原に曝露されるより急性の眼球結膜浮腫がみられることもある．春季カタルは結膜に増殖性病変を有する重症アレルギー性結膜疾患であり，原因抗原は単独ではハウスダスト，ダニが多いが，その他花粉，動物のフケなど多種類の抗原に反応することも少なくない．血清総 IgE 抗体や涙液中総 IgE 抗体の増加，血清抗原特異的 IgE 抗体陽性が高率に証明され，結膜での好酸球陽性率も高率である．

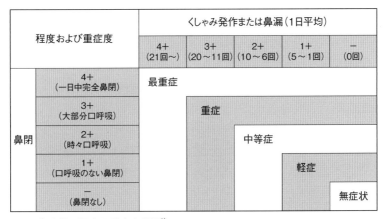

**図1**　各症状の程度と重症度分類[2]
　　　症状が同程度の場合は充全型，スコアが高い症状で鼻閉型，くしゃみ・鼻漏型に分類．

季節性喉頭アレルギー合併の場合，飛散時期に鼻と眼の症状以外に飛散前と比べると飛散ピーク時期に咽喉頭異常感，咳，息が苦しいなどの症状が悪化する．原因花粉飛散期間の前後を含めた喘鳴を伴わない乾性の嗽，原因花粉飛散期間の前後を含めた咽喉頭異常感，原因花粉即時型アレルギーの証明，その他の喉頭疾患の除外が重要で，第二世代抗ヒスタミン薬が有効である．アトピー咳嗽は中年女性に多いのに対し花粉症は若年層にも多い．

## 花粉症の病態

花粉症は感作を経て発症する．粘膜より侵入した花粉(樹木，草本，雑草類など)抗原は抗原提示細胞に貪食され，活性化されたTh2とBリンパ球の相互作用によりIgE抗体が鼻粘膜内や所属リンパ組織などで産生される．抗原特異的IgE抗体が気道粘膜に分布する好塩基性細胞(肥満細胞と好塩基球)上のIgE受容体に回着することによって感作が成立する．感作後に抗原とIgE抗体との抗原抗体反応によって粘膜型肥満細胞からヒスタミン，ロイコトリエン(LTs)，プロスタグランジンなどを主とする多くの化学伝達物質が放出される．これらの化学伝達物質に対する鼻粘膜の知覚神経終末，血管の反応として，くしゃみ，水様性鼻汁，鼻粘膜腫脹(鼻閉)がみられる．これが即時相反応である．抗原曝露後，鼻粘膜内では肥満細胞またはTh2リンパ球で産生されるサイトカイン(IL-4, IL-5, IL-13, GM-CSF)，ケミカルメディエーター(PAF, $LTB_1$, LTs, $TXA_2$)，上皮細胞，血管内皮細胞，線維芽細胞で産生されるサイトカイン・ケモカイン(eotaxin, RANTES, TARC, TSLP, IL-25, IL-33)によって，さまざまな炎症細胞が浸潤する．鼻粘膜におけるアレルギー性炎症の進行と同時にさまざまな刺激に対する鼻粘膜の反応性が亢進する．また，二次的に浸潤した炎症細胞によって鼻粘膜腫脹が起こる．遅発相反応は抗原曝露6〜10時間後にみられる．

## 花粉症治療のポイント

図1に従い，各症状の程度と重症度分類を行い，それぞれ，くしゃみ・鼻漏型(表3)，鼻閉型・充全型(表4)花粉症に対して治療する．日常生活に支障のない状態を管理・治療するエンドポイントは，症状の苦痛の強さは患者により異なるが重症度分類で軽度以下とする．自然寛解が少なく治療は長期間に及ぶことが多い．花粉症患者の要望は短期的な症状の緩和であったり，長期的な寛解であったり，大きく異なる．抗原回避，セルフケア，内服，鼻噴霧液，抗原特異的免疫療法，手術療法の効果などの情報を提供し，個々の年齢やライフスタイルを考慮してきめ細やかに対処する必要がある．

### 1．抗原回避

抗原の回避・除去が重要で，抗原特異的IgE抗体価の上昇を抑制し感作から発症を予防する可能性もある．新聞，ネット端末情報，ラジオからの花粉情報に注意し，飛散の多いときの外出を控える．毛織物などのコートの使用は避け，外出時にマスク・メガネを使う．帰宅時，衣服や髪をよく払ってから入室する．洗顔，うがい，鼻かみをする．飛散の多いときは窓，戸を閉めておく．換気時の窓は小さく開け，短時間にとどめる．飛散の多いときのふとんや洗濯物の外干しは避ける．室内に侵入した花粉は掃除で除去することがポイ

表3 くしゃみ・鼻漏型の花粉症治療[2]

| 初期療法 | 軽症 | 中等症 | 重症・最重症 |
|---|---|---|---|
| ①第2世代抗ヒスタミン<br>②遊離抑制薬<br>③鼻噴霧用ステロイド薬<br><br>上記のいずれか1つ. | ①第2世代抗ヒスタミン<br>②遊離抑制薬<br>③抗LTs薬<br>④抗$PGD_2$・$TXA_2$薬<br>⑤Th2サイトカイン阻害薬<br>⑥鼻噴霧用ステロイド薬<br><br>上記のいずれか1つ.<br>①~⑤で治療を開始した時は, 必要に応じて⑥を追加. | 第2世代抗ヒスタミン薬<br>+<br>鼻噴霧用ステロイド薬 | 鼻噴霧用ステロイド薬<br>+<br>第2世代抗ヒスタミン薬 |
| | 点眼用抗ヒスタミン薬または遊離抑制薬 | | 点眼用抗ヒスタミン薬, 遊離抑制薬またはステロイド薬 |
| アレルゲン免疫療法 | | | |
| 抗原除去・回避 | | | |

表4 鼻閉型・充全型の花粉症治療[2]

| 初期療法 | 軽症 | 中等症 | 重症・最重症 |
|---|---|---|---|
| ①抗LTs薬<br>②抗$PGD_2$・$TXA_2$薬<br>③Th2サイトカイン阻害薬<br>④鼻噴霧用ステロイド薬<br><br>上記のいずれか1つ. | ①第2世代抗ヒスタミン<br>②遊離抑制薬<br>③抗LTs薬<br>④抗$PGD_2$・$TXA_2$薬<br>⑤Th2サイトカイン阻害薬<br>⑥鼻噴霧用ステロイド薬<br><br>上記のいずれか1つ.<br>①~⑤で治療を開始した時は, 必要に応じて⑥を追加. | 抗LTs薬<br>または<br>抗$PGD_2$・$TXA_2$薬<br>+<br>鼻噴霧用ステロイド薬<br>+<br>第2世代抗ヒスタミン薬<br><br>もしくは<br><br>第2世代抗ヒスタミン薬・血管収縮薬配合剤<br>+<br>鼻噴霧用ステロイド薬 | 鼻噴霧用ステロイド薬<br>+<br>抗LTs薬<br>または<br>抗$PGD_2$・$TXA_2$薬<br>+<br>第2世代抗ヒスタミン薬<br><br>もしくは<br><br>鼻噴霧用ステロイド薬<br>+<br>第2世代抗ヒスタミン薬・血管収縮薬配合剤<br><br>必要に応じて点鼻用血管収縮薬を1~2週間に限って用いる. 症状が特に強い症例では経口ステロイド薬を4~7日間処方する. |
| | 点眼用抗ヒスタミン薬または遊離抑制薬 | | 点眼用抗ヒスタミン薬, 遊離抑制薬またはステロイド薬 |
| | | | 鼻閉型で鼻腔形態異常を伴う症例では手術 |
| アレルゲン免疫療法 | | | |
| 抗原除去・回避 | | | |

ントである.

## 2. 薬物療法

初期療法では症状がでる前から治療をはじめる方法で過敏性亢進を抑制することを目的としている. くしゃみ・鼻漏型には第二世代抗ヒスタミン薬, ケミカルメディエーター遊離抑制薬, 鼻噴霧用ステロイド薬のいずれか1つ, 鼻閉型・充全型には抗ロイコトリエン薬, 抗プロスタグランジン$D_2$・トロンボキサン$A_2$薬, Th2サイトカイン阻害薬, 鼻噴霧用ステロイド薬のいずれか1つを花粉飛散終了まで続ける. 花粉飛散量が増加し症状が悪

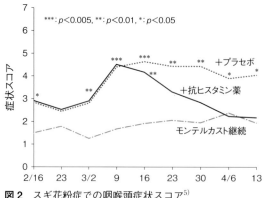

図2 スギ花粉症での咽喉頭症状スコア[5]

化した場合，症状の程度とくしゃみ・鼻漏型，鼻閉型・充全型を確認し，治療を選択する．スギ花粉症を対象としたプラセボ対照ランダム化比較試験において，鼻噴霧用ステロイド薬による初期療法を行うことで，シーズン中の鼻症状を有意に抑制し，また眼症状の増悪も抑えることが証明されている[3]．第二世代抗ヒスタミン薬・抗ロイコトリエン薬による初期療法では，症状が少しでもでた場合，すぐに内服すべきである．Th2サイトカイン阻害薬，ケミカルメディエーター遊離抑制薬，抗プロスタグランジン$D_2$・トロンボキサン$A_2$薬では早い効果発現は認められておらず，治療効果発現までに時間がかかるので，すくなくとも花粉飛散開始予測日の1〜2週間前から内服を開始したほうがよい．

第二世代抗ヒスタミン薬・血管収縮薬配合剤は，鼻閉型・充全型花粉症の中等症以上で推奨されている．点鼻用血管収縮薬の短期使用はアレルギー性鼻炎患者の鼻閉に対する治療に有効であるが，効果は2〜4時間と一過性であり，鼻閉以外の鼻漏，くしゃみは改善しない．薬剤性鼻炎の原因となるため，鼻噴霧用ステロイド薬と併用して投与することで，鼻閉に対する高い効果と薬剤性鼻炎の発症予防効果を示す．点鼻用血管収縮薬を1日数回使用する場合は短期間に留める．2歳未満の乳幼児には禁忌である．鼻噴霧用ステロイド薬では制御できない症例に，ステロイド薬内服を行う場合がある．抗ヒスタミン薬($d$-クロルフェニラミンマレイン酸塩とベタメタゾンの合剤であるセレスタミンが広く用いられている．内服ステロイド薬では喘息発作時における経口ステロイド薬の使用を参考にするとステロイド薬（プレドニゾロン20〜30 mg/day）の短期投与（1週間以内）が推奨される．

症状の増悪が生じた場合に第二世代抗ヒスタミン薬を追加併用することの評価は十分ではないが，抗ロイコトリエン薬の初期療法を行ったスギ花粉症患者に対して効果が不十分な場合に第二世代抗ヒスタミン薬を追加併用する無作為化二重盲検プラセボ対照試験を施行した．プラセボ群と比較した場合，実薬群は総鼻症状スコア，くしゃみスコア，鼻漏スコアの合計スコアを有意に減少させ[4]，咽喉頭スコア[5]も改善している（図2）．

## 3. アレルゲン免疫療法

アレルゲン免疫療法は，くしゃみ・鼻漏型（表3），鼻閉型・充全型（表4），重症度を問わず，治療の選択肢とされる．従来の皮下免疫療法は稀ながらアナフィラキシーショックの可能性があり，注射の痛みと長期通院の必要から受けられる患者が限られていた．これらに対し，安全性の高い免疫療法としてスギ花粉症に対する舌下免疫療法が実用化され

た．2014 年 10 月よりスギ花粉舌下エキス，2018 年 4 月スギ花粉舌下錠が発売され保険診療として使用可能である．わが国における 5〜64 歳のスギ花粉症患者 1,042 名に対する舌下免疫療法のランダム化プラセボ対照二重盲検比較試験では，プラセボと比較して鼻症状スコアの改善率は 2,000 JAU，5,000 JAU，10,000 JAU，それぞれ，21%，32%，31%（$p <$ 0.001）であった[6]．World Allergy Organization（WAO）は，実薬群がプラセボ群より 20%以上改善すれば臨床的に意義があるとしている．

　アレルギー性鼻炎の国際的なガイドラインである ARIA では，舌下免疫療法の適応は，①花粉またはダニによるアレルギー性鼻炎，②抗ヒスタミン薬，抗ロイコトリエン薬，鼻噴霧用ステロイド薬などの一般的な薬物療法で症状を十分にコントロールできない場合，③皮下免疫療法で全身性副反応（全身性紅斑や喘息発作など）を生じる場合，④皮下免疫療法が不適（アドヒアランス不良または注射を希望しない例）な場合である．

　安全性の高い免疫療法として舌下免疫療法は，今後多くの患者が恩恵を受けられると思われる．新規感作率の抑制，気管支喘息発症予防，気道過敏性亢進の抑制も期待できるが，施行にあたっては十分な知識と患者の選択が重要である．副作用として口腔内症状，鼻炎症状，喘息症状，蕁麻疹などもみられ，アナフィラキシーが生じる可能性も皆無ではない．アレルギー性鼻炎や免疫療法の基礎的知識，臨床的知識を十分につけてから施行する必要がある．重篤な副作用は少ないが，特有のものとして，口腔内腫脹や咽頭刺激感など，アレルゲン投与部位と関連した症状がみられる．副作用は投与後 30 分以内，本療法開始 1 カ月以内，スギ花粉飛散期に出現しやすい．

## 4．手術療法

　花粉症に通年性アレルギーを合併しているなど鼻閉型で保存的治療の効果が少なく鼻腔形態異常を伴う症例，妊娠予定で薬物療法を望まない場合では，手術も選択肢のひとつとなる．下鼻甲介粘膜切除術，レーザー照灼術，高周波凝固術，凍結手術，粘膜下下鼻甲介骨切除術，鼻汁分泌神経である後鼻神経切断術などの手術療法がある．粘膜下下甲介骨切除術と後鼻神経切断術は長期的効果に優れている．花粉症に対するレーザー照灼術の効果は不足しているが，舌下免疫療法との併用効果も期待される．

### 文献

1）Yamada T et al. J Allergy Clin Immunol 2014;133:632-9. e5.
2）鼻アレルギー診療ガイドライン作成委員会. 鼻アレルギー診療ガイドライン―通年性鼻炎と花粉症―2016 年版（改訂第 8 版）. ライフ・サイエンス；2015.
3）Higaki T et al. Ann Allergy Asthma Immunol 2012;109:458-64.
4）Yamamoto H et al. Allergy Asthma Proc 2012;33:e17-22.
5）Imoto Y et al. J Allergy Clin Immunol Pract 2019;7:1068-70. e3.
6）Gotoh M et al. J Allergy Clin Immunol Pract 2019;7:1287-97. e8.

臓器別に分類されるアレルギー疾患の臨床【耳鼻咽喉科領域】

# 22 通年性アレルギー性鼻炎の診断と治療

**Keyword**
ダニ
抗原特異的IgE
第二世代抗ヒスタミン薬
舌下免疫療法

## POINT

- 通年性アレルギー性鼻炎では，**起床時にくしゃみと鼻汁が多く，鼻閉によって口が開いていることが多い．睡眠時も開口しており起床時口腔乾燥を訴える**．季節の変わり目に症状はひどくなる．小学生は男子の方が女子よりも罹患率が高い．

- **1週間以上続く発作性反復性のくしゃみ，水様性鼻漏，鼻閉とダニ特異的IgEが陽性であれば診断できる**．下鼻甲介は蒼白に腫脹しており，鼻腔内に水様性鼻汁を認める．

- **第二世代抗ヒスタミン薬が第一選択薬**であるが，鼻閉が強いタイプは抗ロイコトリエン薬・鼻噴霧ステロイド薬が有効である．**ダニ舌下錠によるアレルゲン免疫療法は5歳以上に保険適用があり，根治性がある**．

## はじめに

　アレルギー性鼻炎は，発作性反復性のくしゃみ，水様性鼻漏，鼻閉を三大症状とする．三大症状以外にも目・鼻の痒み，咽喉頭違和感，咳，全身倦怠感，咽頭痛など多彩な症状を示す．アレルギー性鼻炎は，通年性アレルギー性鼻炎と季節性アレルギー性鼻炎に分類されるが，通常ダニに対するアレルギー性鼻炎を通年性アレルギー性鼻炎とする．しかし一年中アレルゲンが存在するということで，ペット（イヌ，ネコ，ハムスター），ゴキブリ，特定のカビに対するアレルギー性鼻炎も通年性アレルギー性鼻炎に含まれている．一方，スギ花粉を代表とする花粉によるアレルギー性鼻炎が季節性と定義されている．日本における通年性アレルギー性鼻炎の主たる原因は，コナヒョウヒダニとヤケヒョウヒダニである（図1）．これらダニの頭，手足，体部，糞のすべてがアレルゲンとなる[1]．これらはヒトの皮膚の落屑を餌として，暖かく湿度の高い状況でよく繁殖する．現代の日本の住環境は

コナヒョウヒダニ　　　ヤケヒョウヒダニ

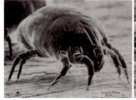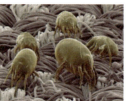

図1　通年性アレルギーの主たる原因

藤枝重治　坪川亜優美　澤井文子
Shigeharu FUJIEDA, Ayumi TSUBOKAWA and Ayako SAWAI
福井大学学術研究院医学系部門耳鼻咽喉科・頭頸部外科学

密閉されており，温度・湿度も年間を通じて著しい変動がないため，カーペットやマットレス，寝具，ぬいぐるみなどに生息している．

アレルギー性鼻炎は，自分にとって異物であるアレルゲンが，鼻に侵入してきたときに起こる生体防御機構である．鼻粘膜・眼瞼結膜で反応が起こる．くしゃみで侵入してきたアレルゲンを鼻外に吹き飛ばし，残っているものは鼻汁で洗い流し，鼻粘膜を腫脹させて再侵入を防ぐ．しかしこれらの反応は，本人にとっては不快であり，生活・仕事・勉強に支障をきたすので病気として認識されている．

## 通年性アレルギー性鼻炎の罹患率

2006年に著者らが福井大学および関連施設で行った20〜50歳までの疫学調査では，ダニの感作率は38％，発症率は20％であった．日本人の罹患率は約20％であった[2]．その10年後，2016年に同様の調査を行ったが，ダニの感作率と発症率はほぼ同様で変化はなかった．未成年においては男子の方が罹患率が高い．

## 通年性アレルギー性鼻炎の問診

1週間以上継続するくしゃみ，鼻汁（水様性鼻漏），鼻づまり（鼻閉）のいずれかを有していることが前提である．診断には問診が非常に大切である．症状誘発の時間・時期・きっかけ・場所・関連物質，年齢，職業，発症年齢，出産との関連，家族歴，ペットの有無，気管支喘息・アトピー性皮膚炎・食物アレルギー合併の有無などを聴取する．質問に対する返答から，アレルゲンのおおよそが予測できる．いくつものアレルゲンに感作され発症している人もいるので注意を要す．表1に主たる問診内容を示す[3]．

ダニによる通年性では，年中症状を認めるが，とくに気温の変化の大きい春および秋にひどくなる．6月は最もダニの繁殖が多いので，この月も症状が悪化することもある．年中鼻をすすっていたり，鼻が詰まっていたりすることが多い．とくに起床時に症状はひどい．くしゃみを連発し，鼻汁がどっとでて，ティッシュの使用量が急激に増加する．起床時の症状はmorning attackとよばれる．また布団をひいたとき，ベットで暴れたとき，掃除をしたとき，埃っぽいところに入ったときなどに症状は誘発される．夏は最も症状が安定している．しかしクーラーでよく冷えた部屋に入ると症状が出現する．

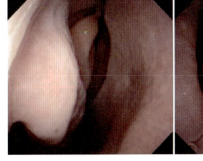
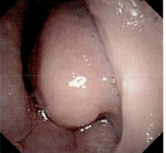

**図2** 正常と通年性アレルギー性鼻炎の鼻腔所見

表 1 問診項目[3]

```
1) くしゃみ・鼻汁・鼻閉が起こるのはいつ？
2) 朝，症状がひどい？
3) 一日のくしゃみ回数，擤鼻回数，鼻閉の程度
4) 一年中か，もしくは特定の時期のみ起こる？
5) 外に出ると起こる？
6) 洗濯物や布団を外に干しその後取り込むと誘発される？
7) ほこりっぽいところで起こる？
8) 暗い物置で起こる？
9) 特定の場所に行くと症状がでる？
10) ペット(ネコ・イヌ)と一緒に居るとでる？
11) マウスの実験などをするとでる？
12) ファンヒーターやエアコンを季節初めに使用するとでる？
13) アレルギーの薬を服用したことがある？ 服用すると症状は軽快する？
14) 喘息の既往
15) アトピー性皮膚炎の合併
16) 食物アレルギーの合併
17) 仕事が休みだとでない？
18) 食事をすると鼻汁が多くなる？
19) 気温の変化で誘発される？
20) 膿性鼻汁ではなく，水様性鼻汁？
```

## 通年性アレルギー性鼻炎の検査

まず前鼻鏡で鼻粘膜の色調，腫脹，鼻汁の有無と性状を観察する．通年性アレルギー性鼻炎では下鼻甲介が蒼白で腫脹しており(**図 2**)，鼻閉の主たる原因である．さらに透明で水様性の鼻汁が認められる．

通年性アレルギー性鼻炎診断のためには，血清中コナヒョウヒダニ特異的 IgE あるいは血清中ヤケヒョウヒダニ特異的 IgE の測定を行う．採血しない場合には，ハウスダスト皮内テストかダニエキススクラッチテスト(いづれも鳥居薬品)を行う．耳鼻咽喉科の専門施設では，鼻汁中好酸球検査，ハウスダスト誘発ディスクによる誘発テストも行う[4]．

血清特異的 IgE 測定，皮内テスト・スクラッチテストはアレルゲンを同定するために行うが，現在は特異的 IgE 測定が一般的で，採血をして検査室に提出する．アレルゲン特異的 IgE は現在，Immuno CAP とよばれる方法で測定される．しかし汎用されるようになった最初のアレルゲン特異的 IgE 検査は，RAST(Radio-allegrosorbent test)法で行われたので，今でもアレルゲン特異的 IgE 検査を RAST 検査という先生も多い．当科においてアレルギー性鼻炎診断のためのアレルゲン特異的 IgE 検査では，ヤケヒョウヒダニ，スギ，カモガヤ，ブタクサ，シラカンバ，カビ一般を測定し，必要ならイヌ上皮・ネコ上皮を追加する．

アレルゲン皮内テストとスクラッチテストは *in vivo* で調べる抗原検索検査であり，その感度は高い．アレルゲン特異的 IgE が陽性でも，アレルゲン皮内テストやスクラッチテストで陰性になることもある．そのような場合はおおよそアレルギー性鼻炎の症状がないことが多い．しかしアレルゲン皮内テストとスクラッチテストは，ハウスダストを含め数種類のアレルゲンを検査するために何度も針を刺すことになるので，行われることが少なくなった[5]．

鼻汁中好酸球検査は，インフルエンザウイルス検査のように綿棒を鼻腔内に入れ，綿棒についた鼻汁をスライドグラスに付着させそこに存在する好酸球を調べる検査で，アレル

ギー性鼻炎診断の簡便かつ有効な検査である．しかし陽性であっても疾患特異性が低いこと，また季節性アレルギー性鼻炎では，花粉の季節外では陰性になるので，アレルギー性鼻炎診断に使用されることが減少している[4]．

誘発試験は誘発ディスクを下鼻甲介に置き，症状発現を観察するきわめて臨床に近い試験である．しかし誘発ディスクがハウスダストとブタクサしかなく，いろいろなアレルゲンで行えないこと，時間がけっこうかかることから，アレルギー専門病院以外での施行は少なくなった[4]．よって一般的には，臨床症状があり，ヤケヒョウヒダニ特異的 IgE を証明することで通年性アレルギー性鼻炎の診断がなされている．

## 通年性アレルギー性鼻炎の鑑別診断

アレルギー性鼻炎の鑑別診断には，感冒，慢性副鼻腔炎，本態性鼻炎（血管運動性鼻炎），local allergic rhinitis，老人性鼻炎などがあげられる．1週間未満のくしゃみ，鼻水，鼻づまりは感冒などのウイルス感染を含む急性鼻炎の可能性が高い．慢性副鼻腔炎は膿性あるいは粘性鼻汁が特徴である．アレルギー性鼻炎様の症状を示しながら，特異的 IgE を証明できず，鼻汁中好酸球も存在しなければ本態性鼻炎となる．とくに中年の女性に多く，治療に難渋することがある．本態性鼻炎と診断されているなかには，鼻粘膜局所に抗原に対する特異的 IgE が存在し反応しているタイプが存在すると報告された．これには local allergic rhinitis の名がつけられ，皮内テスト，プリックテスト，血清中抗原特異的 IgE 検査は陰性であるが，鼻腔誘発試験は陽性であり，特異的な抗原を鼻腔内に投与すると症状が出現し，診断が可能となる[6]．わが国での問題は，誘発ディスクがハウスダストとブタクサしかなく，この2つ以外の抗原の場合診断は不可能である．老人性鼻炎は70歳以上で起こる血管運動性鼻炎と鑑別できない疾患である．抗原特異的 IgE は陰性であり，起床時や朝食時に鼻汁が多い．4つの疾患の比較を**表2**に示す[6]．

## 通年性アレルギー性鼻炎の治療
### 1．薬物治療

鼻アレルギー診療ガイドラインでは，重症度および病型別治療法の選択表（**表3**）に沿って治療を行うのが，よりよい QOL につながるとしている[1,5]．実際の薬物治療としては，第二世代抗ヒスタミン薬内服が，第一選択薬である．鼻閉が強い場合には，抗ロイコトリエン薬や鼻噴霧ステロイド薬が主体となる．喘息においては吸入ステロイドが主流となっ

表2 鑑別すべき4つの疾患の比較[6]

| | アレルギー性鼻炎 | Local allergic rhinitis | 血管運動性鼻炎 | 老人性鼻炎 |
|---|---|---|---|---|
| 鼻症状 | **典型** | 非典型 | 非典型 | 非典型 |
| 眼症状 | **多い** | 少ない | 少ない | 少ない |
| 血清中特異的 IgE | **陽性** | 陰性 | 陰性 | 陰性 |
| 鼻粘膜 IgE | **陽性** | 陽性 | 陰性 | 陰性 |
| 鼻汁好酸球 | **陽性** | 陰性 | 陰性 | 陰性 |
| 誘発試験 | **陽性** | 陽性 | 陰性 | 陰性 |
| 鼻過敏症 | **亢進** | やや亢進 | やや亢進 | やや亢進 |
| 頻度 | 約40％ | 不明 | 約2％ | 不明 |
| 特徴 | なし | 不明 | 中年女性 | 老人 |

表 3 通年性アレルギー性鼻炎における重症度別治療選択

| 重症度 | 軽症 | 中等症 | | 重症 | |
|---|---|---|---|---|---|
| 病型 | | くしゃみ・鼻漏型 | 鼻閉型または鼻閉を主とする充全型 | くしゃみ・鼻漏型 | 鼻閉型または鼻閉を主とする充全型 |
| 治療 | ①第2世代抗ヒスタミン薬<br>②遊離抑制薬<br>③Th2サイトカイン阻害薬<br>④鼻噴霧用ステロイド薬<br><br>①，②，③，④のいずれか一つ． | ①第2世代抗ヒスタミン薬<br>②遊離抑制薬<br>③鼻噴霧用ステロイド薬<br><br>①，②，③のいずれか一つ．必要に応じて①または②に③を併用する． | ①抗LTs薬<br>②抗PGD₂・TXA₂薬<br>③Th2サイトカイン阻害薬<br>④第2世代抗ヒスタミン薬・血管収縮薬配合剤<br>⑤鼻噴霧用ステロイド薬<br><br>①，②，③，④，⑤のいずれか一つ．必要に応じて①，②，③に⑤を併用する． | 鼻噴霧用ステロイド薬<br>＋<br>第2世代抗ヒスタミン薬 | 鼻噴霧用ステロイド薬<br>＋<br>抗LTs薬または抗PGD₂・TXA₂薬もしくは第2世代抗ヒスタミン薬・血管収縮薬配合剤<br>必要に応じて点鼻用血管収縮薬を治療開始時の1〜2週間に限って用いる． |
| | | | | 鼻閉型で鼻腔形態異常を伴う症例では手術 | |
| | アレルゲン免疫療法 | | | | |
| | 抗原除去・回避 | | | | |

症状が改善してもすぐには投薬を中止せず，数カ月の安定を確かめて，ステップダウンしていく．
遊離抑制薬：ケミカルメディエーター遊離抑制薬抗LTs薬：抗ロイコトリエン薬，抗PGD₂・TXA₂薬：抗プロスタグランジンD₂・トロンボキサンA₂薬．

ているが，わが国のアレルギー性鼻炎治療では，鼻噴霧用ステロイド薬はまだまだ併用薬の域を脱していない．漢方薬(小青竜湯など)を希望する患者もあるが，汎用までには至っていない[5]．

通年性アレルギー性鼻炎治療の原則は，よい状態を少ない内服薬で長期間保つということである．そのため症状が激しいときには，抗ヒスタミン薬を連日，規則正しく服用し，症状が軽快してきたならば，減量や内服回数を減らし，さらに落ち着いてくれば頓用形式にする．頓用形式後，症状が悪化してきたならば，再度連日投与に切り替え，同様の治療を行っていく．現在の新しい抗ヒスタミン薬はほとんど眠気などの副作用がなく，効果的なものが多い．

また将来的には，抗体治療もさまざまな治療法に抵抗性で重症の患者に適応になるかもしれない．

## 2．舌下免疫療法

5歳以上の通年性アレルギー性鼻炎患者に対して，ミティキュアとアシテアの2つの舌下錠が保険適用となった．ともに日本において小児と成人対象に，きわめてエビデンスレベルの高い大規模プラセボ対照ランダム化二重盲検試験が行われ，その有用性が証明されている[7-10]．ダニに対する舌下免疫療法はメタ解析においてもその有用性が証明されている[11]．2年間以上舌下免疫療法を行うと根治性もあり，ぜひとも普及させたい治療法である．

## 3．手術療法

通年性アレルギー性鼻炎による持続する鼻閉に対して，抗ロイコトリエン薬や鼻噴霧ステロイド薬などが無効な場合，全身麻酔下で粘膜下下甲介骨切除術と後鼻神経切断術を行

うことがある．下鼻甲介粘膜の深部に存在する骨を取り除き下鼻甲介の容量を減少させるとともに，後鼻神経を選択的に切断・抜去する．70％の症例で術後5年間の有効性が証明されている[12]．当施設の手術の適応は，①身長150 cm 以上，②13歳以上(できれば15歳以上)，③各種内服，鼻噴霧用ステロイドの効果が認められない重症な鼻閉をもつ，④保存的治療は効果があるが，長期間の内服，鼻用噴霧薬使用をそろそろ中止したいという希望が強い，しかし中止すると症状がすぐに再燃する，⑤客観的にも鼻閉が証明できる(心因性を除外できる)，⑥鼻閉が1年中存在する，としている．たとえばスギ花粉症単独の場合，短期間の鼻閉出現期間なので，手術は行わない．手術はとくに13歳以下には慎重に行うべきで，けっして下鼻甲介を取りすぎないようにすることが肝要である．再度腫脹してきた場合には，再手術は可能であるが，取りすぎて萎縮性鼻炎になると取り返しがつかない．

## 文献

1) Okubo K et al. Allergol Int 2017;66:205-19.
2) Sakashita M et al. Int Arch Allergy Immunol 2010;151:255-61.
3) 藤枝重治. 日本耳鼻咽喉科学会会報 2013；116：110-3.
4) Fujieda S et al. Auris Nasus Larynx 2012;39:553-6.
5) 鼻アレルギー診療ガイドライン作成委員会. 鼻アレルギー診療ガイドライン2016年版. ライフサイエンス；2015.
6) Rondón C et al. Curr Opin Allergy Clin Immunol 2018;18:342-9.
7) Okamoto Y et al. Allergy 2017;72:435-43.
8) Okubo K et al. J Allergy Clin Immunol 2017;139:1840-8.e10.
9) Okamoto Y et al. Pediatr Allergy Immunol 2019;30:66-73.
10) Masuyama K et al. Allergy 2018;73:2352-63.
11) Pfaar O et al. Allergy 2018;73:2274-89.
12) Mori S et al. Laryngoscope 2002;112:865-9.

臓器別に分類されるアレルギー疾患の臨床【耳鼻咽喉科領域】

## 23 好酸球性副鼻腔炎・中耳炎の診断と治療

**Keyword**
好酸球性炎症疾患
気管支喘息
鼻ポリープ
嗅覚障害

### POINT

- 好酸球性副鼻腔炎の診断にはJESRECスコアが用いられ，中等症・重症，および重症度にかかわらず**好酸球性中耳炎が合併している場合には難病指定の対象となる**．

- 好酸球性中耳炎症例のなかには経過中に骨導閾値上昇（感音性あるいは混合性難聴）を伴う症例があるため，適切な治療管理が望まれるとともに**ANCA関連血管炎性中耳炎（OMAAV）との鑑別に留意する**必要がある．

- 好酸球性副鼻腔炎・中耳炎の治療は，現在，局所および全身ステロイドが中心であるが，**生物学的製剤の登場により，治療法が劇的に変化する可能性**がある．

### はじめに

　好酸球性副鼻腔炎と好酸球性中耳炎は，上気道における代表的な好酸球性炎症疾患である．両者はしばしば合併し，さらに下気道疾患である気管支喘息とも密接に関連している．その病態は完全に解明されているとはいえず，治療に難渋することが少なくない．本稿では，両者の診断，治療ストラテジーを中心に解説する．

### 好酸球性副鼻腔炎の診断と治療

#### 1．診断

　慢性副鼻腔炎にはいくつかのフェノタイプ（表現型に基づく分類）が存在する．欧米においては鼻腔ポリープの有無によって，ポリープを伴わないCRSsNP（chronic rhinosinusitis without nasal polyp）とポリープを伴うCRSwNP（chronic rhinosinusitis with nasal polyp）に分類されている[1]．欧米におけるCRSwNPの多くは好酸球組織浸潤が特徴であるが，中国をはじめとするアジア諸国の一部では好中球組織浸潤が主体であるCRSwNPが少なくないことが指摘されている．わが国においては，以前は好中球浸潤が主体の慢性副鼻腔炎が主体であったが，1990年代後半より徐々に治療抵抗性を示す副鼻腔炎の存在が指摘されるようになり，鼻ポリープにおける好酸球性組織浸潤を特徴とすることから（**図1**），好酸球性副鼻腔炎という名称が提唱された[2]．その後，2010年から多施設共同大規模疫学研究であるJapanese Epidemiological Survey of Refractory Eosinophilic Chronic Rhinosinusitis Study（JESREC Study）が施行され，好酸球性副鼻腔炎の診断基準が定められた[3]．すなわち，診断基準に沿ってスコアを計算し，11点以上を好酸球性とし，さらに，400倍視野の顕微鏡下に3カ所平均70個以上の好酸球組織浸潤が認められれば確定診断となる（**表1**）．

**上條 篤** Atsushi KAMIJO　埼玉医科大学耳鼻咽喉科／アレルギーセンター

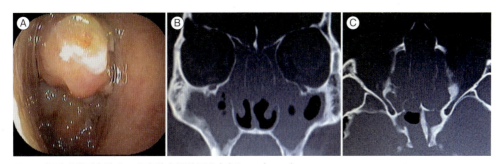

**図1** 好酸球性副鼻腔炎の左鼻腔内視鏡写真(A)とCT(B, C)
左鼻腔内はポリープで充満している．CTではほぼすべての副鼻腔に陰影がある．B：冠状断，C；軸位断．

**表1** 好酸球性副鼻腔炎の診断基準（JESREC study）[3]

| 項目 | スコア |
|---|---|
| 病側：両側 | 3点 |
| 鼻茸あり | 2点 |
| 篩骨洞陰影/上顎洞陰影 ≧1 | 2点 |
| 血中好酸球(%)　2< ≦5 | 4点 |
| 　　　　　　　5< ≦10 | 8点 |
| 　　　　　　　10< | 10点 |

各項目の点数を合計し11点以上を好酸球性副鼻腔炎，11点未満を非好酸球性副鼻腔炎と診断する．確定診断は，組織中好酸球数：1視野あたり70個以上（顕微鏡400倍視野）．

欧米におけるCRSwNPの多くは，好酸球性副鼻腔炎に属すると考えられる．一方，11点未満であれば非好酸球性副鼻腔炎というフェノタイプに属する可能性が高い．また，術後の再発と難治性要因を多変量解析した結果から導かれたアルゴリズムによって，軽症，中等症，重症に分類される（**図2**）．そのうえで，中等症・重症例，あるいは重症度にかかわらず好酸球性中耳炎合併例は難病指定の対象となっている．

### 2．好酸球性副鼻腔炎と気管支喘息

　慢性副鼻腔炎は気管支喘息やNSAIDアレルギーと密接に関連する疾患である．とくに好酸球性副鼻腔炎と気管支喘息は高率に合併する．著者らの施設での検討では，手術を施行した慢性副鼻腔炎患者を対象として気管支喘息の合併率を検討し，末梢血好酸球が5%以上のCRSwNP群の43%，末梢血好酸球が5%未満のCRSwNP群の9%，CRSsNP群の5%に気管支喘息合併していた[4]．気管支喘息にもさまざまなフェノタイプが提唱されているが，とくにlate onset（成人発症）タイプの気管支喘息と好酸球性副鼻腔炎の関連が深い．また，気管支喘息と診断されていなくても潜在的な下気道炎症が存在し，末梢気道狭窄が認められる頻度が高い（隠れ喘息）．したがって好酸球性副鼻腔炎症例では下気道の評価も重要であり，呼吸器内科との連携も視野に入れた対応が必要になる．

　One airway, one diseaseの観点から，好酸球性副鼻腔炎の適切な治療が下気道疾患である気管支喘息のコントロールに寄与する可能性がある．実際，気管支喘息合併副鼻腔炎患者に鼻噴霧用ステロイド薬を追加投与すると，副鼻腔CTスコアは変化しなかったが，気管支喘息のコントロール状態が安定し，一秒量が増加したとの報告がある[5]．しかし，これに相反する報告もあり，現時点では，分子生物製剤を除けば好酸球性副鼻腔炎と気管支

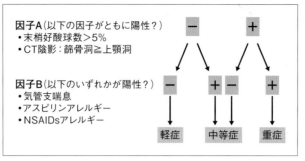

**図 2　好酸球性副鼻腔炎の重症度（JESREC study）[3]**
　因子 A（末梢血好酸球 5％＞かつ CT にて篩骨洞陰影≧上顎洞陰影）を満たし，因子 B（気管支喘息の合併 or アスピリン不耐症の合併 or NSAIDs アレルギーの合併）が陽性であれば重症．因子 A あるいは因子 B のいずれかが陽性ならば中等症．因子 A と因子 B が両方陰性なら軽症好酸球性副鼻腔炎と診断する．

喘息の双方に明白な有効性を持つのは経口および局所ステロイド薬のみである．一方で，手術療法が気管支喘息に与える影響については賛否があり[6]，実感としては，手術療法後に気管支喘息のコントロールが良好となる症例が多いように感じているものの，さらにエビデンスを充実させる必要がある．

### 3．好酸球性副鼻腔炎と嗅覚障害

慢性副鼻腔炎は高率に嗅覚障害を合併し，嗅覚障害の原因疾患としては最も多い[7]．好酸球性副鼻腔炎は非好酸球性副鼻腔炎よりも嗅覚障害の合併率および重症度が高いことが知られている．この機序について完全に解明されているわけではないが，主因は活性化好酸球による嗅粘膜障害（嗅神経障害）であり，さらに鼻ポリープなどによる気導性嗅覚障害（におい分子が嗅粘膜に届かない状態）も一部関与していると考えられる[8]．

### 4．治療

好酸球性副鼻腔炎の治療には薬物療法，手術療法，鼻洗浄がある．鼻噴霧用ステロイド薬は有効とされるも，その切れ味には限界がある．一方，経口ステロイドの有効性は疑う余地はないが，副作用の懸念からその長期使用は推奨されていない．したがって，鼻閉などの症状の訴えが強い症例に対しては手術療法が選択肢となる．全国の大学病院を対象とした調査では，手術適応として重視する項目として，鼻閉，嗅覚障害，ポリープの合併，

---

**column　ILC2の関与**

好酸球性副鼻腔炎の発症機序に，自然リンパ球（innate lymphoid cells：ILC）に属するILC2の関与が指摘されている．このILC2は，ウイルス感染などによる上皮細胞障害によって放出されるIL-25，IL-33，TSLPなどの刺激を受けると大量のIL-5，IL-13を産生する．これによる2型炎症が病態形成に関与していることが示唆されている．福井大学の研究グループによると，2型炎症の結果，t-PA（組織型プラスミノーゲン・アクチベータ）の低下やtissue factor（組織因子）発現が上昇し，凝固系の亢進と線溶系の活性低下が生じ，鼻腔内にフィブリン沈着が起こる．これが鼻ポリープの発生に重要だと考えられ，新たな治療ターゲットとして注目されている．

患者の希望，保存的治療への抵抗性，一部の施設では気管支喘息の合併があげられていた．術後の薬物治療については，鼻噴霧用ステロイド薬が90%弱の施設で，ロイコトリエン受容体拮抗薬も3/4強の施設でルーチンに使用されていた．全身ステロイド薬については，時に使用するものを含めると約3/4の施設で使用されているが，その使用量や投与期間については施設間でさまざまであった[9]．好酸球性副鼻腔炎はとくに気管支喘息合併例など重症度が高い症例では術後再発をきたしやすい．現在，CRSwNPおよび好酸球性副鼻腔炎を対象とした抗IL-5抗体や抗IL-4/13抗体をはじめとする多種の生物学的製剤の臨床試験が世界的に進められている．また，副鼻腔炎のエンドタイプ分類も徐々にではあるが明らかにされつつあり，エンドタイプ（発現するサイトカインなどの特徴的なバイオマーカーを指標とした病態生理メカニズムからの分類）に準じた副鼻腔炎の治療戦略が確立される日も近い．

## 好酸球性中耳炎の診断と治療

### 1．診断

　好酸球性中耳炎は中耳貯留液や中耳粘膜に多数の好酸球浸潤を認める難治性中耳炎であり，松谷らがはじめて報告した疾患概念である[10]．当初は気管支喘息に合併する中耳炎として注目されたが，気管支喘息非合併例も1割弱存在することが明らかになり，また同じ好酸球性疾患である好酸球性副鼻腔炎も7〜8割に合併する．気管支喘息や好酸球性副鼻腔炎より約10年経過してから発症するとされる[11]．好酸球性中耳炎の診断基準を**表2**に示す[12]．中耳貯留液中の好酸球の証明には，スメアをハンセル染色するのが手軽だが，細胞死に至った好酸球形態の確認が難しいため，ホルマリン固定を行う方が診断的価値は高い[13]．

### 2．病因

　中耳貯留液中には高率に真菌やブドウ球菌エンテロトキシンに対する特異的IgEの存在が報告されている[14]．また，耳管開放症も発症に関与していることが明らかにされている[15]．したがって，好酸球性気道炎症が存在する症例においては，開いた耳管を通じて真菌やブドウ球菌が中耳腔内に侵入し，それと接触した活性化好酸球が特殊な細胞死によりDNAを放出（extracellular trap cell death：ETosis）し[16]，好酸球性中耳炎に特徴的な非常に粘稠（ニカワ状）な貯留液をきたすと考えられている（**図3**）．さらに，好酸球は鼓室粘膜の

**表2** 好酸球性中耳炎の診断基準[12]

| |
|---|
| **大項目**<br>　中耳貯留液に好酸球が存在する滲出性中耳炎または慢性中耳炎 |
| **小項目**<br>　1）膠状の中耳貯留液<br>　2）中耳炎に対する従来の治療に抵抗<br>　3）気管支喘息の合併<br>　4）鼻茸の合併 |
| 確実例：大項目の他に，2つの小項目を満たすもの |
| 除外診断：Churg-Straus症候群（EGPA：eosinophilic granulomatosis with polyangitis）<br>　　　　　好酸球増多症候群（hypereosinophilic syndrome） |

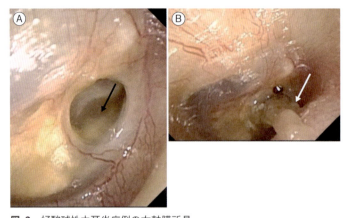

図 3　好酸球性中耳炎症例の左鼓膜所見
A：鼓膜穿孔が存在し，鼓室内に貯留液が認められる（黒矢印）．
B：貯留液は非常に粘稠で十分に吸引ができない（白矢印）．

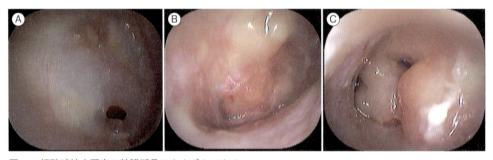

図 4　好酸球性中耳炎の鼓膜所見はさまざまである
A：鼓膜が肥厚し，鼓膜穿孔が認められる．
B：鼓室内に肉芽が存在するように見える．
C：鼓室内肉芽，さらに外耳道にも肉芽が認められる．

浮腫や肥厚，肉芽形成に関わっている可能性が高い．

## 3．病型と経過

　鼓膜所見より，単純穿孔型，滲出性中耳炎型，鼓膜膨隆型（肉芽型）に分類される[17]（図4）．経過中に最も問題になるのは，とくに 2,000 Hz, 4,000 Hz を中心とした骨導聴力閾値の上昇であり，約6割の症例に認められる．また，そのうちの約6％が聾になる[12]．とくに肉芽型のように，鼓室粘膜炎症が高度な病変は難聴が進行しやすいので注意が必要である．また，ANCA（anti-neutrophil cytoplasmic antibody）関連血管炎性中耳炎（otitis media with ANCA-assosiated vasculitis：OMAAV）との鑑別は常に念頭におく必要がある．とくに好酸球性多発血管炎性肉芽腫（eosinophilic granulomastosis with polyangiitis：EGPA）は，好酸球性副鼻腔炎の合併や，鼓室内肉芽，骨導閾値の上昇など，好酸球性中耳炎ときわめて類似した臨床像をとることがあり，その鑑別は容易ではない．血清 MPO（myeloperoxidase）-ANCA や PR-3（proteinase 3）-ANCA などが陽性になれば診断に結びつくが，EGPA における ANCA 陽性率は 3〜4 割程度と低い[18]．したがって，好酸球性中耳炎と診断した後も，EGPA を発症する可能性を視野に入れ，とくに骨導閾値が上昇してくる症例には血清 ANCA をたびたび測定するなど注意深い対応が必要である．

## 4. 治療

　好酸球性中耳炎の治療の基本となるのは，副腎皮質ステロイド薬である．最も一般的に行われているのは，トリアムシノロン鼓室内投与である[19]．そのほか，抗ロイコトリエン受容体拮抗薬や PDE 阻害薬などが使用されるがかならずしも高いエビデンスレベルにある治療とはいえない．全身ステロイドの短期的使用は有効であるが，好酸球性副鼻腔炎同様長期使用は推奨されない．しかし，一部ではやむを得ず全身ステロイドの長期使用に至る例もある．とくに急激に骨導閾値上昇を認める場合には突発性難聴に準じた全身ステロイド投与が必要となる．一方で，気管支喘息・好酸球性副鼻腔炎のコントロールをしっかりと行うことにより症状を長期的に制御できる症例も存在する．

　生物学的製剤の有効性にも期待されている．Iino らは，気管支喘息合併好酸球性中耳炎に対するオマリズマブ（抗 IgE 抗体）の有効性を報告しており[20]，好酸球性副鼻腔炎同様，新たな治療法の確立が望まれる．

### 文献

1）Meltzer EO et al. J Allergy Clin Immunol 2006;118:17-61.
2）春名眞一・他．耳鼻咽喉科展望 2001；44：195-201.
3）Tokunaga T et al. Allergy 2015;70:995-1003.
4）Tanaka S et al. Allergol Int 2014;63:27-35.
5）Yatera K et al. Int Forum Allergy Rhinol 2016;6:398-406.
6）上條　篤，吉川沙耶花．MB ENT 2016；197：42-8.
7）三輪高喜・他．日本鼻科学会会誌 2017；56：1-70.
8）上條　篤．耳鼻咽喉科免疫アレルギー 2015；33：11-3.
9）島村歩美・他．日本鼻科学会会誌 2018；57：623-30.
10）松谷幸子・他．耳喉頭頸 1995；67：712-3.
11）Kanazawa H et al. Int Adv Otol 2013;9:353-8.
12）Iino Y et al. Auris Nasus Larynx 2011;38:456-61.
13）松原　篤．Otol Jpn 2017；27：199-203.
14）Kanazawa H et al. Ann Allergy Asthma Immunol 2014;113:88-92.
15）Iino Y et al. Arch Otolaryngol Head Neck Surg 2006;132:1109-14.
16）Ueki et al. J Allergy Clin Immunol 2016;137:258-67.
17）松原　篤．日本耳鼻咽喉科学会会報 2007；110：91-4.
18）Jayne D et al. N Engl J Med 2003;349:36-44.
19）Iino Y et al. Ann Allergy Asthma Immunol 2006;97:761-6.
20）Iino Y et al. Otol Neurotol 2012;33:1218-24.

# 24 アレルギー性結膜疾患の診断と治療

**Keyword**
アレルギー性結膜炎
春季カタル
ステロイドレスポンダー
免疫抑制点眼薬

## POINT

- アレルギー性結膜疾患には非増殖性の**アレルギー性結膜炎以外に，増殖性であるアトピー性角結膜炎，春季カタル，巨大乳頭結膜炎があり**，それぞれ別個の疾患である．

- アレルギー性結膜疾患の確定診断は結膜局所からの好酸球の証明だが，**臨床的にはイムノクロマト法による涙液総 IgE 値検査が簡便で広く行われている**．

- 基盤治療は抗アレルギー点眼薬であるが，**重症例ではステロイド点眼薬やとくに春季カタルには免疫抑制点眼薬が有用**で，眼圧上昇もみられず，小児例などにも広く使用されてきている．

## はじめに

　アレルギー性結膜疾患（allergic conjunctival diseases：ACD）は眼のアレルギー疾患の総称であるが，アレルギー性結膜炎と同じではない．アレルギー性結膜炎は ACD のなかのひとつの疾患であり，後述するように一つ一つが独立した疾患の集まりである．以下の内容は 2010 年に改訂された「アレルギー性結膜疾患診療ガイドライン（第 2 版）」[1]に基づいて述べていくことにする．ACD は「I 型アレルギーが関与する結膜の炎症性疾患で，何らかの自他覚症状を伴うもの」と定義される[1]．結膜の炎症性変化と瘙痒感，眼脂，流涙などの何らかの自覚症状がある場合のみ ACD と診断ができる．近年患者数の増加が指摘されているが，黄砂や PM2.5 などの環境汚染物質による影響も報告されてきている．

## アレルギー性結膜疾患の病型

　ACD は増殖性変化，アトピー性皮膚炎の合併，異物などによる機械的刺激の有無により，アレルギー性結膜炎，アトピー性角結膜炎，春季カタル，巨大乳頭結膜炎の 4 つに分類される．

### 1. アレルギー性結膜炎

　結膜に増殖性変化のみられない ACD がアレルギー性結膜炎（allergic conjunctivitis：AC）である（図 1-A）．AC のうち症状の発現が季節性のものを季節性アレルギー性結膜炎（seasonal allergic conjunctivitis：SAC），花粉によって引き起こされるものは花粉性結膜炎ともよばれる．季節あるいは気候の変化により増悪，寛解があるものの，症状の発現が通年性のものを通年性アレルギー性結膜炎（perennial allergic conjunctivitis：PAC）に細分する．SAC の大部分は花粉抗原による花粉性結膜炎であり，鼻炎症状の合併が 65〜70％と高率

**内尾英一**　Eiichi UCHIO　福岡大学医学部眼科学教室

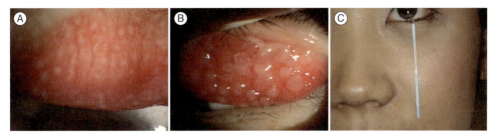

**図 1** アレルギー性結膜炎症例(A, B)と涙液中総 IgE 検査(C)
A：結膜乳頭．スギ花粉による季節性アレルギー性結膜炎の症例．
B：石垣状結膜巨大乳頭．形態から石垣状乳頭ともいわれ春季カタルに特異的な増殖組織である．
C：涙液総 IgE イムノクロマト法キット．涙液測定のシルマー法と同様の方法で，涙液を 5 分間採取して線が 2 本現れれば陽性となる．判定までは 10 分である．

にみられる[2]．PAC は多季節性あるいはほぼ 1 年を通じて眼瞼痒感，流涙，充血，眼脂などの自覚症状と臨床所見を認めるが，結膜増殖性変化はないものである．慢性に経過し，原因抗原はハウスダスト，ダニが多い．

### 2．アトピー性角結膜炎

顔面にアトピー性皮膚炎を伴う患者に起こる慢性の ACD がアトピー性角結膜炎(atopic keratoconjunctivitis：AKC)である．AKC には増殖性変化を伴わない症例が多いが，巨大乳頭などの増殖性変化を伴うこともある．アトピー性皮膚病変はとくに顔面にみられる特徴がある．長期にわたる慢性炎症の結果として，結膜嚢短縮，結膜色素沈着や瞼球癒着がみられ，特徴的な所見となる．

### 3．春季カタル

結膜に増殖性変化がみられる ACD が春季カタル(vernal keratoconjunctivitis：VKC)である．結膜の増殖性変化とは眼瞼結膜の石垣状乳頭増殖(**図 1-B**)あるいは輪部結膜の腫脹，堤防状隆起やトランタス斑などを指す．VKC に特異的と考えられる角膜病変には落屑様 SPK，角膜シールド潰瘍(楯型潰瘍)，角膜プラークなどがある．角膜潰瘍の形成が感染症とは異なり，好酸球組織障害性蛋白によって生じ，壊死した上皮が堆積していくために，特徴的な角膜上皮病変を呈すると考えられる．

### 4．巨大乳頭結膜炎

コンタクトレンズ，義眼，手術用縫合糸などの機械的刺激によって上眼瞼結膜に増殖性変化を伴う結膜炎を巨大乳頭結膜炎(giant papillary conjunctivitis：GPC)と定義する．直径 1 mm 以上の巨大乳頭がある点で VKC と類似しているが，乳頭の形状が異なり，GPC の巨大乳頭は個々の境界が明瞭で，融合することはなく，隆起することもまれである．他の ACD のように，I 型アレルギーの関与がはっきりしないものもあり，血清抗原特異的 IgE 抗体陽性率も高くない．

##  アレルギー性結膜疾患の検査と診断

アレルギー素因に関する検査は他科と共通である．ACD の確定診断は眼局所からの好酸球の証明が必要とされている．結膜擦過物をスライドグラスに塗布，固定後，染色用キットで処理して観察する．これらは検査室に依頼して行ってもよい．Hansel 染色，ギム

ザ染色などがよく用いられる．最近涙液中総 IgE 検査が保険適用され，アレルウォッチ®涙液 IgE(製造販売：日立化成，販売：わかもと)として 2008 年 11 月から販売開始されている(**図1-C**)．本検査は臨床的な重症度にほぼ比例して，陽性率が上昇すると報告されている[3]．そのため，軽症の AC ではかならずしも陽性とはならないので，本検査が陰性であっても ACD を否定することはできない．感染性結膜炎との鑑別診断が必要な症例でも有用である．

## アレルギー性結膜疾患の治療

### 1．抗アレルギー点眼薬

抗アレルギー点眼薬にはメディエータ遊離抑制薬(クロモグリク酸ナトリウム，アンレキサノクス，ペミロラストカリウム，トラニラストなど)と抗ヒスタミン作用を有している薬剤(フマル酸ケトチフェン，レボカバスチン，塩酸オロパタジン)とがある(**表1**)．スギ花粉症のようにあらかじめ発症時期が予測可能な場合には，花粉飛散がピークになる前に抗アレルギー点眼薬を開始するのが初期療法である．花粉飛散予定日の 2 週間前から点眼を開始することにより，症状改善や発症抑制も可能であることが示され，広く行われている．抗ヒスタミン点眼薬のフマル酸ケトチフェン，オロパタジンおよびエピナスチンは通常の第二世代抗ヒスタミン内服薬のように，メディエータ遊離抑制作用と $H_1$ ブロック作用の両者の作用を併せ持っており，ひとつの製剤で初期療法薬としても即効性薬剤としても使用できるメリットがある．なお多くの点眼薬には防腐剤として塩化ベンザルコニウムが含有されているため，レンズ素材の変質を生じる可能性から，コンタクトレンズ装用時にはレンズをはずして点眼薬を用いるとされていたが，最近塩化ベンザルコニウムを含有しない点眼薬(アレジオン®)が市販されるようになり，コンタクトレンズ装用例での利便性が向上した．

### 2．ステロイド点眼薬

ステロイド点眼薬は強い抗炎症作用や即効的な性質も十分あるために，花粉性アレルギー性結膜炎の重症例では使用を考慮するべきである．しかし眼圧上昇の副作用があり，そのような症例はステロイドレスポンダーといわれ，小児にとくに多いことが知られている[4]．使用後は定期的な眼圧測定が必要である．

**表 1** 現在使用できるおもな抗アレルギー点眼薬

| 種類 | 薬剤名 | 商品名 | 抗ヒスタミン作用 | 備考 |
|---|---|---|---|---|
| メディエータ遊離抑制点眼薬 | クロモグリク酸ナトリウム | インタール®，クールウェイ® | | |
| | アンレキサノクス | エリックス® | | |
| | ペミロラストカリウム | アレギサール®，ペミラストン® | | 2回/日点眼 |
| | トラニラスト | リザベン®，トラメラス® | | |
| | イブジラスト | アイビナール®，ケタス® | | |
| | アシタザノラスト | ゼペリン® | | |
| 抗ヒスタミン点眼薬 | レボカバスチン | リボスチン® | ○ | $H_1$ 特異的拮抗 |
| | フマル酸ケトチフェン | ザジテン® | ○ | |
| | 塩酸オロパタジン | パタノール® | ○ | |
| | 塩酸エピナスチン | アレジオン® | ○ | 塩化ベンザルコニウム非含有 |

先発品のみを示す．

### 3. 免疫抑制点眼薬

　免疫抑制点眼薬はシクロスポリン（パピロックミニ®）に加えて，タクロリムス（タリムス®）も臨床応用が可能となった．これらはVKCのみが適応である．シクロスポリンに比べて，タクロリムスは薬効が強力で，春季カタルの増悪時には有用である．ステロイド点眼薬のような眼圧上昇の副作用はないが，アトピー性皮膚炎合併例では麦粒腫などの局所感染を合併しやすい点に注意が必要である．

## 全身治療薬のアレルギー性結膜疾患の治療効果

### 1. 抗ヒスタミン内服薬

　アレルギー疾患の診療で抗ヒスタミン薬は通常内服薬として広く使用されているが，全身投与の抗ヒスタミン薬にはアレルギー性結膜炎をはじめとする眼アレルギーには適応が認められていない．しかし最も本剤が広く使用されているアレルギー性鼻炎では，眼のアレルギー症状である眼の瘙痒感，流涙，充血などの諸症状に対して有効であることは臨床的には知られている．眼領域と鼻領域はいずれも知覚神経が三叉神経でそれぞれ第一枝と第二枝に支配されていると考えられるが，反射性の反応などで密接に関連していることも抗ヒスタミン内服薬が眼アレルギーに有効な理由と推測される．

### 2. ステロイド内服薬

　小児や瞼結膜下注射が困難な症例，角膜上皮欠損の認められる症例などに用いる．対象疾患はほぼ春季カタル（**図1-B**）に限られる．投与期間は副作用を考慮し，漸減しながら1～2週を目途とする．全身への副作用を考慮し，内科や小児科の専門医と連携して治療にあたることも必要である．眼圧への影響は点眼，眼軟膏に比較してかなり低い一方，期間が長くなると白内障のリスクが高まる．

## 他科医のアレルギー性結膜疾患診療上の注意点

　眼科専門医以外の一般医が詳細な眼科的診察を行うことは難しいことであるが，細隙灯顕微鏡などの診察器具を使用しなくても，ある程度の診察は可能である．その場合，肉眼的に観察をすることになるが，結膜炎は上眼瞼を反転しなくても，下眼瞼および眼球結膜の充血を認めれば可能である．ただ，眼脂の性状や結膜下出血など感染性結膜炎との鑑別は肉眼的にはほぼ不可能であり，痒みが主訴の前面に現れる症例でないと，アレルギー性

---

**column　環境汚染物質とアレルギー性結膜疾患**

　地球温暖化や日本近隣諸国の経済発展によって，近年大気汚染などの健康被害が問題になってきている．そのなかで，比較的研究されてきたのが黄砂である．黄砂によって眼疾患が生じるかどうかは，気象データと疾患の発症変動などから，関連があるとするいくつかの報告がある．著者らはアレルギー性結膜炎患者の眼表面を洗浄した液から走査電子顕微鏡によって検出された粒子の形状，大きさを解析すると同時に，電子線照射による元素分析を行って，ケイ素とアルミニウムを含有し，ほぼ4μm前後の黄砂粒子がほぼすべての症例から検出することができた[5]．黄砂検出率が高い症例は臨床的に有意に重症であることも示された．黄砂自体による作用とアジュバントとしてアレルギー炎症に作用しているとの指摘がされている[6]．

結膜炎と診断することは適当ではない．なお，花粉性結膜炎の症例には，鼻炎を合併するものが約70％と多く，鼻閉，鼻汁に加えて，上気道刺激症状などから，感冒に近い臨床所見をとることもあり，内科，小児科などを受診することも多く，注意を要する．前項でも述べたようにステロイド点眼薬には眼圧上昇から緑内障という重大な合併症があり，使用にあたっては眼圧の定期検査をする必要があることにぜひ留意されたい．

### 文献

1) アレルギー性結膜疾患診療ガイドライン作成委員会．アレルギー性結膜疾患診療ガイドライン（第2版）．日本眼科学会雑誌 2010；114(1)：31-70.
2) 中川やよい．あたらしい眼科 1993；10(9)：1805-12.
3) Inada N et al. Allergol Int 2009;58(4):585-9.
4) 大路正人・他．臨床眼科 1992；46(5)：749-52.
5) Ko R et al. J Toxicol Environ Health A 2016;79(8):367-75.
6) Mimura T et al. Environ Res 2014;132:220-5.

臓器別に分類されるアレルギー疾患の臨床【皮膚科領域】

# 25 アトピー性皮膚炎の診断と治療

**Keyword**
ステロイド外用薬
保湿外用薬
スキンケア
患者アドヒアランス

### POINT

- 「アトピー性皮膚炎診療ガイドライン2018」が作成され，標準治療が提示されている．薬物治療の中心は抗炎症外用薬による外用療法である．

- 急性増悪期に，重症度，部位，年齢に応じて適切なステロイド外用薬やタクロリムス軟膏を外用し，速やかにかゆみや炎症を軽減する．

- ADの病態として角層のバリア機能異常に基づく皮膚の乾燥があり，保湿外用薬の継続的な外用は，皮膚の乾燥やかゆみを改善する．

- 診療において，患者・家族に対する，疾患と治療の説明，ゴールの説明，患者教育が重要である．患者アドヒアランスの向上が治療成功に寄与する．

## はじめに

アトピー性皮膚炎(atopic dermatitis：AD)は，幼小児期より発症し，強いかゆみをともない慢性に経過する皮膚の炎症性疾患である．しばしば喘息や鼻炎やアレルギー性結膜炎を合併する．皮膚症状は紅斑，丘疹，苔癬化，痒疹などの急性および慢性湿疹病変であり全身に拡大する．日本皮膚科学会・日本アレルギー学会により新たに，治療エビデンスについて新新の結果をふまえた「アトピー性皮膚炎診療ガイドライン2018」が作成された．薬物療法，スキンケア，悪化因子の検索・対策が示され，また小児における治療の注意事項が追記されている．

## アトピー性皮膚炎の病態のメカニズム

ADの病態生理として角質のバリア機能異常と皮膚免疫異常が存在する．

皮膚の角質細胞間にはセラミド，コレステロール，遊離脂肪酸が存在するが，ADではセラミド含有率が低下し，水分保持能力が低下している．また，バリア機能に関して顆粒層にあるタイトジャンクションの形成に関与するclaudin1の発現低下を認める．その結果，皮膚はバリア機能が低下し，水分保持量が低下する[1]．

湿疹反応はTリンパ球を主体とした炎症反応である．AD病変部には，抗原やアレルゲンにより活性化したTリンパ球が浸潤しており，IL-4，IL-13，TARCなどのTh2サイトカインが産生され病態を形成する[2]．ADでは皮膚のバリア機能の低下があるため異物や環境蛋白，細菌・真菌が角層から皮膚に侵入しやすく，皮膚で炎症反応が誘導されやすい環

**中村晃一郎** Koichiro NAKAMURA 埼玉医科大学医学部皮膚科

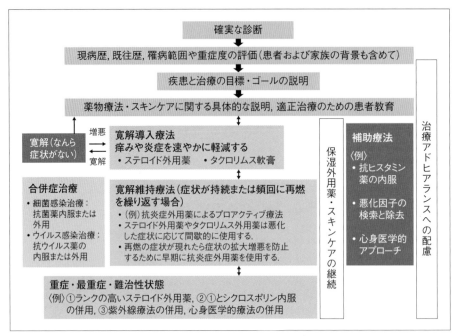

**図 1** アトピー性皮膚炎の診断治療アルゴリズム（2018年度版）[1]

境がある．AD ハイリスク群の新生児において AD 発症に皮膚を介する感作経路（経皮感作）が指摘されている．

このような T リンパ球の関与する獲得免疫に加えて，近年新たな免疫機序としてアレルギー反応の関与しない自然免疫の経路も明らかにされている．トール様受容体リガンド（TLR リガンド），アラーミンなどのシグナルが表皮角化細胞を活性化し，Il-25，IL-33，TSLP などのサイトカイン産生を誘導するという経路である．

## アトピー性皮膚炎の治療

### 1．一般的治療

アトピー性皮膚炎の治療は，薬物療法，スキンケア，原因・悪化因子の検索・対策の3つが主体である．「アトピー性皮膚炎診療ガイドライン 2018」が作成され，診療現場で利用されている[1]．診療では，はじめに鑑別疾患を踏まえて AD の確定診断を行う．鑑別疾患には単純性痒疹，脂漏性皮膚炎，接触皮膚炎，皮膚リンパ腫，疥癬などがある．診断確定の後に患者へ疾患と治療を説明し，さらに治療の目標，ゴール説明を行う．具体的な治療の説明，適正治療のために患者教育を行うことが必要である．

### 2．薬物療法：ステロイド外用薬・タクロリムス軟膏

薬物療法はステロイド外用薬やタクロリムス軟膏などの抗炎症性外用薬が中心となる．ステロイド外用薬は個々の皮疹の重症度，部位，年齢により適切なランクや剤形を選ぶ．急性増悪の時期では，ステロイド外用療法は1日2回で開始する．1～2週間の外用で，炎症症状が軽快するにつれて，原則として1日1回に回数を減し，寛解維持療法に移行する[3]．外用薬のランクは重症の炎症病変のある場合には，ベリーストロング（2群）ないしス

トロンゲストを(3群)を第一選択とする。タクロリムス軟膏はステロイド外用薬と同様に免疫抑制作用を有する。急性増悪期において、ステロイド外用薬と同様に炎症を抑制する。とくに頸部、顔面などの皮膚の吸収のよい部位に効果が高い。皮膚萎縮などの副作用を認めないが刺激感があるなどの特徴を有する。

寛解期では、皮疹が悪化したときにのみステロイド軟膏やタクロリムス軟膏の外用を行うリアクティブ療法があるが、近年皮疹が改善した部位に週に数回(2～3回)、間欠的に抗炎症外用薬を使用する治療(プロアクティブ療法)が推奨されている。ADの急性寛解期の後にも皮膚に炎症が潜在的に存在するため、プロアクティブ療法を継続すると、このような潜在的な炎症を完全に鎮静化することができる。プロアクティブ療法は皮疹の再燃までの期間を延長し、皮疹のない期間を延長する、長期的なコントロールが容易となる。

## 3. 保湿外用薬

保湿外用薬は、皮膚に水分保持をもたらし、皮膚の乾燥を改善する。保湿外用薬は皮疹の消退した部位、乾燥部位に1日2回塗布する。保湿外用薬には、皮膚の角層に入り水分と結合する保湿薬と、角層の表面に外膜を形成し角質内に水分を保存する性質のものがある。前者にはヘパリン類似物質含有軟膏、尿素含有軟膏などがあり、後者には白色ワセリンなどがある。

外用薬の外用量のめやすとして finger tip unit(FTU)が用いられる。示指第一関節部から末梢にかけてチューブからでる軟膏の量が 0.5 g(1FTU)に相当し、これを手掌2枚分の皮膚に外用する。ローションでは10円硬貨の大きさが手掌2枚分に相当する。

AD の悪化を防ぐため、スキンケアを継続することが大切である。スキンケアには、上に述べた保湿外用薬に加えて、次夏の悪化因子対策とも関連するが入浴・シャワーによる皮膚の清潔などがある。入浴・シャワー浴の際には、洗浄作用の強い種類のシャンプー、石鹸などは避けるなどの配慮を行う。また、かゆみを誘発するので熱い温度の湯は避ける。入浴後には保湿薬を外用し、皮膚の乾燥を防ぐ。

## 4. 悪化因子の検索と対策

AD の悪化因子として、汗、衣類の摩擦、掻破、接触アレルゲン、食物などさまざまな因子がある。汗が悪化因子になる場合にはシャワー浴、洗浄、お絞りによる清拭などにより、汗をよく洗い落とし、汗を皮膚に長時間つけたままにしないなどに注意する。化繊、羊毛などの衣類が刺激となる場合には、綿などの素材の衣類にする、柔らかい素材の衣類にする、新品の衣類は一度洗ってから使用するなど工夫する。毛髪との接触が悪化因子となる場合には髪を短く切る、髪を束ねるなども有効である。接触アレルゲンとして外用薬、化粧品、香料、金属、シャンプーなどが知られている。AD の治療中に皮疹が悪化する場合には接触アレルギー合併を疑い、被疑物質との接触を避ける。同時にパッチテストを施行し原因物質を確定する。他に AD の悪化因子に環境アレルゲンとしてダニ、花粉、ペットの毛などが関与する場合がある。

AD では強いかゆみがあり、掻破が悪化因子となる。痒みのコントロールのため抗ヒスタミン薬を服用しかゆみを抑制する。抗ヒスタミンは中枢作用の少ない第二世代が推奨される。また、掻破を予防するために爪は短く切る、また就寝時に手袋を着用し就眠中に皮膚を掻破しないように工夫する。

小児ADではときに食物アレルギーを合併する．除去食療法は食物アレルギーの関与の評価を十分に行ったうえで適応のある場合に専門の医師の指導の下に行うべきである．臨床症状や検査値のみでは食物アレルゲンを特定できず，また除去食療法による成長障害なども報告されており，安易に除去食をすべきでないことが示されている．

### 診療におけるアトピー性皮膚炎の説明

治療を成功させるために，患者の治療に対する理解を十分得ることは大切である．日常診療において疾患概念，治療のゴールを説明し，アドヒアランスの維持向上に努める．ADの治療のゴールは皮膚炎があっても日常生活に支障がなく，快適な生活が送れるレベルまで到達することである．急性増悪期にステロイド外用を十分に行うこと，また保湿外用薬を継続して使用し，皮膚の乾燥を予防することが有用であることを説明する．寛解維持期に間欠的なステロイド外用療法（プロアクティブ療法）が有効であることも説明する．

### 難治例の原因と治療

以上のよう標準治療を行っても治療が奏功しない場合がある．多くはステロイド外用療法を十分に行っていない場合が多いため，このような場合外用量を含めて外用薬の使用状況を確認することが重要である[3]．

ADの最重症では，外用療法に加えて，ステロイド短期内服治療，シクロスポリン内服，光線療法などを併用する治療がある．2018年より既存治療で効果不十分な症例（成人）に対して抗IL-4受容体α抗体が使用可能となった[4]．

### アトピー性皮膚炎の合併症

ADでは細菌やウイルス感染症を合併しやすい．とくにコントロール不良の皮疹では黄色ブドウ球菌による伝染性膿痂疹などの細菌感染症や単純ヘルペス感染症を合併しやすい．このような場合には感染症に対して抗菌薬や抗ウイルス薬の治療の追加が必要である．また眼合併症として白内障，網膜剥離があり，顔面の重症例に多くみられる．眼科的治療を行い，同時に顔面の皮疹の治療を含めた皮疹のコントロールが重要である．

### おわりに

多くの検証が重ねられ，現在最新のADの治療指針がアレルギー学会，日本皮膚科学会を中心に作成されている．治療の主体は薬物療法，スキンケア，悪化因子の検索・対策である．薬物療法では外用療法が中心であり，重症度，部位，年齢に応じた外用薬の選択を行う．患者の外用療法に対するモチベーションの維持，治療アドヒアランスの向上を心がけることが治療の向上につながる．日常生活で支障のない生活をすごすことが治療のゴールとなると思われる．

#### 文献

1) アトピー性皮膚炎診療ガイドライン作成委員会．アトピー性皮膚炎診療ガイドライン2018．日本皮膚科学会雑誌 2018；128：2431-502．

2）中村晃一郎. 医学のあゆみ 2016；256：49-52.
3）中村晃一郎. ステロイドを塗っているがよくならないのですが？　と聞かれたら. エキスパートが答える！アトピー性皮膚炎Ｑ＆Ａ55（加藤則人 編）. 診断と治療社；2014, p.138-9.
4）中村晃一郎. アレルギーの臨床 2018；38（11）：1039-42.

臓器別に分類されるアレルギー疾患の臨床【皮膚科領域】

# 26 蕁麻疹・血管性浮腫の診断と治療

**Keyword**
抗ヒスタミン薬
オマリズマブ
ステロイド

## POINT

- 蕁麻疹の治療は病型に基づき，その診断には病歴が重要である．個々の膨疹が自発的に出没する**特発性の蕁麻疹では皮疹出現頻度，くしゃみ，鼻汁等の皮膚以外のアナフィラキシー症状，および発熱・関節痛等の有無を確認する**．

- I型アレルギーによる蕁麻疹は蕁麻疹患者の数％にとどまる．病歴から疑われる原因物質があればそれらの抗原に対する特異的 IgE を測定するが，**蕁麻疹というだけで網羅的なスクリーニング検査をすべきではない**．

- **蕁麻疹の薬物治療の基本は経口抗ヒスタミン薬であり，適宜変更，追加，2倍量までの増量を行う**．さらに $H_2$ 拮抗薬，抗ロイコトリエン薬等を加えても制御不良な場合は皮膚科専門医またはアレルギー専門医に紹介する．

## はじめに

　蕁麻疹はありふれた疾患であり，一般人口における有症率は 0.5～1％といわれる[1]．発症機序としてはI型アレルギーが広く知られているが，蕁麻疹の実臨床においてI型アレルギーによるものは数％にすぎない[2]．また，蕁麻疹の原因，重症度，病悩期間，治療への反応性は多岐にわたり，患者への説明と治療には手こずることが少なくない．そのため，蕁麻疹の診療ではまず丁寧な問診と診察により臨床的に病型を診断し，必要に応じて諸検査を行い，治療することが必要である．

## 蕁麻疹・血管性浮腫の診断

　蕁麻疹は，紅斑を伴う一過性，限局性の浮腫（膨疹）が病的に出没することを特徴とする．通常の蕁麻疹に合併して，あるいは単独に皮膚ないし粘膜の深部を中心とした限局性の浮腫が出没する場合はとくに血管性浮腫とよぶ[3]（**図1**）．基本的には何らかの原因により皮膚マスト細胞が活性化され，遊離されたヒスタミンをはじめとするメディエータが血管の拡張と血症透過性亢進を起こすことにより生じるが，血管性浮腫にはブラディキニンが主たる役割を果たすものもある．いずれの場合も突然出現して数時間，血管性浮腫の場合は数日の経過を経て跡形なく消腿する．逆にいうと，皮疹の性状にかかわらずこのような一過性の経過をたどる紅斑を伴う皮疹はまず蕁麻疹と考えてよい．通常，知覚神経を刺激することによる痒みを伴うが，浮腫の主体が皮膚，粘膜の深部にある場合は痒みを生じにくく，また病型によっては痛みを感じることもある．蕁麻疹は，おもに皮疹出現の誘因に基

---

**秀　道広** Michihiro HIDE　広島大学大学院医歯薬学総合研究科皮膚科学

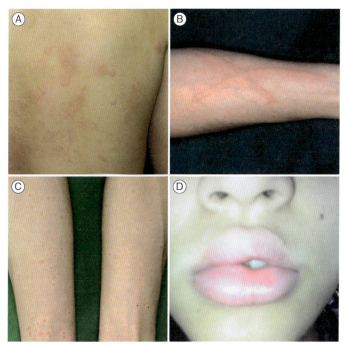

**図 1** 蕁麻疹の臨床像と鑑別疾患
A：慢性蕁麻疹，B：機械性蕁麻疹[13]，C：コリン性蕁麻疹[13]，D：血管性浮腫．

**表 1** 蕁麻疹の病型分類[3]

| |
|---|
| Ⅰ．特発性の蕁麻疹<br>　1．急性蕁麻疹（発症後6週間以内）<br>　2．慢性蕁麻疹（発症後6週間以上）<br>Ⅱ．刺激誘発型の蕁麻疹（特定刺激ないし負荷により皮疹を誘発できる蕁麻疹）<br>　1．アレルギー性の蕁麻疹<br>　2．食物依存性運動誘発アナフィラキシー<br>　3．アレルギー性の蕁麻疹<br>　4．アスピリン蕁麻疹（不耐症による蕁麻疹）<br>　5．物理性蕁麻疹（機械性蕁麻疹，寒冷蕁麻疹，日光蕁麻疹，温熱蕁麻疹，遅延性圧蕁麻疹，水蕁麻疹）<br>　6．コリン性蕁麻疹<br>　7．接触蕁麻疹<br>Ⅲ．血管性浮腫<br>　1．特発性の血管性浮腫，2．刺激誘発型の血管性浮腫<br>　3．ブラジキニン起因性の血管性浮腫，4．遺伝性血管性浮腫<br>Ⅳ．蕁麻疹関連疾患<br>　1．蕁麻疹様血管炎，2．色素性蕁麻疹<br>　3．Schnitzler症候群およびクリオピリン関連周期熱症候群 |

づいて病型分類され（**表1**），病型により診断確定，反応閾値測定，原因物質の特定などを目的とした検査が行われる（**表2**）．症状が皮膚に限局し，ほぼ同様の皮疹が明らかな誘因なく毎日出没する場合は特発性の蕁麻疹と診断し，発症後6週間以内のものを急性蕁麻疹，6週間以上経過したものを慢性蕁麻疹と分類する．その場合，単に蕁麻疹というだけで網羅的なスクリーニング検査をすべきではない．なお，わが国では急性，慢性という語を特発性の蕁麻疹に限って定義するが，グローバルガイドライン[4]では刺激誘発型の蕁麻

表 2 蕁麻疹の病型と検査[3]

| 病型 | 検査の目的 | 検査の内容 |
|---|---|---|
| **I. 特発性の蕁麻疹** | | |
| 急性蕁麻疹・慢性蕁麻疹 | 増悪・背景因子の検索 | 病歴,身体所見から関連が疑われる因子を検査する<br>・アナフィラキシー症状を伴う場合:刺激誘発型の蕁麻疹を鑑別<br>・発熱,関節痛などの皮膚外症状を伴う場合:感染症,膠原病などの背景因子の検索,蕁麻疹関連疾患を鑑別<br>・自己免疫機序の検索:自己血清皮内テスト,ヒスタミン遊離試験 |
| **II. 刺激誘発型の蕁麻疹** | | |
| アレルギー性の蕁麻疹<br>食物依存性運動誘発アナフィラキシー | 原因アレルゲンの検索 | プリックテスト,特異的 IgE の存在の証明<br>必要に応じて負荷試験 |
| 非アレルギー性の蕁麻疹 | 原因物質の同定 | 必要に応じて負荷試験 |
| アスピリン蕁麻疹 | 原因薬剤の同定 | 被疑薬剤のプリックテスト(I型アレルギーの除外)<br>必要に応じて被疑薬剤による負荷試験 |
| 物理性蕁麻疹 | 病型確定 | 経過から疑われる物理的刺激による負荷試験 |
| コリン性蕁麻疹 | 病型確定 | 運動・入浴による誘発試験 |
| | 減汗症の有無の確認 | 温熱発汗試験 |
| | 汗アレルギーの確認 | オビソート皮内テスト,自己汗皮内テスト<br>ヒスタミン遊離試験 |
| 接触蕁麻疹 | 原因物質の同定 | ・アレルギー性<br>  プリックテスト,特異的 IgE の存在の証明<br>  必要に応じて負荷試験<br>・非アレルギー性<br>  必要に応じて負荷試験 |
| **III. 血管性浮腫** | | |
| 特発性の血管性浮腫 | 増悪・背景因子の検索 | 特発性の蕁麻疹に準ずる |
| 刺激誘発型の血管性浮腫 | 病型の確定 | 刺激誘発型の蕁麻疹に準ずる |
| ブラジキニン起因性の血管性浮腫 | 診断確定 | 病歴,家族歴,服薬歴の確認 |
| 遺伝性血管性浮腫 | | 補体 C3,C4,CH50,C1-INH 活性 |

疹を含む.

## 蕁麻疹・血管性浮腫の病態

　マスト細胞の活性化機序としては,外来物質によるI型アレルギーのほか,機械的擦過,寒冷,温熱,日光曝露などの物理的刺激,発汗・体温上昇,水への接触がある.これらの刺激がマスト細胞を活性化する分子機構は明らかでないが,患者血清による受動感作の成立とオマリズマブ(抗IgE抗体)の有効性[5]は,何らかの形でIgEが関与することを示唆する.蕁麻疹の病態におけるIgEが関与する機序には,外来抗原によるI型アレルギーのほか,IgEまたは高親和性IgE受容体に対するIgG自己抗体による好塩基球,マスト細胞のIgE受容体の架橋があり(自己免疫性蕁麻疹),これらは自己血清による皮内反応によりスクリーニングされる[6].また,近年,慢性蕁麻疹患者におけるサイロペルオキシダーゼ[7],インターロイキン(IL)-24[8]に対するIgE自己抗体が同定され,これらの内因物質が自己抗原となって蕁麻疹の症状を起こしている可能性がある.

## 蕁麻疹・血管性浮腫の鑑別疾患

　蕁麻疹の鑑別は，自発的に膨疹が出現する特発性の蕁麻疹と，皮膚，粘膜深部の浮腫を主症状とする血管性浮腫で異なる．表在性の蕁麻疹の場合は，多形紅斑，成人スティル(Still)病などの鑑別が必要で，慢性蕁麻疹ではさらに蕁麻疹関連疾患に分類される蕁麻疹様血管炎，シュニッツラー(Schnitzler)症候群およびクリオピリン関連周期熱症候群(CAPS)との鑑別も大切である．これらの鑑別は，個々の皮疹が数日以上持続する点に着目すれば比較的容易であるが，慢性蕁麻疹のなかにも個々の皮疹が24時間を越えるものがあり，それらを皮疹の性状だけで確定診断することは難しい．そのような場合は，発熱，関節痛，骨痛等の皮膚外症状の観察が大切で，CRP，白血球数等の炎症所見は診断の助けになる．また，蕁麻疹様血管炎，自己炎症性症候群に含まれるシュニッツラー症候群とCAPSの診断のためには皮膚病理組織像が必須または有用であり，蕁麻疹としては非典型的な皮疹を呈する場合は皮膚生検を含む専門医による対応が望ましい．血管性浮腫では，丹毒，肉芽腫性口唇炎などの口唇，顔面の浮腫，腫脹をきたす疾患を鑑別し，遺伝性血管性浮腫を含む正しい病型診断が大切である[3]．

## 蕁麻疹・血管性浮腫の治療

### 1．薬物治療

　蕁麻疹・血管性浮腫の治療については，国内では日本皮膚科学会のガイドライン[3]による重症度の評価と治療手順がある(図2)．その内容は2018年に改訂され，ほぼ同じ内容で若干簡略化したものが日本アレルギー学会の「総合アレルギーガイドライン2019」でも共有されている[9]．また，国際的にはヨーロッパ免疫アレルギー学会等が主導して作成されたグローバルガイドライン[4]がある．

　各ガイドラインでは蕁麻疹の治療アルゴリズムが提示されており，非鎮静性の第二世代抗ヒスタミン薬を基本薬とする点で共通である．また，いずれもガイドラインでも通常量の抗ヒスタミン薬で効果不十分な場合の増量投与を推奨しているが，わが国では保険制度と薬価を踏まえて2倍量までの推奨であるのに対し，グローバルガイドラインでは4倍量までの増量が推奨されている．抗ヒスタミン薬の増量ないし追加により症状が制御できない場合，わが国ではステップ2の薬物治療としてヒスタミン$H_2$拮抗薬および/または抗ロイコトリエン薬の併用が推奨される．

　ステップ2には，このほかグリチルリチン製剤などの注射薬，漢方薬，トラネキサム酸などのいわゆる補助的治療薬があり，ステップ3の治療薬として副腎皮質ステロイド（プ

---

 自己免疫性蕁麻疹

　慢性蕁麻疹の30〜50％程度は50μL自己血清の皮内テストにより膨疹と紅斑を形成する．そのうちの約半数程度は健常人末梢血由来の好塩基球と反応させるとヒスタミン遊離を起こし，IgEまたは高親和性IgE受容体に対する自己抗体の存在が示唆される．これらの自己抗体が存在する場合は存在しない場合に比べて臨床的に重症で，治癒に至るまでの時間が長く，また，オマリズマブの効果発現までの時間も長いことなどが報告されている．

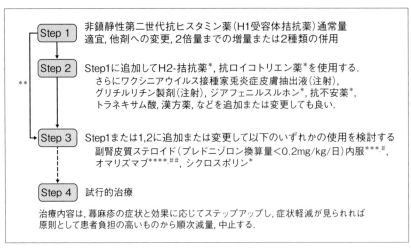

**図2** 蕁麻疹の治療ステップ[3]

＊：蕁麻疹に対する健康保険適用は未承認．
＊＊：速やかに症状の軽減をはかることが必要な場合．
＊＊＊：1カ月以上減量または中止の目途が立たない場合は他の治療への変更を検討する．
＊＊＊＊：皮膚科専門医またはアレルギー専門医が，当該施設で，あるいは近隣医療機関と連携して，喘息，アナフィラキシー等の有害事象に対応できる体制のもとで使用する．
＃：慢性例に対する保険適用は未承認．

レドニゾロン換算量＜0.2 mg/kg/day)(内服)，オマリズマブ，シクロスポリンの3薬が位置づけられている．しかし，ステップ3の治療薬は，費用，副作用の点でこれらの治療薬と蕁麻疹に関して十分な知識と経験を持つ医師により使用される必要がある．

ステロイドについては，前版の2011に発表されたガイドラインではプレドニゾロン換算量10～15 mg/day の内服とされていたものから，プレドニゾロン換算量＜0.2 mg/kg/day の内服を1カ月以上続けても減量または中止の目途が立たない場合は他の治療への変更を検討するという推奨に変わり，長期にわたる漫然とした使用が戒められている．

オマリズマブ（ゾレア®）については，幅広い蕁麻疹の病型に対して有効性を示すエビデンスが蓄積しつつある[5]が，その保健適用は「食物，物理的刺激等の蕁麻疹の症状を誘発する原因が特定されず，ヒスタミン $H_1$ 受容体拮抗薬の増量等の適切な治療を行っても，日常生活に支障をきたすほどの痒みを伴う膨疹が繰り返して継続的に認められる場合」に限られ，いまのところ蕁麻疹の他の病型に対する適用はない．また，日本皮膚科学会および

---

**column 2　膨疹から見逃してはならないピットフォール**

蕁麻疹の多くは特発性で対症的な薬物治療の継続が必要であるが，皮疹の性状や経過の点で蕁麻疹様血管炎，アスピリン不耐症，遺伝性血管性浮腫，自己炎症性症候群は慢性蕁麻疹に近い．しかし，いずれも個々の皮疹の性状，薬剤との関係，皮膚外症状の合併といった臨床的特徴があり，とくに症状が間欠的に出現するタイプでは生死に関わることもある．また遺伝性血管性浮腫，および自己炎症性症候群のなかのCAPSは指定難病に含まれ，申請により一定額以上の医療費が免除される．そのため，皮疹が紫斑を伴う，持続時間が長い，皮疹以外に発熱，関節痛，骨痛などの症状を伴う場合は，それらの症状と病歴に基づいて精査，診断する必要がある．

日本アレルギー学会からは「皮膚科専門医またはアレルギー専門医が，当該施設で，あるいは近隣医療機関と連携して，喘息，アナフィラキシー等の有害事象に対応できる体制のもとで使用する」との注意喚起が為されている（ガイドラインのほか，日本アレルギー学会，日本皮膚科学会のホームページでも掲示）．

　これらのステップ3および4の治療の必要性を評価するには，個々の症例における重症度を含めて疾患の制御の状態を包括的に評価する必要があり，近年，蕁麻疹コントロールテスト（urticaria control test：UCT）の使用が推奨されている[3,4,10]．

## 2. 蕁麻疹の予後と診療における時間軸

　蕁麻疹の病悩期間には患者により大きな開きがある．一般に，急性蕁麻疹の多くは1週間程度で治癒し[11]，標準量の抗ヒスタミン薬で6週間以上制御できなかった蕁麻疹は1年以上続くことが多い[12]．しかし，多くはやがて治癒に至る．そのため，蕁麻疹の治療ではまずは症状をとる，または抑制することをめざすが，治療の最終目標は治癒，すなわち無治療で無症状の状態にあり，患者にはこのような蕁麻疹の特性についてできるだけ初期の段階で説明しておくことが望ましい．しかし，そのための期間は症例により大きく異なる．わが国の蕁麻疹・血管性浮腫の診療ガイドラインでは，その診療アルゴリズムで蕁麻疹の最終治療目標を無治療で症状が現れない状態を最終目標とし，そのための第一目標として薬剤により症状が現れない状態を達成することが掲げられている．

## 3. 行動指針

　蕁麻疹は，不快で明らかな皮膚症状が突然繰り返し出没するようになるため，患者からは原因解明と早期治癒を求めて詳しい検査を求められることが多い．しかし，その病態には未解明の点が多く，いたずらに検査を重ねることは徒労に終わることが多い．そのため，診療にあたっては正しく病型を診断し，患者に適した治療法を選択することが大切である．2018年版のガイドラインでは，そのために必要な19の基本的行動指針が示されており，診療に際して遵守したい．

### 文献/URL

1）Maurer M et al. Allergy 2011;66:317-30.
2）田中稔彦・他．アレルギー 2006；55（2）：134-9.
3）秀　道広・他．蕁麻疹診療ガイドライン 2018. 日本皮膚科学会雑誌 2018；128：2503-624.
4）Zuberbier T et al. Allergy 2018;73:1393-414.
5）Maurer M et al. J Allergy Clin Immunol 2018;141:638-49.
6）Konstantinou GN et al. Allergy 2013;68（1）:27-36.
7）Altrichter S et al. PLoS One 2011;6（4）:e14794.
8）Schmetzer O et al. J Allergy Clin Immunol 2017;142（3）:876-82.
9）秀　道広・他．蕁麻疹・血管性浮腫．アレルギー総合ガイドライン 2019（東田有智監）．協和企画；2019.
10）MOXIE社HP. http://moxie-gmbh.de/medical-products/5/urtikariakontrolltest-uct?c=7（2019.8.4アクセス）
11）田中稔彦・他．アレルギー 2015；64：1261-8.
12）Hiragun M et al. Allergy 2013;68:229-35.
13）富田　靖（監）．蕁麻疹，痒疹，皮膚瘙痒症．標準皮膚科学第10版. p.213-24, 医学書院；2013.

臓器別に分類されるアレルギー疾患の臨床【消化器科領域】

# 27 好酸球性食道炎・胃腸炎の診断と治療

**Keyword**
好酸球
好酸球性食道炎
好酸球性胃腸炎
指定難病

## POINT

- 好酸球性消化管疾患（EGIDs）の診断は，病理所見での確認が必須である．とくに小児では内視鏡検査が困難なことも多いが，**EGIDs には特異的な治療があり，疑った場合にはまず内視鏡検査を予定することが重要である**．

- 好酸球性食道炎（EoE）は日本でも成人を中心に増加しているが，まだまだ認知度が低い．**内視鏡所見が特徴的であること，またアレルギー性疾患，好酸球性炎症性疾患としての観点からの治療がなされる**ことなどから，いずれの分野において知っておくべき疾患である．

- 消化管好酸球増多はさまざまな疾患で起こることから，**他臓器の好酸球浸潤の有無なども含め検索を行い，続発例を鑑別することが重要**である．

## はじめに

　好酸球性食道炎（eosinophilic esophagitis：EoE）・胃腸炎（eosinophilic gastroenteritis：EGE）を含む好酸球性消化管疾患（eosinophilic gastrointestinal disorders：EGIDs）は好酸球の消化管局所への異常な集積によるアレルギー性炎症性疾患であり[1]，消化器科，アレルギー科だけでなく，鑑別の観点からも外科や総合内科，小児科など総合的な分野においても遭遇する疾患である．EGIDs は急性期の症状のみで改善する場合もあるが，慢性的な経過をとることが多く重症例も存在する．2015 年から厚生労働省の指定難病となっている．EoE については欧米での患者数増加によりその研究が急速な勢いで進んでいる．EGE も好酸球性胃炎（eosinophilic gastritis：EG）やわが国に多い好酸球性炎症を伴う乳児の消化管アレルギー[2]などを中心に研究が進められている．本稿では EGIDs の診療について基本的な概念から診断・治療までを欧米との差異にも触れ概説したい．

## 好酸球性消化管疾患の基礎

### 1．分類

　消化管の好酸球増多はさまざまな疾患に続発してみられることもあり，続発性も含めた広義の EGIDs は原因と部位により分類される．部位による分類では EoE，EG，EGE，好酸球性大腸炎（eosinophilic colitis：EC）に大別されるが，EG，狭義の EGE，EC は明確に分けられないことも多く，広義の EGE として扱われることが多い．原因による分類ではアレルギー反応が主体の一次性と続発性（二次性）に分けられる．さらに続発性は他の好酸球性疾患に伴う好酸球性と非好酸球性に分けられる（**図1**）[3]．とくに断りがない場合は，一次

---

**山田佳之** Yoshiyuki YAMADA 群馬県立小児医療センターアレルギー感染免疫・呼吸器科

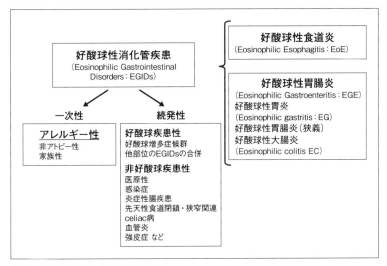

**図1** 好酸球性消化管疾患の分類
好酸球性消化管疾患は部位と原因によって分類される．単に好酸球性消化管疾患と表現した場合，通常は一次性のアレルギー性を意味する．

性EGIDsを意味する(本稿も以下，断りがなければ一次性について記載)．また最近，EoEについてはエンドタイプ分類が報告され正常様食道群，炎症性サイトカインやステロイド反応性遺伝子が高発現の炎症性・ステロイド抵抗性群，成人発症で内視鏡所見と組織学的所見が強い狭口径食道群に分かれるとしている[4]．

## 2. 疫学

EoEは男性に多く，2000年代以降に欧米で先行して増加し，アメリカでの有病率は10万人あたり25.9人[5]とされている．わが国では2010年代初め，調査では10万人あたり17.1人[6]であったが，その後，成人を中心に患者数は増加しており，2016年の報告では健診の内視鏡検査での有病率は0.4％と報告されている[7]．また欧米では小児例も多いがわが国の小児患者の報告は少ない．EoEと異なりEGEは欧米では，より稀な疾患とされており，有病率は10万人あたり18人(EG 6.3人，EGE 8.4人，EC 3.3人)とされている[8]．わが国では2010年代前半でEGEはEoEの5.5倍の患者数[9]といわれており，わが国では，より多くのEGEを経験していると思われる．またEoEと違いEGEは小児例も比較的多い．近年，わが国では新生児・乳児の消化管アレルギーでの好酸球性炎症[2]や経口免疫療法に関連したEGEが話題となっている．

 **好酸球性消化管疾患の症状**

### 1. 好酸球性食道炎の症状

食道の狭窄，機能障害に伴う症状である．わが国では欧米で多い通過障害(食物嵌頓)を認める症例は少なく，むしろ嚥下障害，胸焼けや心窩部痛といった症状が多い[10]．小児では年齢により症状が異なり，乳幼児は哺乳障害，幼児～学童は嘔吐，学童～10代前半は腹痛，嚥下障害，さらに10代～若年成人では嚥下障害，つかえ感，食物嵌頓が主要症状とされている．治療で改善しても，しばしば再燃し，慢性疾患の経過をとる．気管支喘息の経過に近いともいわれている[1]．

### 2. 好酸球性胃腸炎の症状

腹痛と下痢が多いが，消化管の部位や壁内の好酸球浸潤により異なる．消化管壁内の好酸球浸潤に関しての分類も存在するが，それぞれの型が混在しており明確には区別できない．分類ごとの特徴は，粘膜浸潤型では嘔吐，下痢，吸収不全をきたし低蛋白血症や鉄欠乏性貧血を起こしやすく，筋層浸潤型はしばしば閉塞症状，漿膜浸潤型は腹水を認める．また原因抗原(食物)により惹起され，症状が出現するまでの時間は数分〜数日までと幅広い．

### 3. 重症度分類

厚生労働省研究班では重症，中等症，軽症に分類されている．腹痛，上部消化管の代表的症状として嘔吐，嚥下障害，食欲不振，下部消化管の代表的症状として下痢，血便，検査所見での血清アルブミン値，末梢血好酸球比率が共通項目で，それに加え成人では合併症による手術歴，ステロイド，免疫抑制薬の使用歴，小児では全身状態，身長，体重を加味してスコア化して重症度を決めている[11]．

## 好酸球性消化管疾患の検査所見

### 1. 内視鏡所見

EoE では内視鏡所見は縦走溝(furrows)，輪状溝(rings)，白斑(white plaques)，白濁肥厚粘膜(pallor)が特異的な所見であり，病理所見とも相関するとされている．EGE の内視鏡所見は浮腫，発赤，びらんなど非特異的である[12,13]．

### 2. 病理組織所見

EGIDs の診断には病理所見による好酸球性炎症の確認が必須である．食道は本来，好酸球が存在しない臓器であり，好酸球の浸潤自体が異常所見である．複数カ所の生検で食道粘膜上皮内好酸球数 15 以上/HPF(ピーク値)が食道好酸球増多の基準である[12]．またその他の関連所見として好酸球性膿瘍，表層の好酸球層状化，細胞外好酸球顆粒蛋白，基底上皮細胞増殖，細胞間隙の拡大，粘膜固有層の線維化などがあげられる．食道より肛門側の消化管では生理的にも好酸球が存在し，脱顆粒も観察されることがあり炎症の判断には注意が必要である．EGE では 20 個/HPF 以上を組織好酸球増多の基準としているが，上行結腸では健常人でも 20 個/HPF 以上に増加していることがある[11]．好酸球性胃炎では 30 個/HPF 以上を基準とする報告もある．好酸球数以外には粘膜上皮内，胃腺や陰窩，筋層への好酸球浸潤，好酸球性膿瘍，Charcot-Leyden 結晶などが重要所見である．また腹水中の好酸球の証明は組織好酸球増多と同等の必須所見として扱われる．

### 3. 末梢血好酸球

EGE では 90% 以上の症例で末梢血好酸球増多を認めるが，EoE では 50% 程度でしかみられない．著しい好酸球増多が続く場合は好酸球増多症候群(hypereosinophilic syndromes：HES)や骨髄増殖性新生物(myeloproliferative neoplasms：MPN)の鑑別が必要である[1]．

### 4. アレルギー検査

食物抗原が原因となることが多く，原因食物抗原の同定が重要である．EGIDs は一般に IgE 依存性と非 IgE 依存性の両方の側面をもつ混合型とされている[3]．そのため抗原特異的

IgEはかならずしも陽性にならない．非IgE型の検査としてアトピーパッチテストや抗原リンパ球刺激試験(ALST)があるが[14]，アトピーパッチテストはその標準化が問題点であり，ALSTは海外ではまだあまり認知されていない．また食物除去・負荷試験も行われるが，遅発・遅延性に症状が出現することがあり注意が必要である．

### 5．その他の検査

CTや超音波検査など画像検査による腸管壁肥厚や腹水の観察が参考になる．

## 好酸球性消化管疾患の診断

わが国では厚労省研究班からEoEおよびEGEの診断指針(**表1，2**)が示されている[11]．臨床所見と病理所見から診断される疾患であり，消化管粘膜の病理所見が診断に必須である．続発性のEGIDsを鑑別も診断に重要である．またこれまではEoEを疑われたがプロトンポンプ阻害薬(PPI)に良好な反応を示した場合はPPI-responsive esophageal eosinophilia(PPI-REE)とよばれ，EoEとは区別していたが，昨年，欧米のガイドラインではPPI-REEはEoEに含められることになった(**図2**)[12,13]．またEGIDs関連疾患として新生児・乳児の消化管アレルギーである新生児・乳児食物蛋白誘発胃腸症(新生児・乳児消化管アレルギー)が示されており(column1参照)，小児の分野で注目されている[15]．

**表1 好酸球性食道炎の診断(2015年)**[11]

必須項目
1．食道機能障害に起因するの症状の存在
2．食道粘膜の生検で上皮内に好酸球数15以上/HPFが存在(数カ所の生検が望ましい)

参考項目
1．内視鏡検査で食道内に白斑，縦走溝，気管様狭窄を認める．
2．プロトンポンプ阻害剤(PPI)に対する反応が不良である．
3．CTスキャンまたは超音波内視鏡検査で食道壁の肥厚を認める．
4．末梢血中に好酸球増多を認める．
5．男性

難病センター(http://www.nanbyou.or.jp/entry/3935)

**表2 好酸球性胃腸炎の診断(2015年)**[11]

必須項目
1．症状(腹痛，下痢，嘔吐等)を有する．
2．胃，小腸，大腸の生検で粘膜内に好酸球主体の炎症細胞浸潤が存在している(20/HPF以上の好酸球浸潤，生検は数カ所以上で行い，また他の炎症性腸疾患，寄生虫疾患，全身性疾患を除外することを要する．終末回腸，右側結腸では健常者でも20/HPF以上の好酸球浸潤を見ることがあるため注意する．)
あるいは腹水が存在し腹水中に多数の好酸球が存在

参考項目
1．喘息などのアレルギー疾患の病歴を有する．
2．末梢血中に好酸球増多を認める．
3．CTスキャンで胃，腸管壁の肥厚を認める．
4．内視鏡検査で胃，小腸，大腸に浮腫，発赤，びらんを認める．
5．グルココルチコイドが有効である．

難病センター(http://www.nanbyou.or.jp/entry/3935)

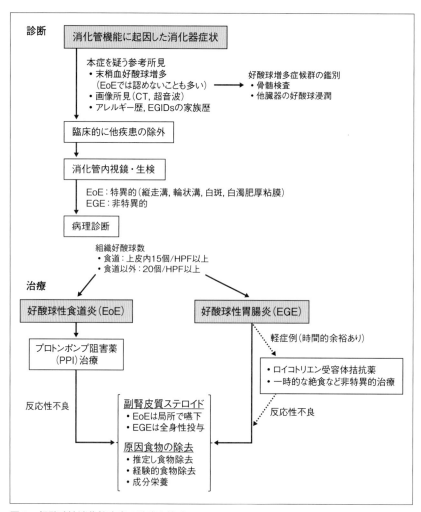

**図2 好酸球性消化管疾患の診療と治療**
診断と治療の全体の流れを示している．症状から本症を疑い，内視鏡検査，病理組織検査を行い診断し，好酸球性食道炎，胃腸炎に分けて治療を示した．

---

**column 1　新生児・乳児食物蛋白誘発胃腸症とEGIDsの関係**

　新生児・乳児食物蛋白誘発胃腸症は"新生児・乳児消化管アレルギー"ともよばれている．いずれもわが国での名称だが国際的に用いられているnon-IgE mediated gastrointestinal food allergy(Non-IgE-GIFA)とほぼ同義．Food-protein induced enterocolitis syndrome(FPIES)，food-protein induced(allergic)proctocolitis(FPI(A)P)，food-protein induced enteropathy(FPE)の疾患概念を包含している．FPIAPの病理像は国際的にも古くから好酸球性炎症とされているが，近年，わが国ではFPIAP以外も含め新生児・乳児のNon-IgE-GIFAは全般的に好酸球性炎症を示す例が多い．そのためわが国ではEGIDs関連疾患として扱われており，認知が進んでいるが，まだ国際的には一般的ではない．

## 好酸球性消化管疾患の病態

EGIDs は IgE 依存性と非 IgE 依存性が混在したアレルギー性疾患とされている．実際，EGE の症状出現は食事摂取の数分～数日後と幅広い．病態はひとつにはアレルギー性炎症に共通した I 型の即時相に続いて起こる遅発型反応およびその後の遅延型反応と考えられる．つまり Th2 系サイトカイン/ケモカイン，ロイコトリエンなどのケミカルメディエーターが関与して好酸球性炎症を惹起している経路である．それに加えて EoE では特異的な病態が示されている[6]．抗原により食道粘膜上皮が損傷され，thymic stromal lymphopoietin(TSLP)が食道粘膜上皮から産生され，樹状細胞に作用し，樹状細胞からの刺激により Th2 細胞から IL-13 産生がなされ，IL-13 が食道粘膜上皮に作用することにより eotaxin-3 が産生され，それによって好酸球が遊走・集積し，炎症を形成するとしている．そして集積した好酸球とともに TGF-β を産生し，TGF-β が IL-13 とともに線維芽細胞に作用し，Periostin の産生を促し，線維化亢進に作用している[16]．この基本病態に関連する遺伝子変異が次々に解明されている．関連遺伝子群は大きく 2 つに分けられる．*FLG, DSG1, CAPN14, SPINK5, SPINK7* などの上皮細胞のバリア機能異常に関連する群と，*CCL26, POSTN, TSLP* など Th2 系の免疫反応に関連するものである[17]．そしてこれらの発現は IL-13 などによって調節されている．また EoE は遺伝的素因が強い疾患である．男性の第一度近親者の発症リスクは兄弟が 64 倍，父が 43 倍といわれており，さらに大規模研究でオッズ比が 16.3 との報告がある．また EoE では PPI が奏効する群があり，本疾患に特徴的な所見であり，以前は PPI-REE に分類されていたが EoE の一亜型となった．これは PPI の制酸作用ではなく上皮からの eotaxin の産生を抑制するなど，PPI の抗炎症作用とされている．

## 好酸球性消化管疾患の治療

EGIDs の治療は，局所あるいは全身性ステロイド療法と原因食物の除去が中心である（**図2**）．EoE では PPI が第一選択薬となり，PPI の反応性が不良な場合にステロイド療法や原因食物の除去が選択される．EGE では一時的な絶食や抗アレルギー薬内服で改善する軽症例も存在する．

### 1．好酸球性食道炎の治療

第一選択薬として PPI を使用する．PPI に対する反応性が不良の場合は主として局所ス

---

> **column 2** 好酸球性食道炎での局所ステロイド療法
>
> 好酸球性食道炎では局所作用ステロイドの口腔内噴霧とその嚥下による局所ステロイド療法が行われる．気道に吸入しないように呼吸を止めて口腔内に噴霧し，噴霧後 30～60 分は禁飲食とする．その後，うがいをする．成人ではフルチカゾン 880～1,760 μg/day，またはブデソニド 1～2 mg/day を 2～4 回に分けて嚥下．小児ではフルチカゾン 88～440 μg/回 1 日 2～4 回，あるいはブデソニドビスカス 1 mg/day(10 歳以上は 2 mg/day)を 2 回に分けて使用（いずれも海外での投与量）．1～3 カ月で効果判定する．EoE に対する保険適用はない．日本ではフルタイドのエアー製剤で小児では 400 μg，成人では 800 μg 程度までの使用．

テロイドを中心とした薬物療法, 原因食物の除去を目的とした食事療法が行われる[12,13]. PPI の効果は一時的なこともあり注意が必要である. また PPI 治療中止のタイミングに関しては一定の見解はまだない.

①ステロイド療法

EoE の局所ステロイド療法は吸入ステロイドの嚥下投与である. ブデソニドのビスカス製剤を使用した報告もある(column 2 参照). 全身ステロイドは局所ステロイドで効果が得られない重症例のみに使用される.

②食事療法

原因食物の除去による食事療法は根本的な治療となることがある. 一般に原因食物の推定や同定は困難である. そのため 4 種(鶏卵, 牛乳, 小麦, 豆類)あるいは 6 種(鶏卵, 牛乳, 小麦, 大豆, ピーナッツ/種実類/木の実類, 甲殻魚介類/貝類)のアレルゲンとなりやすい食物の除去(経験的食物除去), あるいはアミノ酸成分栄養食だけを摂食させる成分栄養療法が行われる. 症状と好酸球浸潤の改善がみられた後に 2〜4 週ごとに 1 食品群ずつ再導入する. 再導入時に症状を誘発した食物に関しては原因と考え, 引き続き除去を行う.

その他の治療としてヒト化抗 IL-5 モノクローナル抗体(メポリズマブ)が効果を示すことが報告されている.

## 2. 好酸球性胃腸炎の治療

①ステロイド療法

EGE の治療には全身性ステロイドが用いられることが多い[9]. ほとんどの症例で病状は軽快するが, 頻回再発例も少なくない. EoE と異なり局所ステロイドは炎症性腸疾患で使用される腸溶性徐放製剤や注腸製剤が使用されることもあるが, まだ一般的ではない.

②食事療法

EoE と同様に原因食物の除去による食事療法および経験的食物除去が行われており[18], 効果を示すとの報告もあり[19]研究が進められている.

その他の薬物療法としては抗アレルギー薬(ヒスタミン $H_1$ 受容体拮抗薬, ロイコトリエン受容体拮抗薬, トシル酸スプラタスト, クロモグリク酸ナトリウム)が有効との報告がある. とくにモンテルカストについてはランダム化比較試験が存在し有用性が示されている[20].

## おわりに

欧米での急激な患者数増加にともない EoE の研究はおおいに発展した. それに比べて EGE は欧米では相対的に稀とされていることもあり, 今後の研究が待たれる. わが国では EGE が古くから認知され報告が多いこと, また小児の分野では乳児の消化管アレルギーの病理像としての EGE や食物アレルギーでの経口免疫療法による EGE などの報告が増えていることなどから, わが国からも多くの発信が期待されている.

文献/URL

1) Rothenberg ME. Eosinophilic Gastrointestinal Disorders. Middleton's Allergy:Principles and Practice. 8th Edition. Adkinson NF et al eds. Elsevier/Saunders;2014, p.1095-106.

2） Nomura I et al. J Allergy Clin Immunol 2011;127:685-8. e1-8.

3） 日本小児アレルギー学会，海老澤元宏・他監．消化管アレルギーとその関連疾患．食物アレルギー診療ガイドライン2016．協和企画；2016，p.156-65.

4） Shoda T et al. Lancet Gastroenterol Hepatol 2018;3:477-88.

5） Mansoor E, Cooper GS. Dig Dis Sci 2016;61:2928-34.

6） Fujishiro H et al. J Gastroenterol 2011;46:1142-4.

7） Adachi K et al. Dig Endosc 2016;28:139-44.

8） Jensen ET et al. J Pediatr Gastroenterol Nutr 2016;62:36-42.

9） Kinoshita Y et al. J Gastroenterol 2013;48:333-9.

10） Kinoshita Y et al. World J Gastroenterol 2015;21:8433-40.

11） 難病情報センター，好酸球性消化管疾患．2015．（http://www.nanbyou.or.jp/entry/3935）

12） Dellon ES et al. Gastroenterology 2018;155:1022-33 e. 10.

13） Lucendo AJ et al. United European Gastroenterol J 2017;5:335-58.

14） Kimura M et al. Int Arch Allergy Immunol 2012;157:58-64.

15） 新生児-乳児食物蛋白胃腸症（炎）Minds準拠診療ガイドライン．2018．（Accessed 6/23/2018, https://www.egid.jp/index/guideline）

16） Sherrill JD, Rothenberg ME. J Allergy Clin Immunol 2011;128:23-32;quiz 33-4.

17） Lyles J, Rothenberg M. Curr Opin Immunol 2019;60:46-53.

18） Lucendo AJ et al. J Pediatr Gastroenterol Nutr 2015;61:56-64.

19） Yamada Y et al. Allergol Int 2014;63 Suppl 1:53-6.

20） Friesen CA et al. J Pediatr Gastroenterol Nutr 2004;38:343-51.

# 全身的アレルギー病態
の臨床

# 28 アナフィラキシーのガイドラインに基づいた診断と管理

**Keyword**
アドレナリン
初期対応
エピペン®
再発予防

## POINT

- アナフィラキシーとは「アレルゲン等の侵入により，複数臓器に全身性にアレルギー症状が惹起され，生命に危機を与えうる過敏反応」とし，アナフィラキシーショックは「**アナフィラキシーに血圧低下や意識障害を伴う場合**」と定義する．

- 初期対応として，バイタルサインの確認，助けをよぶ，アドレナリンの筋肉注射，患者を仰臥位にすることを同時に進め，ガイドラインではアナフィラキシーの第一選択薬としてアドレナリン（筋注）を推奨している．

- 再発防止策としては**原因や悪化要因の検索を実施したうえで原因の回避を指導**する．さらに症状誘発時の対応を書式あるいは図解したものを提供し，**アドレナリン自己注射薬（エピペン®）の処方**をしたうえで使い方，使うタイミングを指導する．

## はじめに

　日本アレルギー学会（Japanese Society of Allergology：JSA）ではAnaphylaxis対策特別委員会（以下，特別委員会と記す）を2013年3月に立ち上げ，2011年に公開された世界アレルギー機構（World Allergy Organization：WAO）のアナフィラキシーガイドライン[1]の全文の和訳を『アレルギー』誌（2013年11月号）に掲載した[2]．その後，2014年11月にWAOアナフィラキシーガイドラインをもとに日本の実情に合わせた「アナフィラキシーガイドライン」（以下，ガイドラインと記す）を作成した．JSAホームページ（http://www.jsaweb.jp/modules/journal/index.php?content_id=4）からPDFファイルでもダウンロードできるように公開してある．

## アナフィラキシーガイドラインの要点

　ガイドラインは大きく分けて総論，治療，予防と管理より構成されている．

　定義と診断基準に関してはWAOガイドラインに準拠し，2006年にアメリカで公開されている定義と診断基準（**図1**）とした[3]．すなわち，アナフィラキシーとは「アレルゲン等の侵入により，複数臓器に全身性にアレルギー症状が惹起され，生命に危機を与えうる過敏反応」とし，アナフィラキシーショックは「アナフィラキシーに血圧低下や意識障害を伴う場合」と定義した．

　疫学に関しては十分なデータはないがわが国の実情をできるだけ取り込み，**表1**に示すように2001～2013年の人口動態統計におけるアナフィラキシーショックによる死亡数を

---

**海老澤元宏** Motohiro EBISAWA　国立病院機構相模原病院臨床研究センターアレルギー性疾患研究部

1. 皮膚症状(全身の発疹,瘙痒または紅斑),または粘膜症状(口唇・舌・口蓋垂の腫脹など)の
   いずれかが存在し,急速に(数分〜数時間以内)発現する症状で,かつ下記a,bの少なくとも
   1つを伴う

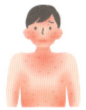

皮膚・粘膜症状

さらに,少なくとも
右の1つを伴う

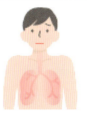

a. 呼吸器症状
(呼吸困難,気道狭窄,
喘鳴,低酸素血症)

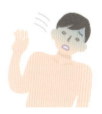

b. 循環器症状
(血圧低下,食道障害)

2. 一般的にアレルゲンとなりうるものへの曝露の後,急速に(数分〜数時間以内)発現する以下の
   症状のうち,2つ以上を伴う

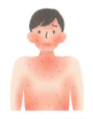

a. 皮膚・粘膜症状
(全身の発疹,瘙痒,
紅斑,浮腫)

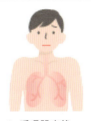

b. 呼吸器症状
(呼吸困難,気道狭窄,
喘鳴,低酸素血症)

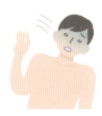

c. 循環器症状
(血圧低下,食道障害)

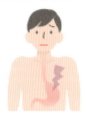

d. 持続する消化器症状
(腹部疝痛,嘔吐)

3. 当該患者におけるアレルゲンへの曝露後の急速な(数分〜数時間以内)血圧低下

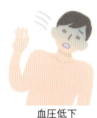

血圧低下

収縮期血圧低下の定義:平常時血圧の70%未満または下記

生後1カ月〜11カ月　<70mmHg
1〜10歳　　　　　　<70mmHg+(2×年齢)
11歳〜成人　　　　　<90mmHg

**図1** アナフィラキシーの定義と診断基準[1,2,9]
上記の3項目のうちいずれかに該当すればアナフィラキシーと診断する.
診断基準に関してはWAOガイドラインに準拠し,2006年にアメリカで公開されている診断基準とした.

合計,原因別に表にまとめ提示している.**表2**ではアナフィラキシーの発生機序はWAOガイドラインに準拠した4分類(IgEが関与する免疫学的機序・IgEが関与しない免疫学的機序・非免疫学的機序,特発性)としたが,誘因に関してはわが国の実情をできるだけ反映するように努めた.医薬品によるものとして抗菌薬,解熱鎮痛薬,抗腫瘍薬,局所麻酔薬,筋弛緩薬,造影剤,生物学的製剤,アレルゲン免疫療法,輸血を取り上げて解説している.輸血関係のデータとして日本赤十字社の使用製剤・症状別副作用報告数(頻度),副作用発現時間を引用している.輸血関係のアナフィラキシーショックは血小板製剤8,500例に1例,血漿製剤14,000例に1例,赤血球製剤87,000例に1例と比較的多く報告されている.さらに手術関連,ラテックスを取り上げている.昆虫に関しては栃木県(人口の0.36%が

表 1 アナフィラキシーショックによる死亡数　　　　　　　　　　　　　　　　　　　　　　　　（人）

|  | 2001 | 2002 | 2003 | 2004 | 2005 | 2006 | 2007 | 2008 | 2009 | 2010 | 2011 | 2012 | 2013 | 合計 |
|---|---|---|---|---|---|---|---|---|---|---|---|---|---|---|
| 総数 | 58 | 53 | 53 | 46 | 73 | 66 | 66 | 48 | 51 | 51 | 71 | 55 | 77 | 768 |
| ハチ刺傷 | 26 | 23 | 24 | 18 | 26 | 20 | 19 | 15 | 13 | 20 | 16 | 22 | 24 | 266 |
| 食物 | 3 | 0 | 3 | 2 | 1 | 5 | 5 | 4 | 4 | 4 | 5 | 2 | 2 | 40 |
| 医薬品 | 17 | 17 | 19 | 19 | 31 | 34 | 29 | 19 | 26 | 21 | 32 | 22 | 37 | 323 |
| 血清 | 0 | 0 | 1 | 0 | 1 | 1 | 1 | 0 | 1 | 0 | 0 | 0 | 1 | 6 |
| 詳細不明 | 12 | 13 | 6 | 7 | 14 | 6 | 12 | 10 | 7 | 6 | 18 | 9 | 13 | 133 |

厚生労働省 人口動態統計「死亡数, 性・死因（死因基本分類）別」より作表.

表 2　アナフィラキシーの発生機序と誘因[1]

| IgE が関与する免疫学的機序 | 食物 | 小児 | 鶏卵, 牛乳, 小麦, 甲殻類, ソバ, ピーナッツ, ナッツ類, ゴマ, 大豆, 魚, 果物など |
|---|---|---|---|
| | | 成人 | 小麦, 甲殻類, 果物, 大豆（豆乳）, ピーナッツ, ナッツ類, アニサキス, スパイス, ソバ, 魚など |
| | 昆虫 | | 刺咬昆虫（ハチ, 蟻）など |
| | 医薬品 | | βラクタム系抗菌薬*, NSAIDs*, 生物学的製剤*, 造影剤*, ニューキノロン系抗菌薬など |
| | その他 | | 天然ゴムラテックス, 職業性アレルゲン, 環境アレルゲン, 食物＋運動, 精液など |
| IgE が関与しない免疫学的機序 | 医薬品 | | NSAIDs*, 造影剤*, デキストラン, 生物学的製剤*など |
| 非免疫学的機序<br>（例：マスト細胞を直接活性化する場合） | 身体的要因 | | 運動, 低温, 高温, 日光など |
| | アルコール | | |
| | 薬剤* | | オピオイドなど |
| 特発性アナフィラキシー<br>（明らかな誘因が存在しない） | これまで認識されていないアレルゲンの可能性 | | |
| | マスト（肥満）細胞症 | | クローン性マスト細胞異常の可能性 |

NSAIDs（nonsteroidal anti-inflammatory drugs）：非ステロイド性抗炎症薬.
*：複数の機序によりアナフィラキシーの誘因となる.

ハチ毒過敏症状を呈する：栃木県8万人の調査）と林野庁営林局（現森林管理局）（職員の67.5％にハチ刺傷歴があり, ショック症状は11.8％：全国40,382人の調査）のデータを示した. 食物に関してはわが国の全国モニタリング調査のデータを引用し[4], 食物依存性運動誘発アナフィラキシーに関してもわが国に多い小麦, 甲殻類, さらに健康被害で問題となった茶のしずくを取り上げている.

　危険因子・増悪因子, 症状（表3）に関しても WAO ガイドラインに準拠している. 皮膚症状に関しては紅潮, 眼瞼浮腫, 蕁麻疹を例に写真を掲載した. 臨床所見による重症度評価に関して EAACI（European Academy of Allergy and Clinical Immunology）の重症度評価を改変し使いやすくした3段階評価の分類を取り上げている（表4）[5].

## 1. 初期対応

　WAO ガイドラインに準拠した初期対応の手順を図2に示す. ①バイタルサインの確認, ②助けをよぶ, ③アドレナリンの筋肉注射, ④患者を仰臥位にする, ⑤酸素投与, ⑥静脈ルートの確保, ⑦心肺蘇生, ⑧バイタル測定の項目より構成されている. ガイドラインにおいて医療従事者に最も強調したいことのひとつは「アナフィラキシーの初期対応において用いる薬物としてアドレナリンの筋注が第一選択薬である」というメッセージである.

**表 3** アナフィラキシーの症状[1]

| 皮膚・粘膜 | 紅潮，瘙痒感，蕁麻疹，血管浮腫，麻疹様発疹，立毛，眼結膜充血，流涙，口腔内腫脹 |
|---|---|
| 呼吸器 | 鼻瘙痒感，鼻閉，鼻汁，くしゃみ<br>咽頭瘙痒感，咽喉絞扼感，発声障害，嗄声，上気道性喘鳴，断続的な乾性咳嗽<br>下気道：呼吸数増加，息切れ，胸部絞扼感，激しい咳嗽，喘鳴/気管支痙攣，チアノーゼ，呼吸停止 |
| 消化器 | 腹痛，嘔気，嘔吐，下痢，嚥下障害 |
| 心血管系 | 胸痛，頻脈，徐脈（まれ），その他の不整脈，動悸<br>血圧低下，失神，失禁，ショック，心停止 |
| 中枢神経 | 切迫した破滅感，不安（乳幼児や小児の場合は，突然の行動変化，例えば，短気になる，遊ぶのを止める，親にまとわりつくなど），拍動性頭痛（アドレナリン投与前），不穏状態，浮動性めまい，トンネル状視野 |

アナフィラキシーの症状に関しても WAO ガイドラインに準拠している．

**表 4** 臨床所見による重症度分類[5]

| | | グレード1<br>（軽症） | グレード2<br>（中等症） | グレード3<br>（重症） |
|---|---|---|---|---|
| 皮膚・粘膜症状 | 紅斑・蕁麻疹・膨疹 | 部分的 | 全身性 | ← |
| | 瘙痒 | 軽い瘙痒（自制内） | 強い瘙痒（自制外） | ← |
| | 口唇，眼瞼腫脹 | 部分的 | 顔全体の腫れ | ← |
| 消化器症状 | 口腔内，咽頭違和感 | 口，のどのかゆみ，違和感 | 咽頭痛 | |
| | 腹痛 | 弱い腹痛 | 強い腹痛（自制内） | 持続する強い腹痛（自制外） |
| | 嘔吐・下痢 | 嘔気，単回の嘔吐・下痢 | 複数回の嘔吐・下痢 | 繰り返す嘔吐・便失禁 |
| 呼吸器症状 | 咳嗽，鼻汁，鼻閉，くしゃみ | 間欠的な咳嗽，鼻汁，鼻閉，くしゃみ | 断続的な咳嗽 | 持続する強い咳き込み，犬吠様咳嗽 |
| | 喘鳴，呼吸困難 | — | 聴診上の喘鳴，軽い息苦しさ | 明らかな喘鳴，呼吸困難，チアノーゼ，呼吸停止，$SpO_2 \leqq 92\%$，締めつけられる感覚，嗄声，嚥下困難 |
| 循環器症状 | 脈拍，血圧 | — | 頻脈（＋15回/分），血圧軽度低下，蒼白 | 不整脈，血圧低下，重度徐脈，心停止 |
| 神経症状 | 意識状態 | 元気がない | 眠気，軽度頭痛，恐怖感 | ぐったり，不穏，失禁，意識消失 |

血圧低下：1歳未満＜70 mmHg，1〜10歳＜[70 mmHg＋（2×年齢）] 11歳〜成人＜90 mmHg．
血圧軽度低下：1歳未満＜80 mmHg，1〜10歳＜[80 mmHg＋（2×年齢）]，11歳〜成人＜100 mmHg．

そしてガイドラインにおいてアドレナリンの適応を明確にしていることも特筆されるべきことである．アドレナリン筋注の適応は**表4**のアナフィラキシーの重症度評価におけるグレード3（重症）の症状（不整脈，低血圧，心停止，意識消失，嗄声，犬吠様咳嗽，嚥下困難，呼吸困難，喘鳴，チアノーゼ，持続する我慢できない腹痛，繰り返す嘔吐等）としている．また過去の重篤なアナフィラキシーの既往がある場合や症状の進行が激烈な場合はグレード2（中等症）でも投与することもあるとし，気管支拡張薬吸入で改善しない呼吸器症状もアドレナリン筋注の適応としている．

初期対応として，呼吸窮迫に対しては酸素投与，低血圧に対しては初期輸液として0.9％（等張/生理）食塩水を推奨し，初期対応に反応が乏しい患者や気道確保が必要な場合は，可能であれば，救急医療，救命救急医療，または麻酔・蘇生専門チームの治療に迅速に委ねるとしている．

薬物療法の第二選択薬として $H_1$ 抗ヒスタミン薬，$\beta_2$ アドレナリン受容体刺激薬，グルコ

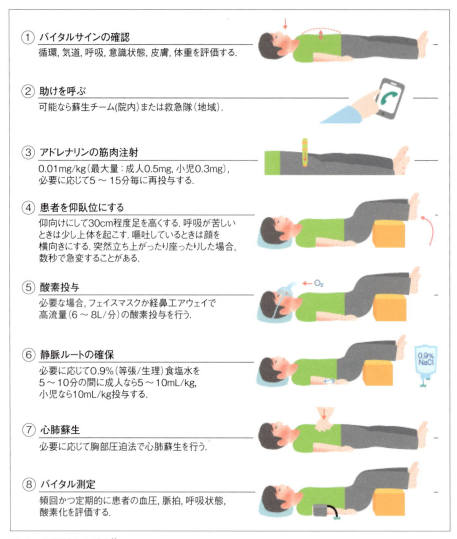

**図 2** 初期対応の手順[1]

コルチコイドがあげられているが，いずれもエビデンスに基づいた推奨ではなく H1 抗ヒスタミン薬は皮膚，鼻，眼症状，$β_2$アドレナリン受容体刺激薬は下気道症状に対する使用経験に基づいた．また，グルココルチコイドは二相性アナフィラキシーを予防する可能性

---

**column　アドレナリンとエピネフリン**

アドレナリンとエピネフリンは同一物質であるが，歴史的にはアドレナリンのほうが正しい呼称と考えられている．呼称は国により使用頻度が異なり，ヨーロッパではアドレナリンが，北米ではエピネフリンのほうが一般的である．北米で一般名にエピネフリンが使われている理由としてアドレナリンが高峰らにより商標登録されていたためという説が一般的である．わが国では医薬品の一般名としてながらくエピネフリンの呼称を使用していたが，世界ではじめて物質の結晶化に成功した高峰譲吉と上中啓三の業績に敬意を表し，2006年4月の日本薬局方改正で一般名がアドレナリンに変更された．

を想定した推奨である．推奨度としてはいずれもC（比較研究などの非実験的記述的研究から得られたエビデンス，または無作為化対照試験あるいは準実験的研究からの類推によって得られた結果によるもの）としている．

プレホスピタルケアとしてアドレナリン自己注射薬（エピペン®）の使い方および指導に関して写真で解説し，効果と副作用データに関しても紹介されている[6]．

## 2．再発予防

再発予防には特定の誘因の回避，あるいはアレルゲン免疫療法が有用であり，アナフィラキシー既往のある患者の定期的なフォローアップは，アナフィラキシー発症リスクを減らし，再発予防に必要である．アナフィラキシー発症後の退院時の対応として，アドレナリン自己注射（エピペン®）の処方および使用法や使うタイミングの指導，アナフィラキシーへの対応マニュアルとアレルギーを他人に伝えるもの（財布に入れるカードなど）を渡し症状出現時の対応を教育することが大切である．また，アナフィラキシーの誘因の確定のために，アレルギー専門医の受診を勧め，アレルゲン特異的血清IgE抗体の測定や皮膚テストを受けるように促すことも必要である．専門医において既知の誘因を回避するように指導するとともに，わが国では未承認であるが薬剤については脱感作（一定期間の連続投与による一時的な免疫寛容状態）を，刺咬昆虫の毒についてはアレルゲン免疫療法の検討をあげている．アレルゲン免疫療法に関してはハチ刺傷に対する免疫療法は有効性が高いが，日本では保険適用となっておらず，食物アレルギー患者に対する経口免疫療法もまだ研究段階であるとしている．職業アレルギーとしてはハチ毒，ラテックスアレルギー等があげられている．保育所（園），幼稚園，学校などでの社会的対応に関しても生活管理指導表（アレルギー用）が紹介されている．「保育園におけるアレルギー対応の手引き2011」[7]「学校のアレルギー疾患に対する取り組みガイドライン」[8]において，アナフィラキシーの際にエピペン®を関係者が人命救助の観点から使用することは推奨されている．

専門医へ紹介すべきタイミングは，退院時の対応・指導，誘因の回避および免疫療法を必要とする場合である．

## ガイドラインの普及と今後の課題

ガイドラインを公開しても広く普及し活用されなければ意味がない．国内外共通の問題であるが，アナフィラキシーの初期対応として抗ヒスタミン薬やステロイドの投薬のみで治療されていることが依然として多い．「アナフィラキシーの初期対応の際に用いる薬物としてアドレナリンの筋注が第一選択薬である」ということを今後も繰り返し啓発していくことが重要である．

### 文献

1) Simons FE et al. World Allergy Organ J 2011;4:13-37.
2) Simons FE et al. アレルギー 2013；62：1464-500.
3) Sampson HA et al. J Allergy Clin Immunol 2006;117:391-7.
4) Akiyama H et al. Japan Food Allergen Labeling Regulation-History and Evaluation, Advances in Food and Nutrition Research. 2011;62:139-71.
5) 柳田紀之・他．日本小児アレルギー学会誌 2014；28：201-10.

6）海老澤元宏・他. アレルギー 2013；62：144-54.

7）日本保育園保健協議会アレルギー対策委員会. 保育園におけるアレルギー対応の手引き 2011. 2011 年.

8）文部科学省スポーツ・青少年局，学校健康教育課監修. 学校のアレルギー疾患に対する取り組みガイドライン. 2008 年.

9）Simons FE. J Allergy Clin Immunol 2010;125:S161-81.

# 29 食物アレルギー（成人）の診療の実際

**Keyword**
食物依存性運動誘発アナフィラキシー
花粉-食物アレルギー症候群
口腔アレルギー症候群
経皮感作

### POINT

- **成人の食物アレルギーの原因食品は，小麦，甲殻類，魚類，果物の順に多い**．病型は，蕁麻疹・アナフィラキシー型に加え，食物依存性運動誘発アナフィラキシーや，口腔アレルギー症候群（おもには花粉-食物アレルギー症候群）などの特殊型をとるのが特徴である．

- **経皮感作による食物アレルギーという概念は**，小児アトピー性皮膚炎乳児に生じる食物アレルギーの機序として，二重抗原曝露仮説のなかで提唱されたものであるが，**成人でも職業性と美容性として発症する**．

- IgEを介する食物アレルギーは，多くは原因食品摂取2時間以内に発症するが，**例外として，獣肉やアニサキスなどの遅発型アナフィラキシー**（delayed anaphylaxis）や**納豆による遅発性アナフィラキシー**（late-onset anaphylaxis）に注意する．

### はじめに

　食物アレルギーは約90％が学童期までに発症し，おもに小児期に発症する[1]．18歳以上の新規発症は約5％と低く，成人の食物アレルギーは小児に比べ圧倒的に少ないが，小児期発症例とは異なるさまざまな特徴があり，診断をするうえで両者の違いを理解する必要がある．たとえば，乳児期の代表的な原因食品は鶏卵，牛乳であることはいうまでもないが，成人ではこれらの頻度はきわめて低く，むしろ小麦，甲殻類，魚類，果物が上位を占める．成人の食物アレルギーでの臨床型は，実に多彩であり，二次的要因の関与，意外な交差反応，遅発型や遅発性の発症などが診断を難しくする（**図1**）[2]．

　そこで本稿では，成人の食物アレルギーとして，代表的な臨床型，いわゆる特殊型[3]とよばれる食物依存性運動誘発アナフィラキシーや口腔アレルギー症候群を解説するとともに，経皮感作型食物アレルギーなど最近の話題にも触れる．

### 食物依存性運動誘発アナフィラキシー

#### 1．FDEIAとは

　食物依存性運動誘発アナフィラキシー（food-dependent exercise-induced anaphylaxis：FDEIA）は，食物摂取だけでは症状の誘発がみられないが，食物摂取後に，運動や疲労，非ステロイド系消炎鎮痛薬の内服などの二次的要因が作用したときに，はじめて症状が誘発される食物アレルギーである．

　FDEIAの一般的な時間経過は，原因食品摂取から二次的要因（運動）までの時間が60分

**猪又直子** Naoko INOMATA　横浜市立大学大学院医学研究科環境免疫病態皮膚科学

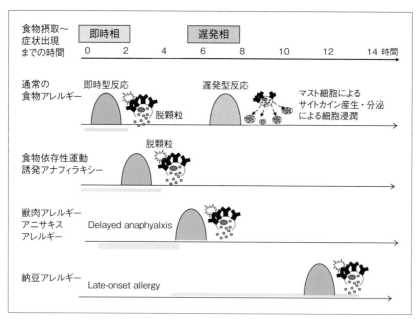

**図 1** 食物摂取から発症までの時間[2]

未満，運動開始から発症までの時間が30分未満と報告されている[4]．しかし，食品の摂取量や，二次的要因が関与するタイミングがかわると，原因食品摂取から発症までの時間はより長くなり，食後4時間以上経過してから発症することもある．おもな原因食品は小麦で（60％），次いで，小麦，エビ，カニ，果物など多岐にわたる[5]．

FDEIAで症状出現までに時間がかかる理由として，通常ならば吸収されない食物抗原が，二次的要因の作用によってはじめて，未消化の抗原が腸管から吸収されるためと考えられている[6]．好発年齢は，思春期から青壮年期で，強度の高い運動をする中高生に多い．

## 2. 経皮感作によって発症するFDEIA

FDEIAの最近の話題として，加水分解コムギ含有石鹸使用者に発症したFDEIAは記憶に新しい[7]．"茶のしずく石鹸®"の使用によって，約2,000名にものぼる被害者がでた．本症は，当該石鹸の使用中止により特異的IgE抗体価が低下傾向を示す例も多く，従来の小麦によるFDEIAに比べ，改善しやすい傾向がある．しかし，本症の発見後，約10年の歳月がすぎた今もなお，寛解に至らず，小麦の摂取制限を余儀なくされている患者が少なからず存在する．

## 3. 果物によるFDEIA

もうひとつの話題は，果物によるFDEIAである．果物はFDEIAの原因として比較的まれと考えられ，原因アレルゲンも同定されていなかった．しかし，最近，著者らは果物によるFDEIAのアレルゲンとして，ジベレリン制御蛋白（gibberellin-regulated protein：GRP）という新規アレルゲンがその候補であることを報告した[8,9]．GRPは抗菌ペプチドの1種で，植物ホルモン，ジベレリンの作用を受けて産生され，植物の成長にも関わる．これまでに，モモ Pru p 7，梅 Pru m 7，オレンジ Cit s 7 の3つのGRPがアレルゲンとして国際登録されている．また，これら3種の間には交差抗原性がある[10,11]．GRPは植物の生

存に欠かせない重要な蛋白であるため，種を超えて保存されており，広範な交差反応を示す可能性がある．実際，GRPアレルギーでは，1人の患者が複数の食品で誘発を経験すること多い[9]．臨床的な特徴として，顔面，とくに眼瞼の腫脹や，喉頭絞扼感の発現頻度が高い[9]．

## 口腔アレルギー症候群

### 1．口腔アレルギー症候群と花粉-食物アレルギー症候群

ある特定の食物を摂取した直後に口腔咽頭症状が初発，主症状として現れる即時型食物アレルギーを口腔アレルギー症候群(oral allergy syndrome：OAS)という[12]．この条件を満たす典型例の多くは，花粉との交差反応によって生じる果物アレルギーであるため，このようなタイプは狭義のOASとみなされてきた(**図2**)[13]．しかし，OASと診断される症例のなかに，花粉感作と無関係に発症する果物アレルギーも含まれているため，これらと区別するために，花粉-食物アレルギー症候群(pollen-food allergy syndrome：PFASまたはpollen-food syndrome：PFS)という名称でよばれる機会が増えた[14]．そこで，本稿では，PFASについて解説する．

### 2．PFASの臨床的特徴

PFASは果物や野菜，豆類，スパイス類などの植物由来食品が原因となる．カバノキ科花粉感作によって生じる，リンゴやモモなどのバラ科果物アレルギーが代表例であるが，そのほか夏のイネ科花粉，秋のキク科花粉の感作によってもPFASは生じる(**表1**)[15]．典型的な臨床像は，原因食品の摂取直後に口腔咽頭症状だけが現れ，数時間以内に消退するというものであるが，約10%の症例は口腔以外にも症状が現れ，約1〜2%はアナフィラキシーに進展するといわれている[16,17]．アナフィラキシーのリスクが高い交差反応は，カバノキ科花粉-豆乳の間と，ヨモギ花粉-スパイス(セリ科のセロリ，ニンジンやスパイス)の間で起こる交差反応(celery-mugwort-spices syndrome)である[13]．

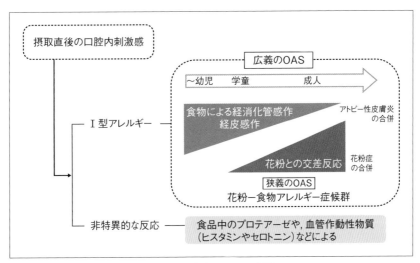

**図2** 食物摂取で口腔内刺激感を訴える患者のとらえ方[13]
OAS：口腔アレルギー症候群．

**表 1** 花粉やラテックスと交差反応を示す植物性食品[15]

| 花粉が飛ぶ季節 | 花粉 | | 交差反応しうる植物性食品 |
|---|---|---|---|
| 春 | ブナ目<br>カバノキ科<br>シラカバ属・<br>ハンノキ属 | シラカンバ<br>ハンノキ<br>オオバヤシャブシ | |
| | | バラ科 | リンゴ, モモ, サクランボ, イチゴ, ナシ, ウメ, ビワ, アーモンド |
| | | マタタビ科 | キウイ |
| | | セリ科 | ニンジン, セロリ, フェンネル, クミン, コリアンダー |
| | | ナス科 | トマト, ジャガイモ |
| | | クルミ科 | クルミ |
| | | そのほか | マメ科:大豆(豆乳)・もやし<br>ピーナッツ, ヘーゼルナッツ, ブラジルナッツ, ココナッツ |
| | 裸子植物 | スギ<br>ヒノキ | ナス科 トマト |
| 夏 | イネ科 | カモガヤ<br>オオアワガエリ<br>マグサ | ウリ科 メロン, スイカ |
| | | | ナス科 トマト, ジャガイモ |
| | | | そのほか バナナ, オレンジ, セロリ, |
| 秋 | キク科<br>ブタクサ属 | ブタクサ | ウリ科 メロン, スイカ, ズッキーニ, キュウリ |
| | | | バショウ科 バナナ |
| | キク科<br>ヨモギ属 | ヨモギ | セリ科 セロリ, クミン・フェンネル・コリアンダーなどのスパイス, ニンジン |
| | | | そのほか キウイ, ピーナッツ |
| パラゴムノキ属 | ラテックス | | バナナ, クリ, アボガド, キウイ |

## 3. PFAS のアレルゲン

PFAS に関与するアレルゲンは,感染特異的蛋白 PR-10(別名 Bet v 1 関連蛋白)や細胞骨格をつかさどるプロフィリンのおもに 2 種である.保険収載されている検査は,大豆 PR-10 の Gly m 4 特異的 IgE 抗体測定検査(ImmunoCAP)のみである.Gly m 4 はマメ科,とくに豆乳のアナフィラキシーのスクリーニングに適しているが,PR-10 の感作の有無の参考にすることができる.PFAS のアレルゲンは熱不耐性であることが多いため,市販の抗原抽出液中の含有量が少なく,これを用いた検査では偽陰性になりやすい点に注意が必要である.診断には,生の食材を用いて行うプリック-プリックテストが有用である.また,同じ理由から,新鮮な食品で誘発されやすく,ジャムなどの加工品では抗原が失活し摂取できることが多い.

## 4. PFAS の疫学

PFAS の罹患率は 10~30 歳代に高いが(約 70%),花粉症の罹患状況を背景に,幼児期から 70 歳代までの幅広い年齢相で発症することも特徴といえる[18].ちなみに,横浜周辺在住の果物アレルギー 100 例を解析したところ,80%の患者が PR-10 ないしプロフィリンに感作されており,果物アレルルギーの大半は PFAS であることが示唆された[9].どちらにも感作されていない例の 65%(13/20 例)に GRP の感作がみられた.また,著者らが行った関東南部(横浜)での調査では,ハンノキ花粉感作例の約 12%(8 人に 1 人)が PFAS を発症するものと推計された[19].

### 成人食物アレルギーにおける経皮感作の関与

"経皮感作による食物アレルギー"という概念は，アトピー性皮膚炎乳児に合併する食物アレルギーに関して提唱されたものであるが，成人の食物アレルギーにも通ずるものである．

2009年以降に報告が相次いだ，加水分解コムギ配合石鹸使用者の小麦アレルギーの事例は，その象徴といえる[7]．機序として，当該石鹸で洗顔をするうちに，皮膚や眼や鼻などの粘膜で，配合されていた加水分解小麦の感作が成立し，その後，小麦(製品)を摂取したときにもアレルギー症状が誘発されたと考えられている．

食物抗原による経皮感作は，加水分解コムギの事例のように，特殊なケースだけではなく，より日常的に起こる[20]．当教室では，経皮感作が疑われる症例として，2006年以降，回転寿司屋店員に発症した魚アレルギー，洋食コックに発症したチコリ・レタスアレルギー，主婦に生じた米糠アレルギーといった職業性の症例や，キュウリパックで発症したキュウリの口腔アレルギー症候群といった美容的施術，ハチミツ美容法によってハチミツ摂取時にもアレルギーを発症した症例などを報告してきた．これらを整理してみると，いずれも，表皮バリア障害の存在下に，頻回に食物抗原に曝露される状況下にあり，大きく分けて，職業性と美容性の曝露によることがわかった(図3)[20,21]．

職業性では，調理師や主婦，食品加工業のように，食材を素手で頻繁に触れる職業に従事し，アトピー性皮膚炎を既往に持つ者が多い．長時間の水仕事，洗剤使用により，手の皮膚のバリアが障害された状態で，食材を素手で頻繁に触るうちに，経皮感作が成立するものと考える．一方，美容性では，表皮バリア障害物質(界面活性剤やスクラブ剤，ピーリ

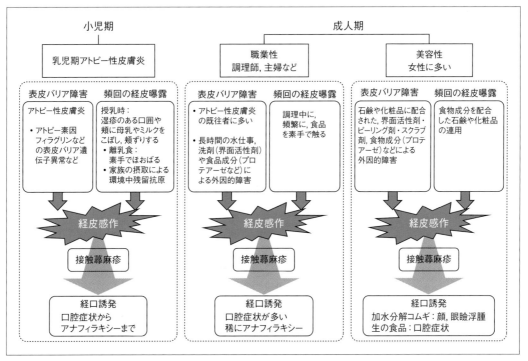

**図 3** 経皮感作による食物アレルギーが起こる，主な臨床パターン[21]

ング剤など)と食物成分が一緒に配合された香粧品の使用，ないし，それぞれを配合した香粧品を併用することで発症するものと想定される．石鹸や化粧品の連用により，顔や手の皮膚に軽微な表皮バリア障害を負ったうえで，食物成分に繰り返し曝されるために発症する．

 **遅発型と遅発性のアナフィラキシー**

　原因食品を摂取し，腸管粘膜から抗原が吸収され，アレルギー症状が出現するまで，通常，数分から2時間程度かかる(**図1**)[2]．ただし，いくつかの例外があり，そのひとつがFDEIAである．FDEIAと異なり二次的要因がかかわらずとも，原因食品の摂取から6時間程度経過してから発症するのが，獣肉アレルギーとアニサキスアレルギーである[2]．このように，遅発相にマスト細胞の脱顆粒がはじまる場合，遅発型アナフィラキシー(delayed anaphylaxis)とよぶ．さらに発症が遅れるのが納豆アレルギーである．納豆摂取から発症までに約半日かかる．このように，脱顆粒のタイミングが，遅発相を超える場合，遅発性アナフィラキシー(late-onset anaphylaxis)という．

　獣肉アレルギーは，マダニ咬傷好発地域に好発し，糖鎖構造のgalactose α-1,3-galactose (αGal)が交差抗原となる(**図4**)[2]．発症機序は，マダニ刺傷を介してマダニ消化管内のαGalに感作され，その後，牛肉や豚肉などの摂取時に，担体と結合したαGalがIgEを架橋し，アレルギー症状が誘発されると考えられている[22,23]．遅発型発症の理由として，糖鎖であるαGalが，腸管吸収されてアレルゲン性を発揮しやすいglycolipidsを形成するまでに時間を要するためと推察されている．

　納豆アレルギーは，患者の多くがサーファー(80％以上)で，ポリガンマグルタミン酸(poly-gamma glutamic acid：PGA)という高分子が交差抗原となり，摂取から半日後に発症する[24]．サーファーは海中活動中に，クラゲなどの刺胞動物に刺される機会が多いので，クラゲ刺傷によりクラゲ由来PGAに感作され，納豆の粘稠物質中のPGAとの交差反応により納豆アレルギーを発症するものと推察している[25]．なお，遅発性発症の理由は，100～1,000 kDa以上と高分子のPGAが腸管内で分解され，吸収されるまでに時間を要するため

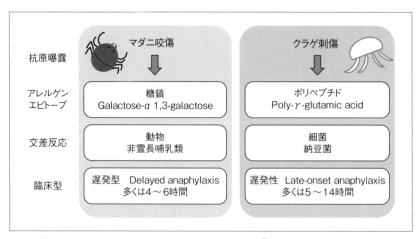

**図4** 動物刺傷を介した経皮感作による食物アレルギー[2]

と考えられている.

## 文献

1）今井孝成・他. アレルギー 2016；65：942-6.
2）猪又直子. Derma 2018；276.
3）海老澤元宏（研究開発代表者）. 食物アレルギーの診療の手引き 2017. 2018.
4）Morita E et al. J Dermatol Sci 2013;71:155-9.
5）森田栄伸（研究代表者）. 特殊型食物アレルギーの診療の手引き. 2015.
6）Matsuo H et al. Clin Exp Allergy 2005;35:461-6.
7）Fukutomi Y et al. J Allergy Clin Immunol 2011;127:531-3.
8）Inomata N et al. Ann Allergy Asthma Immunol 2014;112:175-7.
9）Inomata N et al. J Dermatol 2017;44:735-41.
10）Inomata N et al. Immun Inflamm Dis 2017;5:469-79.
11）Inomata N et al. Clin Exp Allergy 2018;48:1509-20.
12）Amlot PL et al. Clin Allergy 1987;17:33-42.
13）猪又直子. 39. 口腔アレルギー症候群と蕁麻疹. 皮膚科臨床アセット 16 蕁麻疹・血管性浮腫パーフェクトマスター.（古江増隆, 秀 道広 編）中山書店；2013, p.178-85.
14）Ma S et al. J Allergy Clin Immunol 2003;112:784-8.
15）猪又直子. J Environ Dermatol Cutan Allergol 2010；4：125-36.
16）Mansoor DK, Sharma HP. Pediatr Clin North Am 2011;58:315-26.
17）Sicherer SH, Sampson HA. J Allergy Clin Immunol 2010;125（2 Suppl 2）:S116-25.
18）猪又直子・他. アレルギー 2007；56：1276-84.
19）Maeda N et al. Ann Allergy Asthma Immunol 2010;104:205-10.
20）Inomata N et al. Allergol Int 2015;64（1）:73-8.
21）猪又直子. 臨床免疫・アレルギー科 2012；58：225-233.
22）Commins SP et al. J Allergy Clin Immunol 2009;123:426-33.
23）Wilson JM, Platts-Mill TAE. Mol Immunol 2018;100:107-12.
24）Inomata N et al. J Allergy Clin Immunol 2004;113:998-1000.
25）Inomata N et al. Allergol Int 2018;67:341-6.

全身的アレルギー病態の臨床

# 30 食物アレルギー（小児）の診療の実際

**Keyword**
アナフィラキシー
抗原特異的 IgE 抗体価
食物経口負荷試験
耐性獲得

## POINT

- 小児期の食物アレルギーでは"**正しい診断に基づいた必要最小限の原因食物の除去**"を行い，**診断後も耐性獲得の時期を適切に判断する**ことが大切である．

- 特異的 IgE 抗体検査や皮膚プリックテスト陽性だけで食物アレルギーの診断はできず，**即時型アレルギー症状の既往が明らかでないときには食物経口負荷試験で確定診断する**．

- 誤食による症状誘発に備えて，保護者および患者本人に症状出現時の対応法を指導し，あらかじめ治療薬を処方しておく．**リスクの高い患者にはアドレナリン自己注射薬（エピペン®）を処方する**．

## はじめに

　食物アレルギーは乳児が最も多く，加齢とともに減少する．小児では乳児アトピー性皮膚炎に合併して認められる"食物アレルギーの関与する乳児アトピー性皮膚炎"のタイプで発症することが多く，このタイプでは食物の特異的 IgE 抗体を認め，湿疹の増悪に食物が関与している[1]．"食物アレルギーの関与する乳児アトピー性皮膚炎"で発症した症例が離乳食開始以降に"即時型症状"のタイプに移行することも多い．"即時型症状"は最も典型的な食物アレルギーのタイプで，乳児期から成人期まで発症年齢も幅広い．小児期の即時型食物アレルギーでは，おもな原因食物は鶏卵，牛乳，小麦であるが，幼児期以降では木の実類，ピーナッツ，果物の頻度も高い（**表 1**）[2]．乳幼児期に発症した鶏卵，牛乳，小麦，大豆アレルギーは成長とともに自然に耐性を獲得することが多いが[3-6]，その他の原因食物については自然歴の調査が十分に行われていない[7]．

　その他のタイプとして，非 IgE 依存性の機序により新生児や乳児が消化器症状を認める"新生児・乳児消化管アレルギー"，特定の食物を摂取した後に運動することでアナフィラキシーが誘発される"食物依存性運動誘発アナフィラキシー"，口唇・口腔・咽頭粘膜に限局した即時型アレルギー症状を呈する"口腔アレルギー症候群"なども存在する[1]．

### 小児期の食物アレルギー診断のポイント

　食物アレルギー診療の基本は"正しい診断に基づいた必要最小限の原因食物の除去"である[7]．とくに小児期は心身ともに成長する時期であり，摂取栄養素の不足から成長障害をきたすことのないように管理する必要がある[8]．そのためには原因食物を正しく診断し，診断後も適切な時期に除去解除を進めることが大切である．

---

**佐藤さくら** Sakura SATO　国立病院機構相模原病院臨床研究センター病態総合研究部

**表1** 年齢別の原因食物[2]

|   | 0歳(1530) | 1, 2歳(1364) | 3-6歳(1013) | 7-17歳(714) | ≧18歳(230) |
|---|---|---|---|---|---|
| 1 | 鶏卵 55.3% | 鶏卵 38.3% | 牛乳 20.6% | 鶏卵 16.4% | 小麦 19.1% |
| 2 | 牛乳 27.6% | 牛乳 23.1% | 鶏卵 18.9% | 牛乳 15.7% | 甲殻類 15.7% |
| 3 | 小麦 12.2% | 小麦 8.3% | 木の実類 18.3% | 木の実類 12.9% | 魚類 10.0% |
| 4 |  | 木の実類 7.9% | 小麦 10.8% | 果物類/落花生 10.5% | 果物類 8.7% |
| 5 |  | 魚卵 7.4% | 落花生 10.7% |  | 大豆 7.4% |
| 小計 | 95.1% | 85.0% | 79.3% | 66.0% | 60.9% |

平成30年度 食物アレルギーに関連する食品表示に関する調査研究事業報告書

食物アレルギーは，①特定の食物により症状が誘発されること，②特異的IgE抗体など免疫学的機序を介する可能性があること，により診断される．ここでは小児期に多い"食物アレルギーの関与する乳児アトピー性皮膚炎"と"即時型症状"の診断手順について記載する．

### 1．食物アレルギーの関与する乳児アトピー性皮膚炎（図1-A）

生後2～3カ月ごろの湿疹からはじまるこのタイプでは，まず初めにスキンケア指導，ステロイド外用療法などで湿疹を改善することが大切である．皮膚の洗浄方法や軟膏塗布量を具体的に指導すると家庭でも適切に治療することができる．適切な治療を行っても湿疹が持続する，または湿疹の寛解状態を維持できず食物の関与が疑われる場合には，特異的IgE抗体検査または皮膚プリックテストにて感作の有無を確認する．問診，検査結果から食物の関与が疑われる場合には，疑われる原因食物を1～2週間程度除去し（食物除去試験），湿疹が改善された場合には診断を確定するために食物経口負荷試験（以下，負荷試験）を行う．特異的IgE抗体高値などを理由にすぐに負荷試験を実施するのが難しい場合でも，漫然と除去指示を継続するのではなく，定期的に特異的IgE抗体価を確認し，負荷試験の実施について検討する．また一部の母乳栄養児では母親の食事内容から原因食物の除去が必要となる．この際，母親は加工品程度の摂取はできることが多く，除去は短期間で解除できることが多い[1,8]．

### 2．即時型症状（図1-B）

即時型アレルギー症状をきたし，疑わしい食物に対する特異的IgE抗体を証明できる場合には，食物アレルギーと診断できる．診断には問診が非常に大切であり，①はじめての摂取なのか，②摂取から症状出現までの時間，③出現した症状の詳細，④摂取した食品の量や調理方法，⑤疑わしい食物の摂取歴などを詳細に問診する．問診と検査結果から原因食物を特定できない場合には，負荷試験による確定診断を行う．

## 抗原特異的IgE抗体検査・皮膚プリックテストの有用性

特異的IgE抗体検査陽性や皮膚プリックテスト陽性と食物アレルギー症状が出現することはかならずしも一致しないため，これらの検査のみで診断は確定しない．

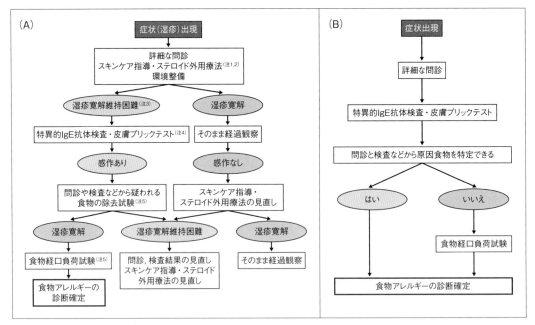

**図1** 診断フローチャート[1]
A：食物アレルギーの関与する乳児アトピー性皮膚炎の診断．注1：スキンケアは皮膚の清潔と保湿が基本であり，詳細は「アトピー性皮膚炎診療ガイドライン2016」などを参照する．注2：ステロイド外用薬の使用方法については「アトピー性皮膚炎診療ガイドライン2016」などを参照する．注3：ステロイド外用薬の連日塗布によっても寛解を維持できない状態．注4：生後6カ月未満の乳児では血中抗原特異的IgE抗体は陰性になることもあるので，プリックテストも有用である．注5：母乳栄養の場合には母親の食物除去および母乳を介した負荷試験を実施することもある．
B：即時型食物アレルギーの診断．

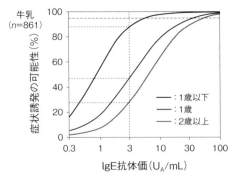

**図2** 特異的IgE抗体価と症状誘発の可能性（プロバビリティーカーブ）[1]

　特異的IgE抗体検査には異なる測定方法があるが，食物アレルギーの診断やモニタリングには定量性の高いイムノキャップ，アラスタット3g Allergy，オリトンIgE が適している．特異的IgE抗体価（卵白・オボムコイド，牛乳，小麦・ω-5グリアジン，大豆，ピーナッツ，ソバ，イクラ）は負荷試験による症状誘発の予測に有用である[9-14]．牛乳特異的IgE抗体価と症状誘発の可能性（プロバビリティーカーブ）を**図2**に示す．プロバビリティーカーブは負荷試験を実施するタイミングなどを考慮する際に参考になるが，解析対象の年齢，症状誘発歴，負荷試験の総負荷量など影響を与える因子がある．このため個々の症例ではそれらの因子の影響を加味しながら，症状誘発の可能性を予測することにな

る．またアレルゲンコンポーネントに対する特異的IgE抗体検査は，鶏卵（オボムコイド），小麦（ω-5グリアジン），ピーナッツ（Ara h 2），クルミ（Jug r 1），カシューナッツ（Ana o 3）などが保険診療で測定でき，粗抗原に加えて，これらの特異的IgE抗体価が高値の場合には負荷試験で症状が誘発される可能性が高い[14-19]．特異的IgE抗体検査は乳児期早期から測定でき，生後3カ月で特異的IgE抗体陽性となる症例もある．

一方，乳児で特異的IgE抗体検査が陰性でも食物アレルギーを疑う場合がある．その際には皮膚プリックテストを考慮するとよい．特異的IgE抗体検査陰性の鶏卵および牛乳アレルギーの約半数で皮膚プリックテストが陽性であったと報告されている[20,21]．

### 食物経口負荷試験による診断・管理

負荷試験の目的は，感作されているが未摂取の食物や即時型アレルギー反応の原因と疑われる食物について診断を確定するために行うか，すでに食物アレルギーと診断されている児に対して"食べられる範囲"の量を確認するために行う[7]．

病歴や特異的IgE抗体価を参考に患者のリスクを評価し，負荷試験を行う時期，総負荷量などを決める．アナフィラキシーの既往，微量での誘発症状の既往，特異的IgE抗体価が高値，喘息合併している場合は重篤な症状を誘発しやすい[22]．著者らの施設ではこのようなリスクの高い患者には，はじめに総負荷量を少量とした負荷試験を実施している．少量の負荷試験で症状が誘発されなければ自宅で総負荷量を超えない範囲の食品を摂取してもらい，数カ月〜1年後を目安に中等量など総負荷量を増やして負荷試験を行い，最終的に日常摂取する量が症状なく食べられることを確認する（**図3**）．一方，リスクの低い症例やすでに少量〜中等量を症状なく摂取している患者では，中等量〜日常摂取量を総負荷量として負荷試験を行い，その後同様に除去解除をめざす[8]（column参照）．

負荷試験にて症状が誘発された場合には，これまでの指導を継続することになる．原因

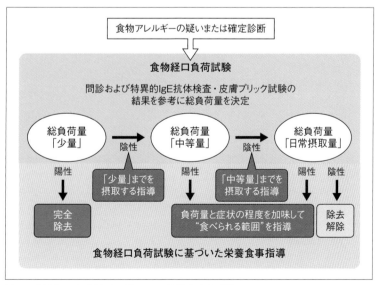

**図3** 食物経口負荷試験に基づいた栄養食事指導[8]

食物を含む食品でもこれまで症状なく摂取できていた量(食品)を新たに除去する必要はない．誤食による症状の有無や検査結果の推移などを参考に，1年程度を目途に，再度負荷試験の実施を考慮する．

## 小児期の食物アレルギー治療・管理のポイント

"必要最小限の原因食物の除去"を行うためには，できるだけ早い段階で負荷試験を行い，食物アレルギーの確定診断または"食べられる範囲"を確認することが大切である．

著者らの施設では，軽微な即時型アレルギー症状や感作のみである症例に対して，抗原特異的IgE抗体価を参考に，離乳食の進み具合に合わせて乳児期から積極的に負荷試験を行っている．完全除去から早くに脱することで，コンタミネーションなどによるアナフィラキシーのリスクを軽減できると考えている．

特異的IgE抗体価が高値，アナフィラキシーの既往があるなどリスクの高い患者やピーナッツやナッツ類のように子どもが日常的に食べる機会の少ない原因食物では，負荷試験による"食べられる範囲"の確認を保護者に勧めても，なかなか同意を得られない場合がある．そのような場合でも，小学校入学前など集団生活をはじめる前には，リスクアセスメントのために負荷試験を行うことをお勧めしている．誘発症状の重症度や症状を誘発する摂取量(閾値)に関する情報を得ておくことは，リスク管理上とても重要である．

食物アレルギーと診断した際には，除去すべき食品を指示するとともに，食べられる食品・栄養面での代替食品の情報などを伝え，過剰な除去に陥らないように指導する．とくに牛乳を除去している場合はカルシウムの摂取量が不足しないように牛乳アレルゲン除去調整粉乳等を代用する．保護者の間違った知識や不安などが原因で，原因食物以外の食品も広く除去している症例も経験する．可能であれば，管理栄養士などメディカルパートナーにも協力してもらい，自宅での食事の摂取状況や心理面でのサポートをお願いできるとよい．

食物アレルギー患者は常に誤食による症状誘発のリスクがある．そのため症状出現時の対応方法を保護者および患者本人に指導し，抗ヒスタミン薬やステロイド薬などをあらかじめ処方しておく．アナフィラキシー既往があるなどリスクの高い患者にはアドレナリン自己注射薬(エピペン®)を処方する．

---

**column　除去解除と摂取忌避**

負荷試験で症状が誘発されないことを確認した後，自宅で原因食物の摂取を進めていく際に，患者本人の摂取忌避や家族の不安が原因で解除が進まない場合がある．鶏卵アレルギーの子どもが，負荷試験では炒り卵を症状なく食べることができたのに，自宅に帰ってからは「匂いが嫌い」「黄色の色が気持ち悪い」などと訴え，なかなか摂取できないことも多い．卵を使用した焼き菓子や練り製品ですら，食べたがらない症例もある．このような場合には，完全除去に戻らないように本人が摂取できる食品だけでも食べてもらうように指示し，経過を見ることになる．ある日突然，美味しく食べられるようになった症例もあれば，いまだに食べられずにいる症例もある．個人的な感想ではあるが，年齢が大きくなってから除去解除した症例の方がこのような訴えが多いように感じる．

幼稚園・学校用

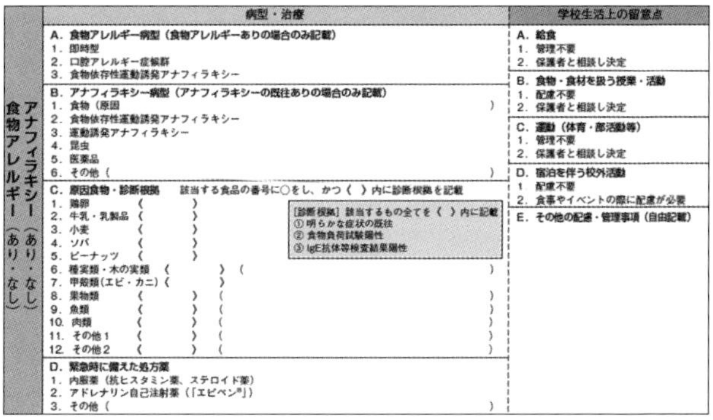

食物アレルギー（あり・なし）
アナフィラキシー（あり・なし）

病型・治療

A. 食物アレルギー病型（食物アレルギーありの場合のみ記載）
1. 即時型
2. 口腔アレルギー症候群
3. 食物依存性運動誘発アナフィラキシー

B. アナフィラキシー病型（アナフィラキシーの既往ありの場合のみ記載）
1. 食物（原因 ）
2. 食物依存性運動誘発アナフィラキシー
3. 運動誘発アナフィラキシー
4. 昆虫
5. 医薬品
6. その他（ ）

C. 原因食物・診断根拠　該当する食品の番号に○をし、かつ《 》内に診断根拠を記載
1. 鶏卵 《 》
2. 牛乳・乳製品 《 》
3. 小麦 《 》
4. ソバ 《 》
5. ピーナッツ 《 》
6. 種実類・木の実類 《 》（ ）
7. 甲殻類（エビ・カニ）《 》
8. 果物類 《 》（ ）
9. 魚類 《 》（ ）
10. 肉類 《 》（ ）
11. その他1 《 》（ ）
12. その他2 《 》（ ）

[診断根拠] 該当するもの全てを《 》内に記載
① 明らかな症状の既往
② 食物負荷試験陽性
③ IgE抗体等検査結果陽性

D. 緊急時に備えた処方薬
1. 内服薬（抗ヒスタミン薬、ステロイド薬）
2. アドレナリン自己注射薬（「エピペン®」）
3. その他（ ）

学校生活上の留意点

A. 給食
1. 管理不要
2. 保護者と相談し決定

B. 食物・食材を扱う授業・活動
1. 配慮不要
2. 保護者と相談し決定

C. 運動（体育・部活動等）
1. 管理不要
2. 保護者と相談し決定

D. 宿泊を伴う校外活動
1. 配慮不要
2. 食事やイベントの際に配慮が必要

E. その他の配慮・管理事項（自由記載）

保育所用

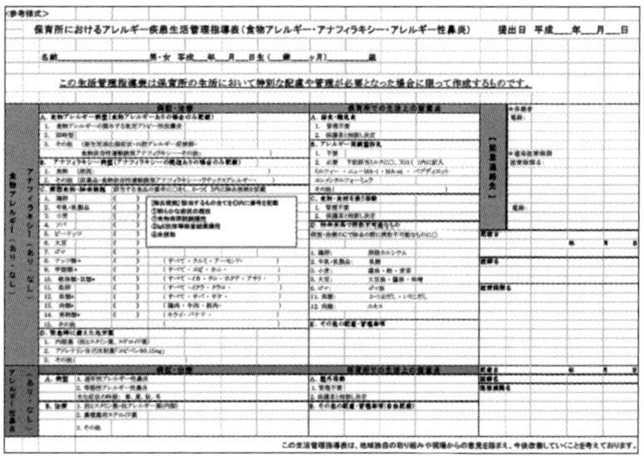

<参考様式>
保育所におけるアレルギー疾患生活管理指導表（食物アレルギー・アナフィラキシー・アレルギー性鼻炎）　提出日 平成＿年＿月＿日

図4　生活管理指導表

保育所・園・学校では，集団給食や食物・食材を使用する活動において，食物アレルギー児への対応が必要となる．このため医師は「保育所におけるアレルギー疾患生活管理指導表」または「学校生活管理指導表」に，確実な診断情報を記載し，情報提供する必要がある（**図4**）．

## 文献


1）「食物アレルギーの診療の手引き2017」検討委員会．食物アレルギーの診療の手引き2017，2018.

2）海老澤元宏・他．平成30年度食物アレルギーに関連する食品表示に関する調査研究事業報告書．即時型食物アレルギーによる健康被害に関する全国実態調査．2019.

3）池松かおり・他．アレルギー 2006；55：533-41.

4）Koike Y et al. Int Arch Allergy Immunol 2018;175:177-80.

5）Koike Y et al. Int Arch Allergy Immunol 2018;176:249-54.

6）Ohtani K et al. Allergol Int 2016;65:153-7.

7）海老澤元宏・他監．日本小児アレルギー学会食物アレルギー委員会．食物アレルギー診療ガイドライン2016．協和企画；2016.

8）「食物アレルギーの栄養食事指導の手引き2017」検討委員会．食物アレルギーの栄養食事指導の手引き2017．2018.

9）Yanagida N et al. Int Arch Allergy Immunol 2017;172:116-22.

10）Sato S et al. Allergol Int 2017;66:296-301.

11）Yanagida N et al. Pediatr Allergy Immunol 2016;27:324-7.

12）Komata T et al. Allergol Int 2009;58:599-603.

13）Komata T et al. J Allergy Clin Immunol 2007;119:1272-4.

14）Ebisawa M et al. Int Arch Allergy Immunol 2012;158:71-6.

15）Ando H et al. J Allergy Clin Immunol 2008;122:583-8.

16）Takahashi K et al. J Allergy Clin Immunol Pract 2018;6:2115-7. e6.

17）Sato S et al. J Allergy Clin Immunol Pract 2017;5:1784-6. e1.

18）Ebisawa M et al. Pediatr Allergy Immunol 2012;23:573-81.

19）Sato S et al. J Allergy Clin Immunol Pract 2019. pii:S2213-2198(19)30460-X. doi:10.1016/j. jaip. 2019.04.049.[Epub ahead of print]

20）Ogata M et al. Arerugi 2008;57:843-52.

21）Ogata M et al. Arerugi 2010;59:839-46.

22）Yanagida N et al. Pediatr Allergy Immunol 2018;29:417-24.

全身的アレルギー病態の臨床

# 31 ラテックスアレルギーの診療の実際

**Keyword**
ラテックス-フルーツ症候群
天然ラテックス製ゴム手袋
Hev b 6.02(hevein)

## POINT

- 天然ゴム製ラテックス製品によるラテックスアレルギーは，新規の患者は減ってきたが，現在も医療安全や食物アレルギーの面から対策が必要な疾患である．さらに近年では，**手袋に含まれる化学物質によるアレルギー性接触皮膚炎も問題となっており，手湿疹〜アレルギー性接触皮膚炎による院内感染の面からも注目されている**．

- ラテックスアレルギーの主要抗原はゴム手袋に含まれるヘベイン(Hev b 6.02)である．この**ヘベインと野菜や果物(とくに，バナナ，クリ，アボカド，キウイ)に含まれる抗原との交叉反応性に基づき，ラテックス-フルーツ症候群が誘発される**．

- 対策としては，**含有蛋白量の低い良質なゴム手袋を使用しラテックスアレルギーの発症を予防し**，診断後は**天然ゴムラテックス製品との接触やラテックス-フルーツ症候群を誘発する食材の回避**を徹底することが大切である．

　ラテックスアレルギーは，天然ゴム製ラテックス手袋を装着すると手が痒くなったり，ゴム風船を膨らませると口唇が腫脹する即時型アレルギーである．原因物質は，ゴム手袋やゴム風船に含まれる天然ゴムラテックスの蛋白質抗原であり，この蛋白質抗原に感作された患者では血液中にラテックス特異IgE抗体が産生され，抗原抗体反応により蕁麻疹や呼吸困難，アナフィラキシーショックなどが誘発される．天然ゴム製品の原料である天然ゴムラテックスは，東南アジア地域で栽培されている *Hevea brasiliensis* (ゴムの木)の幹にらせん状の切り傷を付けることにより採取される樹液である．採取された樹液を加工・形成することにより，さまざまなゴム製品が作り出され，これらの最終製品に残留している水溶性の蛋白質成分がラテックスアレルギーの原因となる．また，ラテックスアレルギー患者の約半数はラテックス抗原との交叉反応に基づき誘発される食物アレルギーがあり，これは"ラテックス-フルーツ症候群"とよばれる．ラテックスアレルギー患者は食物アレルギーについても長期的な対応が必要となる．

　医療に限らず，食材を扱う分野などでは現在でも天然ゴムラテックス製品による即時型アレルギーは報告されており，ラテックスアレルギー患者への対策は引き続き必要である．

### ラテックスアレルギーの臨床症状

　天然ゴム製のラテックス製品(ゴム手袋，ゴム風船など)が皮膚や粘膜に接触してから数分以内にさまざまな症状が誘発される(**図1**)．主には，接触した部位の皮膚の掻痒感や紅

---

**矢上晶子** Akiko YAGAMI　藤田医科大学ばんたね病院総合アレルギー科

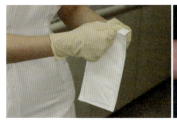
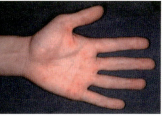

図1　ラテックス手袋(左)と接触部位に誘発された蕁麻疹(右)

斑，蕁麻疹であるが，より重篤な症例の場合は，鼻水やくしゃみ，眼の刺激，喉の痒み，そして喘息様症状(息苦しさ，咳，喘鳴など)といった呼吸器系の反応を伴う．重症例ではアナフィラキシーショックに発展し，呼吸困難，血圧低下がもたらされる．

### ハイリスクグループ

天然ゴム製品への接触を続けていると，ラテックス抗原に感作されるリスクが高くなる．天然ゴム製手袋やその他の天然ゴム製品を頻繁に使用する医療従事者，バリア機能が低いアトピー体質(アトピー性皮膚炎，アレルギー性気管支喘息，アレルギー性鼻炎，アレルギー性結膜炎など)を有する者，二分脊椎症など先天的な機能障害があるために繰り返しの医療処置(手袋やカテーテルなどの天然ゴム製のラテックス製品を反復して用いる等)を必要とする患者，後天的な理由で医療処置を長期にわたって継続しなければならない患者はハイリスクグループとされ，多くの症例が報告されてきた．

### ラテックスアレルギーの主要抗原

天然ゴムラテックスには250種類以上の蛋白質抗原が含まれているがそのうちの15種の蛋白質(Hev b 1〜15)がラテックス主要アレルゲンとして正式に命名・登録されている[1](表1)．主要抗原には感作をされやすいグループがあり，二分脊椎症等の先天性疾患を有する患者においては天然ゴム製ラテックス手袋以外にも，反復した尿道カテーテルなどの医療用具の使用がラテックスアレルギーの主な原因となり，Hev b 1または3が主要抗原とされる．一方，天然ゴムを含むあらゆる製品がラテックスアレルギーの原因となり得るが，医療従事者においては日常的に使用するゴム手袋の装着が最大の要因であり，主要抗原のなかでもHev b 5あるいは6(hevein)が原因抗原とされている．時にゴム手袋に付着

---

**column 1　手術時の対応について**

術前にラテックスアレルギーについて問診を行うと，「ゴム製品により痒みなどが誘発されたことがある」と訴える患者は少なくない．万が一の事故を避けるため，ラテックスアレルギーの訴えがある場合はラテックスフリーの状況下での手術が勧められるが，臨床症状があるということだけで"ラテックスフリー"の対応をすることはコストやマンパワー的に難しい．そのため，できるだけ事前に検査を実施し，確定診断を行うことが勧められる．しかし，時間的制約がある場合が多く，これらの問題は，長年麻酔科医や手術室看護師を悩ませており，各医療施設においてその対応について事前に取り決めておく必要がある．

表 1　正式に登録・命名されているラテックスアレルゲン[1]

| 正式名 | 分子量(kD) | 慣用名 | 生理的な役割 |
|---|---|---|---|
| Hev b 1 | 58 | ラバーエロンゲーションファクター | 天然ゴムの生合成<br>二分脊椎症患者などに関与 |
| Hev b 2 | 34/36 | ベータ-1,3-グルカナーゼ | 生体防御蛋白質 |
| Hev b 3 | 24 | スモールラバーパーティクルプロテイン | 天然ゴムの生合成<br>二分脊椎症患者などに関与 |
| Hev b 4 | 100-115 | マイクロヘリックスコンポーネント | 生体防御蛋白質 |
| Hev b 5 | 16 | 酸性ラテックス蛋白質 | 医療従事者に関与 |
| Hev b 6.01 | 20 | プロヘベイン，ヘベインプレプロテイン | 生体防御蛋白質 |
| Hev b 6.02 | 4.7 | ヘベイン | （ラテックスの凝集） |
| Hev b 6.03 | 14 | プロヘベイン C-末端側蛋白質 | 医療従事者に関与 |
| Hev b 7.01 | 42 | パタチン類似蛋白質(B-serum 由来) | 生体防御蛋白質 |
| Hev b 7.02 | 44 | パタチン類似蛋白質(C-serum 由来) | 天然ゴムの生合成を阻害 |
| Hev b 8 | 14 | ラテックス プロフィリン | 構造蛋白質 |
| Hev b 9 | 51 | ラテックス エノラーゼ | 糖分解酵素 |
| Hev b 10 | 26 | Mn-スーパーオキサイドジスムターゼ | ラジカルの消去 |
| Hev b 11 | 33 | ラテックス クラスⅠキチナーゼ | 生体防御蛋白質 |
| Hev b 12 | 9.3 | ラテックス 脂質輸送蛋白質(LTP) | 生体防御蛋白質 |
| Hev b 13 | 42 | ラテックス エステラーゼ | 生体防御蛋白質 |
| Hev b 14 | 30 | ヘバミン | |
| Hev b 15 | 7.5 | セリンプロテアーゼインヒビター | |

しているパウダーにより痒みが誘発されると訴える医療従事者がいるが，パウダーはラテックスではなくコーンスターチでありアレルゲンになることはほとんどない．手術時に長時間ゴム手袋を装着すると，発汗により水溶性ラテックス抗原が溶出し，パウダーがその溶出した抗原を吸着する．その後，手袋を外す際にラテックス抗原を吸着したパウダーが空中に飛散し，これを患者あるいは医療従事者が鼻等から吸入することによってラテックスアレルゲンに曝露され感作あるいは症状が誘発される．さらに，この抗原を吸着したパウダーが，ラテックスアレルゲンに対する感作の成立を促進するアジュバントとして作用する可能性も指摘されている[2]．また，パウダー付き手袋での手術により，炎症，癒着，そして肉芽腫が誘発されるリスクがあることも知っておきたい．

## column 2　ゴム手袋に含まれる化学物質による遅延型アレルギー

　現在も，手湿疹を有する医療従事者は多くの医療施設で見受けられる．手湿疹の原因となるゴム手袋によるアレルギー性接触皮膚炎（かぶれ）は，ゴム手袋を頻回に使用する医療従事者にとってラテックスアレルギーと同様に対策が必要な"職業性皮膚疾患"のひとつとして近年注目されている．ゴム手袋には，通常，製造の段階において加硫促進剤や老化防止剤などが加えられており，これらの化学物質がアレルギー性接触皮膚炎の原因物質となる．代表的な加硫促進剤としては，チウラム系化合物，ジチオカーバメート系化合物，メルカプト系化合物などが，老化防止剤としては，N-

イソプロピル-N-フェニル-p-フェニレンジアミンなどがあげられる．診断にはパッチテストを施行し，臨床症状がありパッチテストでの陽性例を確実例とする．アレルゲンの回避が手荒れやアレルギーの発症を防ぐ唯一の方法であるが，近年，加硫促進剤を含まない手袋や，製造中には加硫促進剤を使用したが最終段階の製品では加硫促進剤は検出されなかった手袋などが市販されている．医療施設においては，加硫促進剤を含まない手袋を選択することも職員の手荒れを予防する対策のひとつとなる．

## 天然ラテックスゴムを含む製品

とくに医療現場における天然ゴム製ラテックス製品をあげる．

血圧測定用のカフ，聴診器，使い捨ての天然ゴム製手袋，経口・経鼻の吸引管，気管チューブ，止血帯，シリンジ，静脈留置カテーテル類，電極パッドなどがあげられる．但し，平成11年3月の医薬品等安全性情報153号により，天然ゴムを使用している医療用具について添付文書等が改訂され，現在では，天然ゴムを使用している医療用具について，天然ゴムを使用していること，およびアレルギー症状を生じる可能性について記載されている．また，医療用具については「ラテックスアレルギー安全対策ガイドライン2018」に詳細が記載されているので[3]，事前に，使用する可能性のある医療用具については天然ゴムラテックス含有の有無を確認しておくとよい．

## ラテックスアレルギーの診断と治療

### 1．診断

問診により臨床症状を詳しく確認し，血中特異IgE抗体の測定，皮膚テスト（プリックテスト）を実施し，診断する．

①問診

検査に先立ち，原因検索に役立つ情報を得るため患者に詳しく病歴を尋ねる（使用しているゴム手袋について，ゴム製品により誘発された症状，職業，アトピー素因の有無，花粉症，果物アレルギーの有無など）．

②特異IgE抗体の測定

ラテックスアレルギーが疑われる場合は，ラテックス特異IgE抗体（CAP FEIA）と，医療従事者などのラテックスアレルギーの主要抗原であるヘベイン（Hev b 6.02）の特異IgE抗体（同）の両者を測定するとよい．両者が陽性の場合は，確実例である可能性が高い．

③皮膚テスト（プリックテスト，スクラッチテスト，使用テスト）[4]

プリックテストは，食物や新鮮な果物，そして薬剤，天然ゴムなどを安全に検査することができる検査法である（図2）．本検査は水溶性抗原に高い感度を示し，ショックの危険性は皮内テストに比べて低い．プリックテストが陰性の場合は，スクラッチテスト，使用テストを行う．

### 2．治療

重篤な即時型アレルギー反応に対しては一般的なアナフィラキシーへの治療を行うため本稿では省略するが，重症度の高い患者に対してはアナフィラキシー補助治療薬であるエピペン®（マイラン社）を診断時に処方する．

## ラテックスアレルギー症状の誘発回避[6]

### 1．ラテックスアレルギー患者に対して

ラテックスアレルギー患者には，天然ゴム製品に接触するような環境を避けること，また，医療機関受診時は必ずラテックスアレルギーであることを申し出るように指導する．即時型アレルギーの場合，抗原への曝露を回避すると，患者に誘発される反応が時間の経過とともに軽減する傾向があることが知られている．しかし，アレルギー疾患が完治した

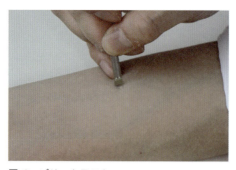

**図 2 プリックテスト**
ラテックス抽出液を滴下し，プリック針で静かに皮膚を貫く．陽性の場合，15分後に膨疹が誘発される．

表 2 ラテックス−フルーツ症候群の原因となる植物性食品[7]

| 交叉反応性の報告が多い食物 | アボカド，バナナ，キウイ，クリ |
|---|---|
| 中等度の交叉反応性が指摘されている食物 | リンゴ，ニンジン，セロリ，メロン，パパイヤ，ポテト，トマト |
| 低頻度の交叉反応性が指摘されている食物 | 小麦，セロリ，プラム，アプリコット，ソバ，ブドウ |

わけではないため，このことを患者によく説明し，長期にわたる注意や抗原回避が重要であることを伝える．

### 2. 患者が医療従事者の場合

患者が医療従事者の場合には天然ゴムを含まない代替品を使用するように指導する．パウダーフリーラテックス手袋はパウダーが塗布されている手袋に比べて溶出する蛋白質量が少ないため，現在多くの施設で使用されているが，ラテックスアレルギー患者はラテックスフリー手袋を使用すべきである．

## ラテックス−フルーツ症候群

ラテックスアレルギーの患者の3〜5割[5]は，クリやバナナ，アボカド，キウイといった植物性食品を摂取した際に，アナフィラキシー，気管支喘息様症状，蕁麻疹，口腔内過敏反応などの即時型アレルギー反応を経験する．この現象はとくに，"ラテックス−フルーツ症候群"とよばれ，果物や野菜に含まれる抗原とラテックス抗原との交叉反応性に起因している．クリ，バナナなどの食品はラテックス蛋白と部分的に類似した抗原構造を有しているため，ラテックス特異IgE抗体の一部がこれらの抗原に対しても結合しアレルギー反応を呈する．ラテックス−フルーツ症候群でも重篤な症状が誘発されることがあるため，ラテックスアレルギー患者はラテックス製品と同様に交叉反応を引き起こしやすい果物については長期にわたり回避する必要がある．比較的重篤な症状が誘発されるため注意が必要な果物として，バナナ，キウイ，アボカド，クリがあげられており，これらは避けるように患者に伝える（**表 2**）．

## おわりに

　ラテックスアレルギーの診療の実際として，ラテックスアレルギー，ラテックス-フルーツ症候群について述べた．新規のラテックスアレルギー患者は減ってきているが，医療安全の面から各医療施設では個々の医療用具のラテックス含有の有無や患者への対応が引き続き必要である．また，日常診療においては適切に検査および診断を行い，ラテックスアレルギーに限らず食物アレルギーへの対策も行わなくてはならない．今後も，とくに医療現場においては知っておくべき疾患のひとつとして学び，対応していきたい．

### 文献/URL

1）Allergen Nomenclature WHO/IUIS Allergen Nomenclatune Sub-Commitee（http://www.allergen.org/list.html）
2）Nettis E et al. Allergy 2004;59:718-23.
3）日本ラテックスアレルギー研究会ラテックスアレルギー安全対策ガイドライン作成委員会．ラテックスアレルギー安全対策ガイドライン2018〜化学物質による遅延型アレルギーを含む〜．協和企画；2018.
4）松永佳世子．日本臨床皮膚科医学会雑誌 2000；63：54-8.
5）Wagner S, Breiteneder H. Biochem Soc Trans 2002;30:935-40.
6）松永佳世子．Visual Dermatology 別冊 ラテックスアレルギーのすべて．秀潤社；2007，p.58-87.
7）https://www.saswh.ca/files/SASWH%20Resources/Latex/Fact_Sheet__Cross-Reactive_Foods.pdf

# 32 職業性アレルギーの診療の実際

**Keyword**
職業性喘息
職業性過敏性肺炎
感作物質
刺激物質
IgE

### POINT

- 職業性喘息は，原因物質の免疫学的機序によって潜伏期間をおいて発症する**感作物質誘発職業性喘息**と，刺激物質の吸入によって吸入直後から発症する**刺激物質誘発職業性喘息**に分類される．

- すでに喘息を発症している患者が職場環境で喘息症状が増悪する場合には**作業増悪性喘息**と定義され，厳密には職業性喘息と区別されるが，両者をまとめて**作業関連喘息**として扱う場合が多い．

- 職業性過敏性肺炎の診断では，**職業性原因抗原への曝露状況と症状との関連性の確認**に加えて，血清またはBALF中の**抗原特異的抗体（通常IgG）**を検出することが望ましい．

## はじめに

　職場での原因物質への曝露によって発症する職業性アレルギー疾患には喘息，鼻炎，皮膚疾患，過敏性肺炎，結膜炎，アナフィラキシーなどの疾患が含まれる．発症にアレルギー（感作）が関与する場合と刺激によって発症する場合があるが，厳密な区別は難しく，原因物質が感作物質と刺激物質の両方の性質を有することもある．また，アレルギーにはIgE依存性と非依存性機序がある．同じ原因物質が喘息と鼻炎，喘息と過敏性肺炎のように複数の臓器あるいは複数の疾患の原因となることにも注意が必要である．薬物療法の進歩により，アレルゲンの同定，環境整備がおろそかになっている感は否めない．本稿では，職業性喘息，職業性鼻炎，職業性過敏性肺炎を中心に概説したい．

## 職業性喘息

　職業性喘息（occupational asthma：OA）は，職場環境に存在する原因物質への曝露によって発症する喘息である．作業増悪性喘息（work-exacerbated asthma：WEA）はすでに喘息を発症している患者が職場環境によって悪化する病態をさし，OAではないが，日常診療において両者を厳密に区別することは困難であり，両者を合わせて作業関連喘息（work-related asthma：WRA）と捉える（**図1**）[1]．OAの発症頻度の高い職業としては，塗装業，製パン・製麺業，医療従事者，化学物質取扱者，動物取扱者，溶接業，食品加工業，木材加工業などがあげられる．

　OAの原因となる感作物質は高分子量物質と低分子量物質の2群に分けられる．低分子量物質のジイソシアネートは塗料，接着剤などに含まれており，先進国ではOAの原因の

---

石塚　全　Tamotsu ISHIZUKA　福井大学学術研究院医学系部門病態制御医学講座内科学(3)分野

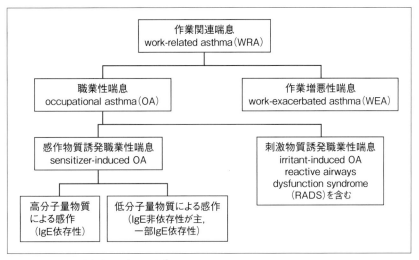

**図 1　作業関連喘息（WRA）の分類**[1]
　職業性喘息（OA）と作業増悪性喘息（WEA）をあわせて作業関連喘息（WRA）とよぶ．OA は感作物質誘発 OA と刺激物質誘発 OA に分けられる．感作物質誘発 OA のなかで高分子量物質による感作は抗原特異的 IgE 産生を誘導し，IgE が喘息の発症に関与するが，低分子量物質による感作では喘息の発症に IgE の関与が明確でない場合が多い．

20％を占め，感作経路は気道だけでなく，経皮感作も起こる（column 1 参照）[2,3]．非免疫学的な機序で発症する刺激物質誘発 OA は刺激性ガス，煙などが原因となる（column 2 参照）[4]．

　OA あるいは WEA の診断には，喘息症状のほかに，初発時期，既往歴としてのアレルギー性鼻炎，職歴と職場環境，とくに勤務と症状との関連に注意して問診する．感作物質誘発 OA では原因物質への曝露を極力回避する．感作物質への曝露を回避した場合には軽減した場合に比べて，喘息症状からの回復，気道過敏性亢進の改善のいずれにおいても優る[5]．刺激物資誘発 OA や WEA では職場の配置転換ができない場合にはマスクの使用や職場環境改善で曝露を極力減らす．特異的免疫療法は感作物質が高分子量物質の場合有効で，過去に"ほや喘息"において有効性が証明されているが，市販されている治療用アレルゲンは少なく，真菌や化学物質の免疫療法は毒性や有効性から推奨されない．

## 職業性アレルギー性鼻炎

　職業性鼻炎（occupational rhinitis：OR）は職場環境に存在する物質が原因で，間欠的あるいは持続的に起こるくしゃみ，鼻水，鼻づまり，眼のかゆみを特徴とする疾患である[6]．OR は刺激物質による鼻炎も含むので，職業性アレルギー性鼻炎よりも広い疾患を指す．OR を発症しやすい職業として毛皮取扱者，製パン業，家畜飼育業，食品加工業，獣医，農業，電子部品組み立て業，医療従事者などがあげられる．感作物質は OA と同様に高分子量物質と低分子量物質に分けられ，高分子量物質では一般に抗原を鼻腔に吸入することにより感作が成立し，抗原特異的 IgE が誘導され，マスト細胞の IgE 依存性反応により症状が惹起される．低分子量物質はハプテンとして働き，抗原特異的 IgE を誘導するほか，IgE 非依存性にマスト細胞の脱顆粒を誘導する可能性もある[7]．OR が OA に先行することを証明したデータは限定的であるが，OA 患者の 58％は OR を合併しており，高分子量物

質による感作の場合にORがOAに先行して発症する傾向が低分子量物質に比べて顕著である[8,9]．

診断は問診によって職場における鼻炎症状の発現・悪化と，職場を離れると症状が軽快することを聞き出すことが重要で，血清中特異的IgE測定，皮膚テストによって抗原特異的IgEを検出する方法は喘息と変わらない．鼻粘膜誘発試験が診断上，最も信頼性が高い．

配置転換などによる原因物質の完全な回避が望ましいが，不可能な場合には強力な職場内換気，防塵マスク，防御用ゴーグルの装着などで極力原因物質への曝露を減らす．対症療法としては通常のアレルギー性鼻炎と同様の薬物治療をする．抗原特異的免疫療法は，より根治的な治療といえるが，治療用の抗原エキスも市販されているものは限られる．

## 職業性過敏性肺炎

職業性過敏性肺炎（occupational hypersensitivity pneumonitis：OHP）は，職場環境に存在するさまざまな有機物質や低分子量物質を反復吸入するうちに感作が成立し，IgE非依存性のアレルギー反応の結果，細気管支から肺胞，肺間質領域にリンパ球性のしばしば肉芽腫性病変を伴う炎症性肺疾患である．急性・亜急性と慢性の2つのタイプに分類される（表1）[10,11]．過敏性肺炎（hypersensitivity pneumonitis：HP）は比較的まれな疾患とされるが，農夫の1.3～12.9％，ハト飼育業者の8～10.4％に発症する．

OHPの原因物質は細菌，真菌，動物に由来する蛋白，植物に由来する蛋白，低分子量化学物質，金属の6種類に分類される．好熱性放線菌やアスペルギルスなどが原因となる農夫肺は著明に減少しているが，metal working fluid（MWF；金属加工油剤，切削油）が原因となる過敏性肺炎（機械工肺）が報告されてきており，*Mycobacterium immunogenum*が原因抗原のひとつとして同定された．加湿器，空調機，温水浴槽，蒸気アイロンなどの細菌，抗酸菌，真菌などで汚染されたエアロゾルが原因となるOHPにも注意が必要である．近年ではエポキシ樹脂製造者における無水フタル酸，プラスチック製造者の無水トリメリット酸，ポリウレタン樹脂製造者のイソシアネートなどの低分子化学物質によるOHPが増加している．

ヨーロッパアレルギー臨床免疫学会から，2016年にOHPの診断基準が提案された（表

表1 職業性過敏性肺炎（OHP）の分類[10,11]

| 特徴 | 急性/亜急性OHP | 慢性OHP |
|---|---|---|
| 職場の原因抗原への曝露 | 高濃度の抗原に間欠的（酪農畜産業者など） | 低濃度の抗原に持続的（鳥関連職業従事者など） |
| 発症のしかた | 曝露2～9時間後に発症し，その後徐々に症状が強くなり，数日～数週間 | 潜行性，数週から数カ月以上 |
| 症状の特徴 | 咳，息苦しさ，大抵はインフルエンザ様症状 | 進行性の息苦しさ，咳，体重減少．症状の間欠的な急性増悪．または，ゆっくり症状が進行． |
| 身体所見 | 発熱 | 吸気時に断続性ラ音，チアノーゼ，ばち指，肺性心 |
| 結果 | 症状は職業性抗原曝露後6～24時間でピーク．数時間から数日続く．再曝露によって再燃する．重篤な呼吸困難に進行することもある． | 最終的には肺線維化および（または）肺気腫化．職業性抗原への曝露を回避しても増悪することもある． |

**表 2** 職業性過敏性肺炎（OHP）の診断基準[11]

急性/亜急性 OHP

以下の 1〜5 の全ての所見を満たせば急性/亜急性 OHP と診断できる
1. 職場での原因抗原への曝露
2. 職業性曝露の 4〜8 時間後で症状を繰り返す
3. 職業性抗原に対する特異的 IgG 抗体の増加
4. 吸気性断続性ラ音の聴取
5. 急性/亜急性 HP に妥当な HRCT 所見

上記 1〜5 の全てを満たさない場合には下記所見で代替できる
6. 気管支肺胞洗浄液中のリンパ球増加
7. 急性/亜急性 HP に妥当な肺の病理学的所見
8. 原因物質の吸入誘発試験陽性，職場環境での誘発陽性，または原因として疑われる職業性物質への曝露回避による軽快※

慢性 OHP

以下の 1〜6 の所見のうち 4 項目以上を満たせば慢性 OHP と診断できる
1. 職場での原因抗原への曝露
2. 職業性抗原に対する特異的 IgG 抗体の増加または気管支肺胞洗浄中のリンパ球増加
3. 肺拡散能の低下および（または）安静時または労作時の低酸素血症
4. 慢性 HP に妥当な HRCT 所見
5. 慢性 HP に妥当な肺の病理学的所見
6. 原因物質の吸入誘発試験陽性，職場環境での誘発陽性，または原因として疑われる職業性物質への曝露回避による軽快※

※金属加工油剤（metal working fluids）に曝露される機械工や酪農畜産業者などでは十分に職業性抗原への曝露があると予想されれば不要.

2)[11]. 胸部単純 X 線ではすりガラス陰影，コンソリデーション，小結節，網状，線状陰影など非特異的な所見がみられることが多い．高分解能 CT（HRCT）画像は急性・亜急性ではすりガラス陰影，辺縁のぼやけた小葉中心性小結節陰影，モザイク陰影，慢性では網状陰影，線維化による肺実質のゆがみ，薄壁嚢胞，気腫性変化などがみられる．そのほか，赤沈亢進，好中球増加，CRP 増加，ツベルクリン反応陰性化などが HP の診断を支持する所見である．

　OHP を疑った場合，職業性抗原への曝露歴，曝露状況と症状の発現について問診する．さらに免疫学的な裏づけとして血清または気管支肺胞洗浄液（bronchoalveolar lavage fluid：BALF）中での抗原に対する特異的な抗体（IgG）が検出されることが望ましく，オクタロニー法（定性的）や ELISA による定量的測定法がある．ELISA 法が使われることが多くなっているが，抗原の妥当性の検証，カットオフ値の設定が十分に確立されていない．原因抗原によるリンパ球刺激試験（末梢血および BALF）は標準化された方法ではないが，急性鳥関連 HP では有用とされる．特発性肺線維症（IPF）や非特異性間質性肺炎（NSIP）と慢性 HP との鑑別は難しいが，HRCT 所見（肺底部の病変が少ないことや小葉中心性結節など），BALF 中のリンパ球増加（30％以上）や呼気 NO 濃度増加などが鑑別点にあげられている．

　急性の OHP では原因抗原の除去，回避で軽快する場合が多いが，重症の場合には酸素投与や短期間のステロイド投与が必要となる．慢性 OHP では回避しても病気が進行する場合もある．抗原曝露の回避に加えて，ステロイド単独や免疫抑制薬との併用が行われる．

## 職業性アレルギー性皮膚疾患とアナフィラキシー

職業性アレルギー性皮膚疾患は接触皮膚炎，蛋白質接触皮膚炎，接触蕁麻疹に大別される．接触皮膚炎の頻度が最も高く，金属，樹脂，ゴム，農薬，切削油，植物，染毛剤，防腐剤などが原因となる．蛋白質接触皮膚炎は蛋白質が原因アレルゲンとなり，接触部位に湿疹病変がみられる．バリア機能異常のあるアトピー性皮膚炎などの合併が多い．接触蕁麻疹は接触部位の膨疹のみでなく，アナフィラキシーなどの全身症状を伴うことがあり，接触性蕁麻疹症候群とよばれる[12]．素手で鮮魚などの食品を取り扱うことの多い調理師などは，経皮感作のリスクが高く，経皮感作により食物アレルギー，アナフィラキシーを発症する症例が増加している[13]．職業性接触蕁麻疹は職業性アナフィラキシーの前段階として注意を要する．

## おわりに

職業性アレルギー疾患では原因となる感作物質が職業や職場環境に関連しているかを疑い，問診しなければ正確な診断には至らない．アレルギー疾患の治療において最も重要なことは抗原曝露の回避であり，とくに職業性感作物質は複数のアレルギー疾患の原因となる場合もある．1人の患者を正確に診断することは，その患者の別のアレルギー疾患の予防や同じ環境で働く他の労働者のアレルギー疾患の発症予防にもつながる．

---

**column 1　ジイソシアネート喘息はIgE依存性か**

トルエンジイソシアネート（TDI），メチレンジフェニルジイソシアネート（MDI），ヘキサメチレンジイソシアネート（HDI）による職業性喘息は，ポリウレタン・プラスチック製造業者，スプレー塗装業者などにみられる．多くの低分子量物質の感作による職業性喘息では血清中抗原特異的IgEを検出することは技術的に難しいが，ジイソシアネート喘息患者では検出される場合がある．TDI喘息では0～50％とばらつきは大きいが，抗原特異的IgEが検出される．しかし，ジイソシアネート吸入誘発後の気管支生検組織において，IgE ε 鎖やIL-4 mRNAの発現がみられないことから，ジイソシアネート喘息発症には通常IgEは関与しないという説もあり，抗原特異的IgEの病態への関与は明らかではない．

---

**column 2　Reactive airways dysfunction syndrome（RADS）**

酢酸，アンモニア，イソシアネート，塩素，洗浄剤，火煙などの高濃度のガス，エアロゾルを単回吸入後，咳，呼吸困難感，喘鳴，胸部絞扼感などの喘息様症状を訴える症候群をRADSとよぶ．刺激物質誘発職業性喘息に含まれる．症状は刺激物質吸入後30分以内，喘鳴は1時間以内に出現する．病理学的には気道上皮細胞の脱落，粘膜下のフィブリン，血液の滲出，それらに続く上皮下の浮腫，基底細胞の増殖を伴う上皮の再生，上皮下の線維化，肥厚などが特徴的であり，急性期の気管支肺胞洗浄液では好中球の増加がみられる．2001年9月11日の世界貿易センタービル倒壊時に救助にあたった消防士などに発生したことでも知られる．

1) 石塚　全. Modern Physician 2018；38(10)：1081-84.
2) Karol MH et al. Clin Allergy 1980;10(1):101-9.
3) Jones MG et al. J Allergy Clin Immunol 2006;117(3):663-9.
4) Brooks SM et al. Chest 1985;88(3):376-84.
5) Vandenplas O et al. Eur Respir J 2011;38(4):804-11.
6) 藤枝重治. 職業性鼻炎. 免疫症候群(第2版)(Ⅱ)―その他の免疫疾患を含めて―日本臨牀社；2016, p.528-32.
7) Ogi K et al. Toxicol Rep 2016;3:701-7.
8) Ameille J et al. Occup Environ Med 2013;70(7):471-5.
9) Balogun RA et al. Am J Ind Med 2018;61(4):293-307.
10) Lacasse Y et al. Int Arch Allergy Immunol 2009;149(2):161-6.
11) Quirce S et al. Allergy 2016;71(6):765-79.
12) 高山かおる. アレルギー・免疫 2017；24(11)：1510-17.
13) 小松﨑恵子，中村陽一. アレルギー・免疫 2017；24(11)：1526-33.

# 33 好酸球性多発血管炎性肉芽腫症の診断と治療

**Keyword**
EGPA
ANCA 関連血管炎
IVIG
メポリズマブ

## POINT

- 末梢血好酸球比率が 20%以上の喘息患者，好酸球性肺炎を繰り返す喘息患者では好酸球性多発血管炎性肉芽腫症(EGPA)の発症リスクを考慮し，より慎重な管理を行う．

- EGPA に伴う多発性単神経炎に対しては免疫グロブリン大量静注療法(IVIG)を考慮する．

- メポリズマブ(抗 IL-5 抗体)は，寛解導入効果とステロイド減薬効果が示されており，EGPA 治療を変える可能性があるが，投与開始のタイミング，有効例に対する中止のタイミングなど，今後解決すべき問題点も多い．

## はじめに

　好酸球性多発血管炎性肉芽腫症(eosinophilic granulomatosis with polyangiitis：EGPA)は 1951 年に病理学者の Dr. Jacob Churg と Dr. Lottie Strauss が古典的結節性動脈周囲炎から喘息，好酸球増多を伴った一群を独立させたことにはじまる．Churg-Strauss 症候群，あるいはアレルギー性肉芽腫性血管炎とよばれていたが，2012 年に名称が EGPA に変更された[1]．EGPA は，顕微鏡的多発血管炎(microscopic polyangiitis：MPA)，多発血管炎性肉芽腫症(granulomatosis with polyangiitis：GPA)とともに ANCA 関連血管炎に分類される．アトピー素因の少ない好酸球増多の目立つ重症喘息，あるいは好酸球性副鼻腔炎が先行し，末梢血好酸球数の著明な増多とともに，全身諸臓器の好酸球性肉芽腫性炎症とそれに伴う血管炎症状で発症する．MPA や GPA に比べて症例数が少なく，その病態，および治療法は不明な点が多いが，近年 IL-5 を標的とする抗体製剤(メポリズマブ)が承認され，治療戦略が変わりつつある．

## EGPA の臨床像

　EGPA は気管支喘息あるいは好酸球性副鼻腔炎を背景に発症する血管炎であり，細小血管に好酸球浸潤を伴う壊死性血管炎と肉芽腫性病変を認め，著明な末梢血好酸球数の増多を伴う．有病率は 17.8/100 万人，好発年齢は 40〜50 代であり，女性にやや多い[2]．

　EGPA の発症経過は 3 つの相からなる．第 I 相は喘息，あるいは好酸球性副鼻腔炎のみの前駆期，第 II 相は好酸球増多期，第 III 相は血管炎による血流障害が発症する血管炎期である．喘息発症から血管炎発症までは 5〜10 年が典型的だが，ほぼ同時に発症する例から，20 年以上経過してから発症する例まで多様である[2]．

　先行する喘息はその多くが好酸球増多の目立つ成人発症の重症・難治性喘息であり，気

---

中島裕史　Hiroshi NAKAJIMA　千葉大学 大学院医学研究院 アレルギー・臨床免疫学

道リモデリングによる持続的気流閉塞をきたしやすく，経口ステロイドを必要とする症例も多い．アトピー素因は半数以下にしか認めず，強いアトピー素因を有する症例は少ない．好酸球性副鼻腔炎をしばしば合併し，嗅覚障害をきたしやすく，ときに好酸球性中耳炎も伴う．好酸球増多期には，喘息の増悪，好酸球性肺炎の合併，軽度の全身症状(微熱，疲労感，食欲不振)を認めることが多い．

血管炎症状としては全身症状(発熱，体重減少，筋肉痛)に加え，多発性単神経炎(四肢末梢のしびれ，疼痛，感覚鈍麻，麻痺)，消化管障害(腹痛，消化管出血)，皮膚症状(紫斑，紅斑)，耳鼻・肺障害(好酸球性副鼻腔炎，間質性肺炎，肺胞出血)，心臓障害(心不全，不整脈)，中枢神経障害を認める[2-4]．多発性単神経炎の合併頻度は約90％と高く，後遺障害を残しやすい．一方，EGPAではMPAやGPAに比べて腎病変は少ない．

検査所見としては，著明な好酸球増多や軽度のCRP上昇に加え，LDHやCKの上昇，血清総IgE値著増，RF陽性，血小板数増加を認める．末梢血白血球中の好酸球比率は30％以上のことが多く，白血球数の増多も伴う．難治性喘息に対して経口ステロイドが投与されていると好酸球増多が目立たないこともある．EGPAにおける抗好中球細胞質抗体(ANCA)陽性率は40％程度にとどまるが，ANCA陽性例ではANCA陰性例に比べて，腎病変，末梢神経病変，耳鼻咽頭病変が多く，心臓病変が少ないことが示されている[3]．著者らは，わが国においてもANCA陽性のEGPA例では腎病変が多く，心臓病変が少ないことを確認している[4]．ANCA陰性のEGPA例では好酸球増多症候群，好酸球性白血病との鑑別が重要である．

## EGPAの病因・病態

EGPAは病理学的には好酸球やリンパ球の浸潤を伴う肉芽腫性壊死性血管炎を特徴とする．その発症には，遺伝的要因と外的要因の両者の関与が示唆されているが詳細は依然不明である(図1)．

### 1. 遺伝的要因

EGPAは，MHC class II分子であるHLA DRB1*04とHLA-DRB1*07，およびHLA-DRB4と関連し，HLA-DRB3とHLA-DRB1*13は抑制的に作用することが示されており[5,6]，EGPAの病態形成にCD4陽性T細胞が関与していることが示唆される．IL-10プロ

---

### column メポリズマブ

メポリズマブは，ヒトIL-5に対するヒト化IgG1/κ抗体であり，マウス抗ヒトIL-5抗体の相補性決定領域，ならびにヒトIgG1のフレームワーク領域と定常領域からなる．メポリズマブは，ヒトIL-5に高親和性(解離定数100 pmol/L)に結合することでIL-5受容体への結合を阻害し，IL-5の生物活性を特異的に抑制する．メポリズマブ皮下投与の薬物動態は12.5～250 mgの範囲で用量依存的であり，最大血漿濃度は投与4～8日後に認められ，皮下投与による生物学的利用率は約70％，消失半減期は約20日である．頻度の高い有害事象は頭痛，局所反応，背部痛，倦怠感であり，重篤な有害事象はなく，その忍容性は高い．重症好酸球性喘息とEGPAに保険適用があり，そのほか，特発性好酸球増多症，再発性鼻ポリープ，好酸球性消化管疾患等への有効性が報告されている．

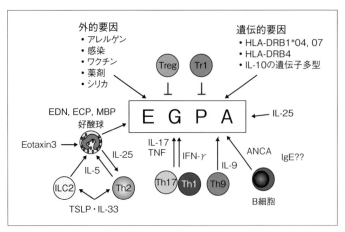

図1 EGPAの病因・病態[6]

モーターの遺伝子多型がANCA陰性EGPAと関連することも報告されている[5,6].

## 2. 外的要因

アレルゲンへの曝露，感染，ワクチン等の外的要因がEGPAの発症を誘発することが報告されている[6]．喘息治療薬とEGPA発症との関連も報告されており，古くはロイコトリエン受容体拮抗薬，最近では抗IgE抗体（オマリズマブ）との関連が示された[6]．しかし，これらの薬剤は直接EGPAを誘発するのではなく，その喘息抑制作用により経口ステロイドの使用を遅らせることでEGPAを顕在化させると推測されている[6]．

## 3. 血管炎の発症機構

EGPAにおいて血管炎が発症する機構は依然不明である．EGPAの95％以上において喘息が先行することより，EGPAは喘息と多くの病態を共有していると推測される．喘息においては吸入抗原や非特異的刺激による気道上皮細胞の活性化・障害がTSLP，IL-25，IL-33等の上皮細胞由来サイトカインの産生を誘発し，これらのサイトカインが樹状細胞や2型自然リンパ球（ILC2）をはじめとする自然免疫系やTh2細胞を中心とする獲得免疫系を活性化する[7]．EGPAにおいてもIL-4, IL-5などのTh2サイトカインの産生が亢進していること，Th2細胞や好酸球の局所集積に関与するTARCやエオタキシン3などのケモカインの産生が亢進していることが示されている[5]．さらに近年，EGPAでは血清TSLP・IL-33レベルの上昇と末梢血ILC2数の増加があり，末梢血ILC2数と好酸球数が正に相関することが報告された[8]．一方Terrierらは，末梢血好酸球数と血清IL-25値が正に相関することを報告している[9]．以上より，EGPAでは喘息と類似の分子病態が関与していると推測される．

EGPAでは肺，消化管，皮膚，末梢神経，心臓などあらゆる臓器が好酸球性炎症の標的となる[2,3]．EGPAにおいても抗IL-5抗体（メポリズマブ）の投与により好酸球数が著減することより，IL-5が好酸球増多に中心的な役割を果たしていることが明らかになった[10]．メポリズマブはEGPAの病勢を抑制することも証明されており，IL-5による好酸球誘導がEGPAの病態に深く関与していることが推測される[10]．好酸球による組織傷害機構の詳細は不明だが，活性化好酸球が細胞傷害作用や凝固促進作用を有する顆粒蛋白や網状のクロ

マチンを放出することにより，組織を損傷すると考えられている．

　EGPAの炎症部位には好酸球に加えT細胞も多く存在し，EGPAの活動期にT細胞活性化の指標である可溶性IL-2レセプター(sIL-2R)が上昇することから，T細胞もEGPAの病態に重要な役割を果たしていると考えられている．T細胞受容体のレパトアが比較的限定されていることも示されており，抗原特異的なT細胞応答の存在が示唆される[6]．EGPAにおいて組織に浸潤しているCD4陽性T細胞はTh2細胞マーカーであるCRTH2を発現していること，EGPA患者の末梢血CD4陽性T細胞を *in vitro* で刺激するとIL-4, IL-5, IL-13を産生することが示されており，IL-5の産生源としてTh2細胞の重要性が示唆される[5]．強いIL-5産生能を有するILC2数の上昇も示されており[8]，IL-5の産生源としてILC2の関与も示唆される．一方，EGPA患者の皮膚病変では，Th1細胞の存在が示されており，病態への関与が示唆されている．EGPAの活動期ではTh17細胞/制御性T細胞比がTh17細胞側に傾くこと，制御性T細胞の減少はEGPAの再燃と関連することが示されており，制御性T細胞はEGPAの再燃阻止に寄与していることが推測される[5]．

　一方，リツキシマブ(抗CD20抗体)によるB細胞除去が，治療抵抗性のEGPAに有効であることが示されており[11]，EGPAの病態にB細胞が関与していることが示唆される．他方，ANCA陽性EGPA例とANCA陰性EGPA例では共通する病態が多く，EGPAの病態形成におけるANCAの関与は限定的であると推察される．

## EGPAの診断

　EGPAの診断は以下の厚生労働省の診断基準を参考に行う．

### 1．主要臨床所見

　①気管支喘息あるいはアレルギー性鼻炎
　②好酸球増加
　③血管炎による症状：発熱(38度以上，2週間以上)，体重減少(6カ月以内6 kg以上)，多発性単神経炎，消化管出血，多関節痛(炎)，筋肉痛(筋力低下)，紫斑のいずれか1つ以上

### 2．臨床経過の特徴

　主要臨床所見①②が先行し，③が発症する．

### 3．主要組織所見

　①周囲組織に著明な好酸球浸潤を伴う細小血管の肉芽腫性またはフィブリノイド壊死性血管炎の存在
　②血管外肉芽腫の存在

### 4．診断のカテゴリー

①Definite
　(a) 主要臨床所見3項目を満たし，主要組織所見の1項目を満たす場合
　(b) 主要臨床所見3項目を満たし，2の臨床経過の特徴を示した場合
②Probable
　(a) 主要臨床所見1項目および主要組織所見の1項目を満たす場合
　(b) 主要臨床所見を3項目満たすが，臨床経過の特徴を示さない場合

### 5. 参考となる所見

①白血球増加（≧1万/μL），②血小板増加（≧40万/μL），③血清IgE増加（≧600 U/μL），④MPO-ANCA陽性，⑤リウマトイド因子陽性，⑥肺浸潤陰影

## EGPAの治療

EGPAの治療は重症度，障害臓器を考慮し，ステロイド，免疫抑制薬により寛解導入し，その後は再発予防のため寛解維持療法を継続する[12]．一般にステロイドに対する反応性は良好であり，軽症例ではステロイドのみで寛解導入が可能だが，ステロイド減薬中にしばしば再発を認める．心病変，重症肺病変，重症腎病変を有する症例には免疫抑制薬の併用が必要である．また近年，難治性・再発性EGPAに対するメポリズマブ皮下投与の有効性が報告され[10]，2018年よりわが国においても使用可能となった．しかしメポリズマブの適応症例，投与のタイミング等に関する情報は乏しく，今後の臨床経験の蓄積が望まれる．EGPAに対するリツキシマブの有効性も報告されているが[11]，わが国においては保険適用はない．

### 1. 寛解導入療法

重要臓器障害を伴わない場合は中等量のプレドニゾロン（0.5 mg/kg/day）で治療を開始し，4週間程度継続した後，症状や検査所見を指標に2週に10〜15％のペースで5〜7.5 mg/dayの維持量まで減量する．末梢神経障害を含め，重要臓器障害を有する場合は高用量のプレドニゾロン（0.8〜1.0 mg/kg/day）で治療を開始し，同様に漸減する．病勢が強い場合は，ステロイドパルス療法後に高用量のプレドニゾロンの内服を開始する．中枢神経障害，心機能障害，消化管障害，腎障害，肺胞出血，重症末梢神経障害を認める場合は，エンドキサンパルス療法を併用する．ステロイド抵抗性の末梢神経障害に対しては，免疫グロブリン大量静注療法を行う．メポリズマブは重篤な副作用が少なく，著効例もしばしば経験されることより，寛解導入の初期段階での有用性も期待される．

### 2. 寛解維持療法

寛解導入後は，臨床症状，好酸球数，MPO-ANCA，CRP，sIL-2Rなどの検査所見を指標にプレドニゾロンを減量し，維持量として5 mg/day以下をめざす．重症例やステロイド減量困難例では，アザチオプリン，メトトレキサート等の免疫抑制薬を併用することが多いが，有用性を示すエビデンスは乏しい．今後のさらなる検証が必要ではあるが，メポリズマブの寛解維持薬としての有用性も期待される．

## おわりに

EGPAは希少疾患であり，また，動物モデルも存在しないため，その病態の詳細は不明である．しかし，患者検体を用いた解析や，メポリズマブの臨床試験により，IL-5-好酸球軸がその病態に重要な役割を果たしていることは明らかである．今後の臨床研究により，EGPAの病態の理解が進み，治療が個別化・最適化されることを期待したい．

### 文献

1) Jennette JC et al. Arthritis Rheum 2013;65(1):1-11.

2）厚生労働科学研究費補助金難治性疾患等政策研究事業（難治性疾患政策研究事業）．ANCA 関連血管炎診療ガイドライン 2017．診断と治療社；2017.

3）Comarmond C et al. Arthritis Rheum 2013;65(1):270-81.

4）Saku A et al. J Rheumatol 2018;45(8):1159-66.

5）Chaigne B et al. Autoimmun Rev 2016;15(2):139-45.

6）Gioffredi A et al. Front Immunol 2014;5:549.

7）Hirose K et al. Immunol Rev 2017;278(1):145-61.

8）Tsurikisawa N et al. Clin Exp Allergy 2018;48(10):1305-16.

9）Terrier B et al. Blood 2010;116(22):4523-31.

10）Wechsler ME et al. N Engl J Med 2017;376(20):1921-32.

11）Mohammad AJ et al. Ann Rheum Dis 2016;75(2):396-401.

12）Groh M et al. Eur J Intern Med 2015;26(7):545-53.

全身的アレルギー病態の臨床

# 34 物理アレルギーの診療の実際

**Keyword**
じんま疹
運動誘発喘息
食物依存性運動誘発アナフィラキシー

### POINT

- 身体に機械的刺激や温度変化，日光などが加わってアレルギー様の症状が生じるものを物理アレルギーとよぶ．主なアレルギー症状としてはじんま疹，気管支喘息発作，アナフィラキシーがある．

- 物理アレルギーの機序でじんま疹を生じる原因としては，**日光や温熱，寒冷といった刺激**があるが，**日光については局所の化学反応を引き起こし，生成された変性蛋白がアレルギー反応を生じる**といわれている．

- **運動により喘息発作やアナフィラキシーを生じる，あるいは起こりやすくなることが日常診療でしばしば経験される**．気道局所においては温度変化や乾燥，消化管においては上皮細胞間隙を経由する水分の漏出やアレルゲンの侵入が機序と考えられる．

## はじめに

　物理アレルギーは，身体に対して物理的作用が加わることによりアレルギー様の症状が生じる疾患群を指す．臨床的になじみがあるのは，機械性じんま疹であろう．皮膚を引掻く刺激によって紅斑，膨疹，搔痒を生じ，じんま疹の患者の多くにおいて容易に誘発される（皮膚描記症；dermographism）．冷水や冷気，あるいは温水や熱風といった温度差もじんま疹を誘発しうるため，それぞれ寒冷じんま疹，温熱じんま疹とよばれる．光線を浴びることも刺激となりじんま疹を誘発しうる[1]．慢性じんま疹患者のうちで，物理刺激に伴うじんま疹の割合は13～15％とされる．このように，我々が日常生活のなかで常に受けている物理的刺激は多くの人ではとくに意識されないものの，感受性の高い個体においてアレルギー症状を引き起こしうる．また，運動により症状が誘発される運動誘発喘息や運動誘発アナフィラキシーも臨床でみられるので，後半で触れることにする．

## 寒冷じんま疹

　寒冷じんま疹の多くは，とくに原因疾患を伴わない本態性に分類される．そして症例数は少ないが家族性，遅延性，続発性もみられ，4つに分類されている[2]．冷気や冷水でじんま疹が誘発されることから問診で容易に気づくことができる．検査としては，氷や冷水を皮膚に接触させてじんま疹が生じることで確認できる．続発性寒冷じんま疹は比較的稀であり，クリオグロブリン血症，クリオフィブリノゲン血症，梅毒性発作性寒冷ヘモグロビン血症が原因疾患となりうることが知られている．抗ヒスタミン薬が有効とされている．

---

**山口正雄** Masao YAMAGUCHI　帝京大学医学部内科学講座呼吸器・アレルギー学

## 温熱じんま疹

温熱刺激によりじんま疹が誘発されるものである．化学伝達物質としては局所の組織で産生されるキニンが関与すると考えられている[2]．治療薬の知見は多くはないが，抗ヒスタミン薬や$H_2$拮抗薬が有効とする報告がある．家族性で起こり，常染色体優性遺伝する病型も知られているが，きわめて稀である．

## コリン性じんま疹

発汗が刺激となって誘発され，四肢・体幹に小丘疹として生じる膨疹が知られており，コリン性じんま疹とよばれてきた．運動，温熱負荷や精神的興奮などが発汗の引き金になることが多い．学童期や青年期に起こる場合には，学校の体操や体育でも容易に誘発され，全身に皮疹を生じる場合には血漿成分の血管外漏出により血圧低下も伴うことがあるため，QOLにかなりの制限を生じる．

発症機序としては以前には，発汗が刺激となって自律神経末端からアセチルコリンが遊離され，皮膚のヒスタミン放出を誘導することが考えられていた．これに対し，広島大学の秀らはコリン性蕁麻疹が免疫学的な機序で起こることを示した．すなわち，本人の汗が皮内テスト陽性をきたすこと，本人の汗でも健常人の汗でも患者好塩基球のヒスタミン遊離を起こすことから，健常人および患者の汗には共通の抗原が含まれている[3]．さらに，汗から回収した抗原を用いて減感作療法(アレルゲン免疫療法)の有効性を報告している[4]．抗原は最近，マラセチア菌の産生するMGL1304と同定され，この物質を酵母様真菌 *Pichia pastolis* に産生させてリコンビナント物質を得ているが，蛋白だけでなく糖鎖構造も重要である[5]．この物質は，コリン性蕁麻疹患者の好塩基球に対してヒスタミン遊離を起こし，患者血清中の特異的IgEは蕁麻疹の重症度と相関する[6]．今後，これらの知見を応用したコリン性蕁麻疹の血清診断(ただし，アトピー性皮膚炎の患者でも陽性となる)とアレルゲン免疫療法の拡充が期待される．

抗ヒスタミン薬がある程度有効とされている．他の治療法としては，抗コリン薬 methantheliniumbromide や抗IgE抗体オマリズマブの有効例が報告されており[7,8]，コリン性じんま疹患者のQOLを改善することが期待されている[9-11]．

## 日光じんま疹

光は物質ではないため，抗原として直接反応を惹起するわけではないが，光の照射部位では光エネルギーを利用して物質の変化・変性が起こり，これが抗原あるいはハプテンと

---

> **column** 運動誘発アナフィラキシー
>
> 食物が関与せず，運動だけでアナフィラキシーが生じることがあるがかなり稀であり，ほとんどは食物依存性運動誘発アナフィラキシー(FDEIAn)の病型である．FDEIAnにおいては食物アレルギーが基本的なメカニズムであり，運動はさまざまな誘発因子のうちの代表である．運動のほかにも入浴，飲酒，消炎鎮痛薬内服，月経前，疲労なども症状誘発因子となりうる．

なってアレルギー反応を惹起すると考えられている[12]．ガイドラインでは抗ヒスタミン薬が有効とされている[10]．

### 機械性じんま疹

皮膚を引掻いたり，ベルトで締めるなどの機械的刺激が加わると，局所にじんま疹が誘発される．機械的刺激が加わって10〜15分後に出現し，数時間後に消退する．抗ヒスタミン薬が一般に有効であるが，その程度には個人差がある[10]．

### その他の身体刺激で誘発される疾患

運動により誘発されるアレルギー疾患として臨床的にしばしば問題となるのが，運動誘発性喘息や運動誘発アナフィラキシー（その多くは食物依存性）である．

運動誘発性喘息は，気温が低く空気が乾燥しているなかで運動すると症状を誘発しやすい．運動時には口呼吸を行うため，気道粘膜に冷気が触れて気道が冷却されるとともに，体温で暖められて乾燥度が強まった空気に対して気道から水分が蒸発しやすくなる．気道粘膜が乾燥して浸透圧が上昇することによりマスト細胞や好酸球の活性化が誘発され，ヒスタミンやロイコトリエンなどのメディエーターが放出されて気道収縮が生じる機序が考えられている．スポーツ選手においては過換気を行う場面が多いが，冷気のなかで行われるスキー競技やクロスカントリーの選手で喘息の発症率が高いことには，このような気道への物理的刺激が関与していると考えられている[13]．

また，気道に起こる変化としては，冷気に接して血管収縮が生じていた気道の毛細血管が，運動の終了後に気道粘膜が暖まることで生じる血管拡張と透過性の亢進が機序となって，運動後にも喘息症状が生じうる．運動前の予防にはDSCGおよび$\beta_2$刺激薬の吸入，症状出現時は$\beta_2$刺激薬吸入が有効とされる．

食物依存性運動誘発アナフィラキシー（FDEIAn）は，食物アレルゲンの摂取後運動を行うことでアナフィラキシーが生じるという特有の病型を示す．幼児期には食物を摂取しただけでアレルギー症状が生じることがほとんどだが，FDEIAnは主に思春期以降にみられ，発症には複数の要因が重なっていると考えられる．すなわち，食物アレルゲンの分子量が大きくて，口腔や咽頭の粘膜から吸収されにくいこと，消化液で抗原性が失活しない（あるいはむしろ，消化されて抗原性や分子の大きさが吸収を高めてアレルギーを起こしやすい性質に変化する）こと，アレルゲンが腸管から全身に速やかに拡散することが発症機序と考えられ，他のさまざまな因子の影響を受けうる．食物アレルゲンへの感作が成立していることがまず大前提であり，アレルゲン特異的IgE陽性あるいは即時型皮膚反応が陽性である．小麦については$\omega5$グリアジン特異的IgE検査の有用性が高い[14]．

運動が誘発因子となる理由として，腸管の吸収を高め，全身への拡散を促進することがあげられる[15,16]．実際，運動により腸管のバリア機能が低下して，腸管粘膜を通過しやすくなること，吸収が高まる結果として，小麦を原因とするFDEIAnにおいて運動後に血中にグリアジンが検出されることが報告されている．また，腸管の吸収はアルコールによっても促進される．なお，腸管のバリア機能は，軽度の運動でただちに損なわれるものではなく，8時間以上のきわめて激しい運動でなら損なわれるとの報告もある[17]．したがって，

運動による腸管バリア機能低下には，他の要因も関与すると推定される．とくに微量のアレルゲンが粘膜を通過して引き起こされる IgE 依存性反応が腸管粘膜のバリア機能をさらに低下させることが想定される．運動が誘発因子となる理由として，もう 1 つは運動がマスト細胞や好塩基球の反応性を高めるという事象である[18]．運動直後に即時型皮膚反応検査を行うと，運動をしない場合と比べて反応が増強することが示されている．

マスト細胞の反応性が亢進する機序として，血液の浸透圧や pH の変化，および腸管粘膜における tissue transglutaminase（tTG）の活性化や運動によるエンドルフィンの遊離が想定されている．しかし，血液の浸透圧や pH は運動中でもわずかな変化にとどまっており，これのみで細胞の活性化が増強するとは考えにくい[13]．マラソン選手においては腸管粘膜における IL-6 発現は 50〜100 倍に高まると報告されており，その結果として tTG が誘導され，グリアジン蛋白処理が促進されてグリアジン分解産物が局所に貯留するようになることが報告されている．また，エンドルフィンはマスト細胞や好塩基球の脱顆粒を惹起することができるため，FDEIAn において発症に関与すると想定される[19]．

## おわりに

このように，運動がアレルギー症状発現に及ぼす影響は物理的な機序のほかにも複数の機序がおそらく関与している．そして，臨床的に睡眠不足や疲労，入浴，NSAID 内服，女性における月経といったさまざまな要因が発症を促進させることも経験され，運動と似た機序を生体にもたらしていることが考えられる[19,20]．診断を正しくつけるためには，負荷テストの意義が大きい．普段から運動もアレルゲン摂取もしていて滅多に症状が生じないのに，何かの拍子でアレルギー症状が出現する場合には，むしろ，複数の因子が揃うことが発症のタイミングを規定すると考えられる[19]．このように，物理アレルギーで臨床的にアレルギー症状が出現する場面では，症状発現に対して決定的なあるいは部分的な誘発因子として関与しているものと考えられる．個々の患者でおそらく運動の関与の程度は若干異なっていると考えられ，問診や検査の情報などからアレルゲンと誘発因子の関与度を推測して，患者の生活指導や治療内容に結びつけていくことが期待される．

### 文献

1) Trevisonno J et al. Postgrad Med 2015;127:565-70.
2) 横関博雄. 臨淋と研究 2002；79：237-40.
3) Takahagi S et al. Br J Dermatol 2009;160:426-8.
4) 田中稔彦・他. アレルギー 2007；56：54-7.
5) Kan T et al. Allergol Int 2015;64:266-71.
6) Hiragun M et al. Allergol Int 2014;63:83-93.
7) Metz M et al. JAMA Dermatol 2014;150:288-90.
8) Altrichter S et al. J Dermatol 2015;42:422-4.
9) Takahagi S et al. Allergol Int 2018;67:435-41.
10) 秀 道広・他. 日本皮膚科学会雑誌 2018；128：2503-624.
11) Zuberbier T et al. Allergy 2018;73:1393-414.
12) 錦織千佳子. 医学と薬学 2010；63：574-81.
13) 山崎 進，永田 真. 救急医学 2012；36：1099-102.
14) 森田栄伸. Modern Physician 2013；33：1016-8.
15) 相原雄幸. 小児内科 2013；45：980-2.

16) Chen JY et al. Allergy Asthma Clin Immunol 2013;9:11.
17) Robson-Ansley P, Toit GD. Curr Opin Allergy Clin Immunol 2010;10:312-7.
18) Aihara M et al. Br J Dermatol 2002;146:466-72.
19) Wölbing F et al. Allergy 2013;68:1085-92.
20) Komarow HD et al. J Allergy Clin Immunol Pract 2014;2:786-90.

全身的アレルギー病態の臨床

# 35 薬物アレルギーによる薬疹の診療の実際

**Keyword**
固定薬疹
重症薬疹
パッチテスト
プリックテスト

## POINT

- 薬物やその代謝産物に対するアレルギーによって皮疹を生じるものを薬疹と称する．検査薬やビタミン剤を含め，**あらゆる薬剤が薬疹の原因になりうる**．

- 一般に薬疹は，身体の広い範囲に左右対称性に皮疹が出現するが，光線過敏型薬疹や固定薬疹のように，**限られた部位だけに皮疹が生じるものもある**．

- **重症薬疹では，生命の危険や重篤な後遺症を残す可能性を伴う**ため，その特徴を熟知するとともに，疑った際には速やかに専門施設に紹介することが大切である．

## はじめに

臨床の現場では治療や検査などのためにさまざまな薬剤が用いられる．また市販薬やサプリメントも一般に数多く使用されている．これらの薬物やその代謝産物に対するアレルギーによって皮疹を生じるものを薬疹と称する．薬物アレルギーのなかには肝障害や血液障害など皮膚以外に異常がみられるものがある．また薬物アレルギーによるアナフィラキシーでも，皮膚に症状がみられないことがある（「28．アナフィラキシー」の項参照）．本稿では薬疹に焦点を当ててその要点を概説する．

## 薬疹の原因薬剤と病型

薬疹の原因になる薬剤で多いのは，抗てんかん薬，抗精神病薬，非ステロイド性抗炎症薬（NSAIDs），抗生物質など[1]だが，ビタミン剤やサプリメントを含め，あらゆる薬剤が薬疹の原因になりうる．また，薬剤に対するアレルギーによるものが多いが，分子標的薬による皮疹など，アレルギーとは異なる機序によって皮疹が生じるものもある．

皮疹からみた薬疹の病型を以下に示す．

### 1．播種状紅斑丘疹型薬疹

最も一般的な薬疹は，身体の広い範囲に左右対称に紅斑や丘疹が播種状にみられる播種状紅斑丘疹型薬疹である（**図1-A**）．この型の薬疹では痒みは伴わないことも多い．発症までの期間は，初回投与では投与開始後1〜2週後のことが多いが，ときに数日，あるいは1カ月以上のこともある．すでに感作されている薬剤や，交差感作による場合は投与数時間から数日後に皮疹が生じることが多い．

### 2．光線過敏型薬疹

光線過敏型薬疹は，薬物を投与された後に光線に曝露することで誘発される薬疹であ

加藤則人　Norito KATO　京都府立医科大学大学院医学研究科皮膚科学

(A) 播種状紅斑丘疹型薬疹　　(B) 光線過敏型薬疹

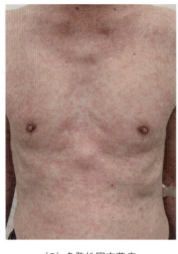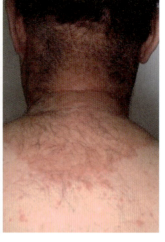

(C) 多発性固定薬疹　　(D) Stevens-Johnson syndrome

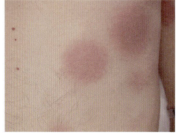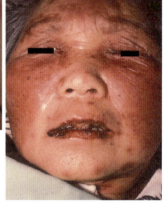

**図 1　皮疹の臨床像**
A：播種状紅斑丘疹型薬疹．体幹の広い範囲に左右対称に紅斑がみられる．
B：光線過敏型薬疹．後頸部に限局して紅斑がみられる．
C：多発性固定薬疹．特定の薬剤を服用するたびに，同一部位に紅斑が出現する．
D：Stevens-Johnson syndrome．顔部に flat atypical targets と表現される中央が暗紅色を呈する環状紅斑と，口唇の血痂を伴うびらんがみられる．

る．薬剤が皮膚組織内でおもに紫外線によって抗原性を獲得することによって生じるもので，紅斑が顔面や後頸部，手背，前胸部など露光部のみにみられる(**図 1-B**)．中高年に多く，60〜70歳代にピークがある．以前は光線過敏型薬疹の原因として頻度が高かったニューキロノン系抗菌薬(スパルフロキサシン，フレロキサシン，エノキサシン)が発売中止になったこともあって，一時期は光線過敏型薬疹の頻度は減少傾向であったが，10年ほど前から利尿薬であるクロロチアジドを配合した降圧薬による光線過敏型薬疹が増加している[2]．

### 3. 多形紅斑型薬疹

多形紅斑型(erythema multoforme：EM)薬疹は，境界明瞭な類円形の標的状紅斑が多発するもので，顔面や四肢末梢に限局して紅斑がみられる軽症型(EM minor)と，両眼の結膜充血や口唇の発赤など比較的軽度の粘膜病変を伴い，四肢優位に多形紅斑の皮疹がみられ

る重症型(EM major)[3,4)]に分けられる．EM major では全身症状としてしばしば発熱を伴うが，重症感は乏しい[4)]．EM major は後述する Stevens-Johnson syndrome(SJS)との鑑別が必要になることがある．

### 4. 固定薬疹

固定薬疹は，特定の薬を服用するたびに，同じ部位だけに限局性の紅斑(**図1-C**)が出現し，薬を中止すると数日～1週ほどで色素沈着を残して軽快する薬疹の一型である．口唇周囲，陰部などの皮膚粘膜移行部や手指に好発する．NSAIDs や抗てんかん薬によるものが多い．皮疹が限局しているため，患者，医師とも薬剤との関連に気づきにくい．

## 重症薬疹

### 1. SJS, TEN

SJS は，高熱や全身倦怠感などの全身症状とともに眼，口唇・口腔や外陰部などを含む全身に紅斑・びらん・水疱が多発し，表皮の壊死性障害を認める疾患である[4)]．原因は薬剤によるものが多いが，マイコプラズマやウイルス感染症に伴い発症することもある．日本国内では，皮膚の水疱・びらんなどの表皮剥離の面積が体表面積の 10％未満のものを SJS，10％以上のものを中毒性表皮壊死融解症(toxic epidermal necrolysis：TEN)としている(欧米では 30％以上のものを TEN，10％以上 30％未満のものを SJS/TEN オーバーラップと位置づけている)[4)]．SJS と TEN は薬による皮膚症状のなかで最も重症で，北見らの調査では人口 100 万人当たり SJS が年間 1.6 例，TEN が 0.5 例に発症し，死亡率は SJS で 2.0％，TEN で 17.8％と高率である[5)]．

SJS と TEN の皮疹は，浮腫性紅斑(flat atypical targets)と表現される中央が暗紅色を呈する環状紅斑が典型的で，水疱やびらんを伴う[4,6,7)]．皮膚粘膜移行部(眼，口唇，外陰部など)の広範囲で重篤な粘膜病変(出血・血痂を伴うびらん等)がみられる[4)](**図1-D**)．眼病変は結膜炎や眼瞼の癒着，角膜混濁，偽膜形成，潰瘍などであり，失明など重篤な後遺症を残すことがあるため，発症初期から眼科との併診が必要である．また，肺，肝，腎など多臓器の障害など，皮膚・粘膜以外の重篤な合併症を伴うことも多い．

SJS および TEN の治療としては副腎皮質ステロイド薬の全身投与，血漿交換療法や免疫グロブリン製剤静注療法などが行われる[4)]．発症初期(発症後 7 日以内)にステロイドの全身投与を開始することが治療効果および副作用抑制の観点から望ましい[4)]．SJS や TEN を疑った時点で，速やかに入院設備のある病院で皮膚科専門医による治療を開始することが推奨される[4)]．

### 2. 薬剤性過敏症症候群

薬剤性過敏症症候群(drug-induced hypersensitivity syndrome：DIHS)は，高熱と臓器障害を伴う薬疹で，発症後 2～3 週間後にヒトヘルペスウイルス(HHV)-6 の再活性化を伴い，医薬品中止後も遷延することを特徴とする[4,8,9)]．カルバマゼピン，フェニトイン，フェノバルビタール，ゾニサミド，ラモトリギンなどの抗痙攣薬，アロプリノール，サラゾスルファピリジン，ジアフェニルスルホン，メキシレチン，ミノサイクリンなど，比較的限られた薬剤が原因となる[4,8)]．

### 3. 診断と治療

診断基準は，主要所見である，①限られた医薬品投与後に遅発性に生じ，急速に拡大する紅斑，②原因薬剤中止後 2 週間以上遷延する，③38℃以上の発熱，④肝機能障害，⑤血液学的異常($11,000/mm^3$ 以上の白血球増多，5%以上の異型リンパ球出現，$1,500/mm^3$ 以上の好酸球増多)⑥リンパ節腫脹，⑦HHV-6 の再活性化のうち，①～⑦のすべてを満たすものを典型 DIHS，①～⑤のすべて(ただし④に関しては，その他の重篤な臓器障害をもって代えることができる)を満たすものを非典型 DIHS と診断する[4]．一般的な薬疹と異なり，原因薬剤の服用を開始して 2～6 週間後に発症することが多い．皮疹は播種状紅斑丘疹型や多形紅斑型を呈することが多く，後に紅皮症に移行することがある．顔面の浮腫，口囲の丘疹や膿疱が特徴的である[4,8,9]．HHV-6 の再活性化は，①ペア血清〔発症後 14 日以内と発症 28 日以降(21 日以降で可能な場合も多い)の 2 点が確実〕で HHV-6 IgG 抗体価が 4 倍(2 管)以上の上昇，②血清(血漿)中の HHV-6 DNA の検出，③末梢血単核球あるいは全血中の明らかな HHV-6 DNA の増加，のいずれかによって判断する[4]．HHV-6 の再活性化後にサイトメガロウイルス，HHV-7，EB ウイルスなどの再活性化をみることがあるので，とくに経過が遷延している場合には定期的にサイトメガロウイルスの抗原血症を調べることも重要である．臓器障害としては，腎障害や劇症 1 型糖尿病，脳炎，心筋炎，肺炎などがみられることがある[4,8]．治療は，まず被疑薬の服用を中止し，副腎皮質ステロイドの全身投与を行う．症状の軽快後もステロイドは比較的ゆっくりと減量することが望ましい[8]．

## 薬によるアレルギーの検査法

即時型を除く薬疹の原因薬検査法として，薬剤誘発性リンパ球刺激試験(drug-induced lymphocyte stimulation test：DLST)がある．DLST は *in vitro* の検査法で安全だが，原因薬がわかる可能性は皮疹型により異なるが 5 割前後で[10,11]，検体採取の時期によっても陽性率が異なるとされる．

遅延型アレルギーの検査法であるパッチテストは，薬剤によって至適濃度が異なるため，過去の報告を参考にして希釈系列を調整して貼付するのが望ましい．即時型アレルギーを疑う場合には，プリックテストがよく行われる．いずれの皮膚テストも感度は高くなく，またプリックテストでは全身性の反応を惹起することもあるので注意が必要である．

DLST や皮膚テストで原因薬が明らかにならない場合，必要に応じて薬剤を再度服用して症状が再燃するかをみる再投与(負荷)試験を行うことがあるが，大きな危険を伴うので

---

**column　皮疹以外の薬物アレルギー**

薬剤性の蕁麻疹，血管浮腫は，薬剤に対する即時型アレルギーによるものに加えて，アスピリンを含む NSAIDs の COX1 阻害作用によって喘息発作や蕁麻疹が誘発される過敏症・不耐症であることも少なくない．詳細は「26．蕁麻疹・血管性浮腫の診断と治療」，「14．アスピリン喘息とその対応」の項をご参照いただきたい．薬剤性の蕁麻疹，血管浮腫は，ときにアナフィラキシーなど生命の危険を伴うことがある．

薬剤アレルギーの検査に精通している医師と相談のうえ，入院して少量からきわめて慎重に行う必要がある．

**文献/URL**

1）福田英嗣，福田英三．原因薬剤一覧表．薬疹のすべて．エキスパートにまなぶ診療の実際（池澤善郎，相原道子 編）．南江堂；2008，p.261-70.

2）川原　繁．外因性光線過敏症：最近の話題．日本皮膚科学会雑誌 2013；123：2943-5.

3）厚生労働省．重篤副作用疾患別対応マニュアル　多形紅斑，2018．（https://www.mhlw.go.jp/file/05-Shingikai-11121000-Iyakushokuhinkyoku-Soumuka/0000209217.pdf）

4）塩原哲夫・他．重症多形滲出性紅斑　スティーヴンス・ジョンソン症候群・中毒性表皮壊死症診療ガイドライン．日本皮膚科学会雑誌 2016；126：1637-85.

5）北見　周，飯島正文．SJS/TEN の発症頻度．薬疹治療のフロントライン（古江増隆，相原道子 編）．中山書店；2011，p.61-3.

6）厚生労働省．重篤副作用疾患別対応マニュアル　スティーブンス・ジョンソン症候群　（皮膚粘膜眼症候群），2006．（http://www.info.pmda.go.jp/juutoku/file/jfm0611005_01.pdf）

7）渡辺秀晃．SJS/TEN の臨床的特徴と診断基準．薬疹治療のフロントライン（古江増隆，相原道子 編）．中山書店；2011，p.65-70.

8）厚生労働省．重篤副作用疾患別対応マニュアル　薬剤性過敏症症候群，2007．（https://www.pmda.go.jp/files/000146073.pdf）

9）藤山幹子．DIHS の診断と治療．Visual Dermatol 2018；17：828-31.

10）戸倉新樹．薬疹におけるリンパ球刺激試験（DLST）の意義．薬疹治療のフロントライン（古江増隆，相原道子 編）．中山書店；2011，p.42-7.

11）深町晶子・他．リンパ球刺激試験高陽性率を示す新しいタイプの薬疹型．アレルギー 2009；58：378.

全身的アレルギー病態の臨床

# 36 昆虫アレルギーの診療の実際

**Keyword**
気管支喘息
アレルギー性鼻炎
アナフィラキシー
ダニ
ハチ
免疫療法

## POINT

- 吸入性昆虫アレルギーは，チョウ，ガ，トビケラ，ガ，ダニ，ゴキブリ，ユスリカなどの昆虫成分が吸入されて，気管支喘息やアレルギー性鼻炎などを呈するものである．しばしば重症例の原因となりうる．

- 経皮性昆虫アレルギーの代表はハチである．吸入性アレルギーと比べて頻度は低いものの，局所症状からアナフィラキシーまで多彩な症状を呈し，ときには死に至ることがある．**日本では年間約 50 例がアナフィラキシーで死亡しているが，最も多いのがハチ刺傷**で，年間 20 例ほどである．

## はじめに

　昆虫アレルギーはアレルゲンの侵入パターンによって大別される．細かくなったダニ，チョウ，ユスリガ，ゴキブリなどの昆虫成分が吸入されて生じる吸入性アレルギーによる症状（おもに気管支喘息，アレルギー性鼻炎）と，ハチ，毒蛾などの毒素が皮膚を通じて侵入する経皮性アレルギー（おもに局所の腫脹，蕁麻疹，アナフィラキシー）である．いずれも IgE 抗体を介したアレルギーである．

## 吸入性昆虫アレルギー

　自然界に存在する多くの種類の昆虫のなかで，IgE 抗体が測定され，検出率が明らかにされてる昆虫は限られている．鱗翅目のガ，ハエ目のユスリカ，ゴキブリ目のゴキブリ，毛翅目のトビケラの 4 種がダニに次いで多いとされ，吸入アレルゲンの補助的診断に有用である．

　成人気管支喘息における全国調査でも吸入性昆虫アレルゲンはダニ，ガ，ゴキブリ，ユスリカの順で多かった（**図 1**）[1]．多くの吸入性アレルゲンは年齢の増加とともに保有率は減少するが，昆虫アレルゲンは年齢による保有率に差を認めず，高齢者においては重要なアレルゲンとなる[2]．

### 1．鱗翅目昆虫

　チョウやガは食草となる樹木や草加の周辺に発生し，翅に約 80 μm の鱗粉をもつ昆虫である．IgE 抗体陽性率は虫体抽出液よりも翅抽出液の方が高いため，翅成分が感作アレルゲンとなっていると思われる．鱗翅目昆虫間でほぼ完全な交差耐性があるとされる[3]．

---

小宮山謙一郎　Ken-ichiro KOMIYAMA　埼玉医科大学呼吸器内科/アレルギーセンター

214

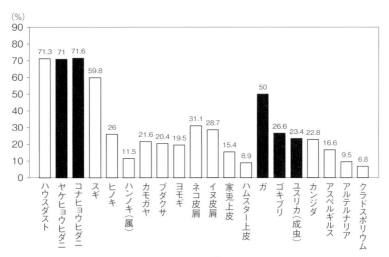

**図1** 成人気管支喘息患者の感作アレルゲン[1]

### 2. 毛翅目昆虫

トビケラは幼虫期を渓流，河川，湖，池などの陸水ですごした後，羽化して水辺で生息する水生昆虫である．成虫の翅は約80μmの鱗毛に覆われており，鱗翅目と同様に，おもに翅成分が感作アレルゲンとなっている．

### 3. 双翅目昆虫

ユスリカは鱗粉も鱗毛も持たないが，体長約2〜数mmの水生小昆虫で，成虫は光(灯り)に誘引され室内に侵入する．翅を含めた虫体全体がおもな感作アレルゲンとされ，成虫死骸由来の微細な粒子が吸入アレルゲンとなる．

### 4. ゴキブリ目昆虫

ゴキブリは家庭の食物残渣などを食し，屋内アレルゲンとして問題となっている．欧米での気管支喘息におけるアレルゲンとして，ゴキブリはダニ，花粉とともに重要な吸入アレルゲンに位置づけられている．

### 5. チリダニ科

わが国の住居内で最も多く検出される室内塵中の主要アレルゲンで，とくに吸入アレルゲンとして認められているのはヤケヒョウヒダニ(Der P)とコナヒョウヒダニ(Der f)の2種である．ヒョウヒダニの主要アレルゲンにはダニの排泄物で熱に不安定な蛋白質(Der 1)と，細塵化した虫殻で熱に安定な蛋白質(Der 2)がある．Der 1とDer 2は交差反応性が

---

**column　ハチアレルゲン免疫療法**

小児におけるアレルゲン免疫療法は，欧米では有効とする報告が散見されており[7,8]，アナフィラキシー反応を示した患児に積極的にアレルゲン免疫療法が行われている傾向にある．免疫療法または維持療法中に副反応として全身症状が認められた場合でも，H1受容体拮抗薬の前投与で予防できたことが報告されており，次回のハチ毒投与量あるいは投与濃度を1/10に減らすことで対応している．

表 1 室内環境改善のための注意[5]

| ダニ |
|---|
| ①床，畳床の掃除機掛けは少なくとも 3 日に 1 度は 20 秒/m² の時間をかけて行う |
| ②電気の傘，タンスの天板は年 1 回以上，拭き掃除を行う |
| ③寝具は週 1 回 20 秒/m² の時間をかけてシーツを外して，寝具両面に直接掃除機掛けを行う． |
| ④高密度繊維で縫製された防ダニシーツ，カバーの使用 |
| ⑤湿度 50％以下 |
| ⑥室内換気 |
| ⑦絨毯を除去しフローリング化 |

| ゴキブリ |
|---|
| ①台所，洗面所などの湿気対策 |
| ②生ごみの処理 |
| ③食餌になりうるものを室内，台所の引き出しに放置しない（容器に入れる） |
| ④冷蔵庫の裏，下などの暖かな場所の掃除 |
| ⑤植木鉢など水分を有するものを極力屋内に持ち込まない |

あるため臨床的には両者は同等とされている[4]．

吸入性昆虫アレルゲンに共通する特徴としては，屋内に昆虫の侵入した後，自然の力で乾燥し，細かい粒子となって大気中に浮遊する．大気中の抗原量は春から秋にかけて増加し，とくに夏に大きなピークを形成する．わが国では高温多湿の気候であり，近年室内高気密化，高層住宅化が進み，適度な気温，湿度が 1 年中保たれていることにより，昆虫の発育に適した状況となっており，通年的で持続的なアレルギー症状が起こっている可能性が考えられる．

治療は気管支喘息やアレルギー性鼻炎に対して，一般的な薬物治療を行う．ダニに対しては経皮および舌下免疫療法が有用である．原因物質の除去がきわめて重要であり，わが国のガイドライン[5]に提唱されているダニ抗原回避と，ゴキブリ抗原の除去対策を表 1 に示す．

## 経皮性昆虫アレルギー

経皮性昆虫アレルギーの大部分は膜翅目のハチのハチ毒の刺傷によって引き起こされる．吸入性アレルギーと比べて頻度は低いものの，ハチ刺傷による局所症状からアナフィラキシーまで多彩な症状を呈する．

### 1．ハチアレルギー

アシナガバチ，スズメバチ，ミツバチがアレルギーを引き起こす．ハチ毒のアナフィラキシーでは年間 20 人前後の死亡が報告されている．住居や職業などの環境により大きく異なり，林業，農業，ゴルフ場，建設業，造園業，養蜂業の従事者に多い．

①ハチ毒アレルゲン

ハチアレルギーを引き起こすハチ毒素（venom）は，ハチの種類により少し異なるが，各種のアミン，ペプチド，酵素を含む高分子蛋白質から成り立っている（表 2）．抗原性に関与するのは主にホスフォリパーゼやヒアルロニダーゼであり，ミツバチは他のハチ毒とで共通抗原性は少ない．アシナガバチはスズメバチ科に属しており，アシナガバチとスズメバチの毒素にはかなりの抗原共通性を有している．またハチ毒共通でメリチン，アパミン，ヒスタミン，セロトニンなどアレルギー様反応を引き起こす成分も含まれている．

表 2　ハチ毒に含まれる主な成分

| | ミツバチ | アシナガバチ | スズメバチ |
|---|---|---|---|
| アミン類 | ヒスタミン<br>ポリアミン | ヒスタミン<br>ポリアミン<br>セロトニン | ヒスタミン<br>ポリアミン<br>セロトニン<br>カテコラミン<br>アセチルコリン |
| 低分子ペプチド | メリチン<br>アパミン | マストパラン<br>ポリステスキニン | マストパラン<br>ホーネットキニン |
| 酵素 | ヒアルロニダーゼ<br>ホスホリパーゼ A2 | ヒアルロニダーゼ<br>ホスホリパーゼ A1 | ヒアルロニダーゼ<br>ホスホリパーゼ A1<br>プロテアーゼ |

②ハチ毒刺傷による症状

　一般的には刺傷歴がなく数匹以内のハチ刺傷例では，局所の出血・疼痛・発赤・腫脹を伴い数日以内に消失する．しかし一部では刺傷後5～30分以内に全身アナフィラキシー反応を呈することがある．ハチ毒に対する特異的IgE抗体を介し，マスト細胞や好塩基球より遊離されるヒスタミンなどのメディエーターによって生じる．重症度分類として，Grade 1：全身皮膚症状(蕁麻疹，紅斑)，Grade 2：消化器症状(心窩部痛，嘔気)と血管性浮腫，Grade 3：起動浮腫による呼吸器症状(喘鳴，呼吸困難)，Grade 4：循環器症状(ショック)であるが，重症であるほど速やかに出現する．また，ハチ刺傷後数時間後にふたたび全身反応が出現する二相性遅延反応や，まれではあるが血清病様反応，糸球体腎炎，心筋炎，Guillain-Barré症候群などが報告されている．

　ハチの大群による刺傷の場合は，多量のハチ毒が注入され，ハチ毒に含まれる活性アミン，ペプチド，酵素による直接的な薬理作用により，IgEを介さないアナフィラキシー様反応を呈し，死に至ることがある．

③診断

　ハチアレルギーの診断には問診と特異的IgE抗体(ミツバチ，アシナガバチ，スズメバチ)の測定が必要である．

　抗体価はアナフィラキシー様反応の場合や刺傷直後(一過性抗体消費)，数年以上刺傷がない場合は陰性化することがあるため，詳細な問診で刺傷状況を確認し，検査時期(抗体が産生され検出される刺傷1カ月以降)に改めて測定する必要がある．

④治療

　アナフィラキシーに対する治療はアドレナリンが第一選択薬である．血管収縮，心機能促進，気管支平滑筋弛緩作用があり，ショックや喘息症状を改善させる．副腎皮質ホルモン剤や抗ヒスタミン薬は即効性がないが，重症例に対して炎症性細胞の活性化とメディエーター遊離抑制，遅延型反応の防止，ショックの遷延化を防ぐために，アドレナリンの処置に並行して使用する．

　ハチ刺傷により過去に全身アナフィラキシー症状の既往がある場合，ハチ特異的IgE抗体陽性を有し，ハチとの接触の機会が多い場合はハイリスクグループとなるため，アドレナリン自己注射キット(エピペン®)の適応と考える．ハチアレルギーでは抗原曝露(刺傷)後の心停止までの時間の中央値は15分とされ[6]，刺傷後30分以内に注射した場合，死亡

表3 ハチ毒エキスの急速免疫療法の一例[7]

| 日 | 濃度（μg/mL） | 量（mL） | ハチ毒の量（μg） | 日 | 濃度（μg/mL） | 量（mL） | ハチ毒の量（μg） |
|---|---|---|---|---|---|---|---|
| 1 | 0.001 | 0.1 | 0.0001 | 5 | 10 | 0.1 | 1 |
|   |       | 0.2 | 0.0002 |   |    | 0.2 | 2 |
|   |       | 0.4 | 0.0004 |   |    | 0.4 | 4 |
|   |       | 0.8 | 0.0008 |   |    | 0.8 | 8 |
| 2 | 0.01 | 0.1 | 0.001 | 6 | 100 | 0.1 | 10 |
|   |      | 0.2 | 0.002 |   |     | 0.2 | 20 |
|   |      | 0.4 | 0.004 |   |     | 0.3 | 30 |
|   |      | 0.8 | 0.008 |   |     | 0.4 | 40 |
| 3 | 0.1 | 0.1 | 0.01 | 7 | 100 | 0.5 | 50 |
|   |     | 0.2 | 0.02 |   |     | 0.6 | 60 |
|   |     | 0.4 | 0.04 |   |     | 0.7 | 70 |
|   |     | 0.8 | 0.08 |   |     | 0.8 | 80 |
| 4 | 1.0 | 0.1 | 0.1 | 8 | 100 | 0.9 | 90 |
|   |     | 0.2 | 0.2 |   |     | 1.0 | 100 |
|   |     | 0.4 | 0.4 |   |     |     |     |
|   |     | 0.8 | 0.8 |   |     |     |     |

者はほとんどみられないが，30分を超えると死亡率が高くなる[8]．自己注射のタイミングは，ハチ刺傷から嘔気，蕁麻疹，動悸など何らかの全身症状が出はじめた時点を指標とするとよい．

　ハチ刺傷の予防としては，黒い服の着用，香料，食品の携帯，音などを避け，頭髪を保護するなどの工夫が必要である．ハチが越冬の準備をする秋ごろはとくに危険な時期であることを認識しておく．

⑤ハチ毒益を用いたアレルゲン免疫療法

　1985年に開かれたAmerican Academy of Allergy and Immunologyの昆虫部会において，16歳以上で全身反応の既往を有し，皮膚テストあるいはIgE抗体陽性者に対して免疫療法を行う指針が示されている．ハチ毒は1回の刺傷により，約50μgほど刺入されることを参考にし，アシナガバチあるいはスズメバチのハチ毒100μg/dayを維持量とする投与法で96％以上と報告されている[7]．スズメバチとアシナガバチは共通抗原性があるため，どちらか一方の治療を行えばその効果が期待できる．0.5μgから週1回で漸増し，維持量に達する期間を3〜6カ月を目標に行う方法と，約2週間の入院で行う急速免疫療法（**表3**）とがある．維持量は4〜6週間ごとに投与し，5年以上維持療法を施行した例では，その後8〜12週間間隔に延長しても有効性と安全性が確認されている．ただし，ハチ毒エキス（ALK社製）を用いたアレルゲン免疫療法はわが国では保険適用がなく，施行している医療機関は一部の専門施設のみである．

## 2. その他の経皮性昆虫アレルギー

　刺咬性節足動物（ハチ，ムカデ，クモなど）の毒針や毒牙，吸血性節足動物（カ，ブユ，ヌカカ，アブ，ノミ，トコシラミ，ダニなど）による吸血，有毒鱗翅類（ドクガ類，イラガ類）の幼虫の有毒毛の接触などで，局所の発赤や腫脹のほかに，発熱を伴う重症の全身症状が報告されている．診断には原因虫を確認する必要があるが，実物が持参されることは少ないので，病歴や臨床像から推定する．臨床所見の特徴の把握以外にも，個々の虫の形態や生態に関する幅広い知識が要求されるため，専門の皮膚科医やアレルギー科医への相談も

必要である.

## 文献

1) 足立　満・他. アレルギー・免疫 2006；13：548-54.
2) 大平大介・他. 日本職業・環境アレルギー学会雑誌 2013；20：59-68.
3) Kino T, Osima S. J Allergy Clin Immunol 1979;64:131-8.
4) 福田　健編. 原因抗原の回避・除去. 総合アレルギー学. 南山堂；2010, p.275-82.
5) 日本アレルギー学会喘息ガイドライン専門部会監. 喘息予防・管理ガイドライン 2015. 協和企画；2015.
6) Purmphery RS. Clin Exp Allergy 2000;30(8):1144-50.
7) Hirata A et al. Asian Pac J Allergy Immunol 2013;21:89-94.
8) Gershwin ME, Nagawa SM. 森本佳監訳. アレルギー・免疫学シークレット. メディカル・サイエンス・インターナショナル；2006.

全身的アレルギー病態の臨床

# 37 ペットアレルギーの診療の実際

**Keyword**
イヌ
ネコ
コンポーネント
免疫療法

## POINT

- ペットアレルギーは，ペットとの接触や曝露により即時型アレルギー症状が誘発される病態をさすが，**発症前のペット飼育の可否や予防についてのエビデンスはまだ十分ではない**．

- 診断にはペットの特異的IgE抗体が参考になるが，**粗抗原だけではなくアレルゲンコンポーネントのパターンによりアレルギー疾患の種類や重症度の特徴がある**．

- 発症している場合には，**アレルゲンを減らすための環境整備だけでなく，アレルギー症状が誘発されたときの対応ができるように指導**しておくことが重要である．

## はじめに

　ペットアレルギーは，おもにイヌやネコなどの有毛動物由来の抗原に対して，IgE抗体が産生され，接触や曝露により種々のアレルギー症状が誘発される状態を指す．ペットを飼育している家屋に住む，訪問する，またはペットショップなど動物に濃厚に接触することで喘息症状の悪化，アトピー性皮膚炎の悪化，蕁麻疹，アレルギー性結膜炎，鼻炎，などが引き起こされる．感作はあるけれどもペットによる明らかなアレルギー症状がはっきりしない例，ペットとの接触で軽度の皮膚症状などはみられるが日常生活にあまり支障をきたさない例，呼吸困難など重篤な症状が誘発される例など，一口にペットアレルギーといっても重症度は多様で，対応はそれぞれ異なる．ここでは，ペットアレルギーについて飼ってもいいのかどうか，注意すべき点などを述べる．

### ペットアレルギーを疑うとき

　イヌやネコなどの動物に触れた際に蕁麻疹や結膜炎，喘息発作などの即時型症状が出現したときには診断に迷うことはあまりない．しばしば動物そのもののアレルゲンよりも，ペットに付着するダニが原因となっていることもあるので注意する．

　乳児期のアトピー性皮膚炎は，食物抗原がおもな原因となっていることが多いが，ペットを飼育している場合には感作されていることが多く，皮疹の原因となっていることも多いため屋内，屋外のどちらで何匹飼育しているのか，乳児が使用する寝具にペットの毛が落ちている状況ではないかなどを確認する．

　ペットを飼育してしばらくしてから，慢性咳嗽や，軽度の喘息症状が持続したり，アトピー性皮膚炎のコントロールが難しくなる場合もある．ペットの飼育を機に発症する場合もあるが，喘息やアトピー性皮膚炎でフォローしている間に，飼育していたペットで反応

長尾みづほ　Mizuho NAGAO　国立病院機構三重病院臨床研究部アレルギー疾患治療開発研究室

する場合もみられる．

　実際に飼育していなくても，賃貸住宅で以前の居住者がペットを飼育していたり，隣の家で多頭飼いをしていて外で洗濯物を干すことで影響を受けた例もある．このように，ペットアレルギーはとても身近に起こりえるため，アレルギー疾患のコントロールがうまくいかないと思われたときには積極的に問診するのがよい．

## ペットアレルギーの検査

### 1．特異的 IgE 抗体検査とコンポーネント測定

　ペットアレルギーが疑われた場合は皮膚テストあるいは特異的 IgE 抗体を測定する．特異的 IgE 抗体検査はイヌ皮屑，ネコ皮屑といった粗抗原の項目が承認されているが，研究レベルではコンポーネントも測定できる．Uriarte らはペットのコンポーネントの感作とアレルギー疾患との関連について検討して，イヌのコンポーネントである Can f 1 の感作は持続性鼻炎，Can f 2 の感作は喘息の診断，Can f 3 の感作は中等症から重症の鼻炎と喘息，Can f 5 の感作は中等症から重症の鼻炎に特徴的であり，ネコのコンポーネントである Fel d 2 は中等症から重症の鼻炎と喘息に特徴的で，2つ以上のコンポーネントに感作がみられたり，血清アルブミンのコンポーネントに感作がみられるものは呼吸器症状との関連が示唆されると述べている[1]．著者らは生後 6 カ月〜2 歳未満の食物アレルギーまたはアトピー性皮膚炎がみられる児を対象とした観察研究を行ったが，ここでも複数のペットアレルゲンに感作があるとその後喘息を発症するリスクが高くなっていた[2]．乳幼児期でもペットの飼育率は 13％であったにもかかわらず，**図 1** に示すようにそれよりも高率にペットの粗抗原やコンポーネントに感作がみられていた．今後コンポーネントの測定が容易になると，各アレルギー疾患発症のリスクがわかる可能性がある．

### 2．イヌアレルギーがあるとネコアレルギーにもなるのか

　イヌに感作があるとネコにも感作があることが多い．実際，イヌやネコのアレルゲンコンポーネントには交差抗原性があるため，自分のペットに感作された患者の 75％は他の動物にも感作される可能性が 14 倍高いという報告がある[3]．そのため，何らかのペットアレルギーになった場合には別のペットに切り替えれば，今度はその動物に対してアレルギーを発症するリスクをもつ．何かしら飼育したい希望があるときには，金魚や熱帯魚などの魚やカブトムシ，クワガタといった昆虫など有毛動物を避けることを勧める．

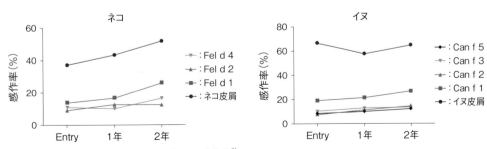

**図 1**　アレルギー児におけるイヌ，ネコの感作率[2]
　食物アレルギーまたはアトピー性皮膚炎がある生後 6 カ月以上 2 歳未満の児を登録した観察研究．登録時，1 年後，2 年後のイヌ，ネコの祖抗原とそのコンポーネントのアレルゲン感作率を示している．

**ペットアレルギーへの対策・対応**

### 1. 自宅環境の対策

　自宅でペットを飼育している場合，実際にはペットアレルギーと診断されても手放さない場合も多い．まず屋外で飼育できる場合には，屋外に移動させる．イヌやネコはフケ（皮屑）が抗原となるため洗うと抗原量が減るということで，週に2回行うとよいという考え方もある[4]．しかし，イヌは比較的嫌がらないがネコは難しいことが多く，頻度が多いと炎症を起こすこともあり難しい．そのためブラッシングをして抜け毛が部屋に落ちるのを減らす程度になることが多い．

　部屋の掃除については，掃除機をしっかりかけることはいうまでもないが，抜け毛などが付着しやすい布製のソファーなどを避ける，カーペットや敷物を除去するなどといった工夫も必要である．また，こどもがペットアレルギーの場合には入浴後はパジャマに抜け毛などがつかないようにペットと遊ばないように約束をし，寝室にペットを入れないようにする．

　ペットのアレルゲンは空気中にも浮遊しているため空気清浄機も有効とされており，最近は性能も向上しているので，正しく使用すれば効率よくアレルゲン除去ができる．

### 2. アレルギー症状への対応

　ペットアレルゲンは，ペットを飼っている家庭などの直接的な曝露によりアレルギー症状が誘発されるだけではない．ネコのアレルゲンコンポーネントであるFel d 1は，ネコのいない学校や公共の場所などでもみられ，自宅でネコを飼ったことがないものでもネコアレルギーを発症することが34％あったという報告もあることから[5]，不測の事態でペットアレルギーの症状が出現することがある．重症度に応じて日頃から抗ヒスタミン薬やβ刺激剤，エピペンなどの携行を指導しておくのがよい．

　ペットアレルギーの症状が出現したときには，一般的なアレルギー症状への対応と基本的には変わらない．症状への対応として，痒みや腫れなど接触によると考えられた場合はまず接触部位を洗い流す．洗い流すのが困難なときには，十分に濡れたタオルでアレルゲンを拭い去るようにし，痒みに対しては冷やす．鼻汁，くしゃみ，目の痒み，蕁麻疹などに対しては抗ヒスタミン薬の点眼や内服を行う．咳，喘鳴などの喘息症状が出現した場合には$β_2$刺激薬を吸入する．慢性的に喘息コントロール不良のときはペットからの回避が原

---

> **column 1** イヌ，ネコのアレルゲンコンポーネント

　イヌアレルゲンのコンポーネントは現在7個同定されている．Can f 1, Can f 2, Can f 4, Can f 6は生体内輸送蛋白質群であるリポカリンファミリーに属する．Can f 3はイヌ血清アルブミンに属し，Can f 5は前立腺カリクレインのため雄のイヌに対する特異的アレルギーマーカーとされている．Can f 7は最近イヌ精巣上体分泌蛋白質として同定されているがまだアレルゲンとしての関連は不明である[14]．Can f 3は他の家畜に対しても交差反応性があり，ウシの血清アルブミンβラクトグロブリンと相同性がある．そのため，乳児のミルクアレルギーでβラクトグロブリンにも感作がある場合には，イヌに接触歴がまったくなくてもイヌに感作がみられる場合があるためしばしば保護者が不安になるが，交差反応によるものなので安易にイヌアレルギーと診断しないよう注意が必要である．

則であるが，吸入ステロイドなどの長期管理薬を使用する．稀ではあるが，アナフィラキシーが起きた際には速やかにアドレナリン筋注を行う．イヌやネコでは少ないが，ハムスターなどの齧歯類では嚙まれることにより急激にアナフィラキシーを発症することがあるため注意する．

### 3. 免疫療法

　アレルゲン免疫療法は，古くからアレルギーの根本治療として行われ，日本ではダニやスギの皮下免疫療法，舌下免疫療法が承認されている．獣医やトリマー，動物看護師，動物飼育員など職業に関わっている者やペットアレルギーのために日常生活に支障をきたしている者，ペットアレルギーを根本的に克服したい者には期待される治療である．しかし，イヌやネコのアレルゲン免疫療法は，輸入抗原を用いれば行うことはできるものの未承認医薬品の扱いとなり保険請求はできない．

　イヌの皮下免疫療法に関する研究は多くないが，鼻結膜炎や喘息の成人と小児において皮膚テストの反応低下，血中 IgG，IgG4 の上昇が報告されている．有意な有効性は示されていないが，他の吸入性抗原の影響など交絡因子があるためと考えられている．著者らは輸入抗原でイヌやネコの皮下免疫療法を行っているが，イヌを飼っていた祖父母宅で喘息症状がみられなくなった例を経験している．ネコの皮下免疫療法については，これらのマーカーの改善とともに臨床症状の改善もみられている．

　現在は，Fel d 1 ペプチドのアレルゲンエキスの開発や[6]，リンパ節への直接投与など[7]の研究が進んでいるため，今後さらに安全性と有効性が確立されていくであろう．

## ペットアレルギーは予防できるのか

　アレルゲンに曝露されるタイミングにより，ペットアレルギーの予防になるのか，発症のリスクになるのかが異なる可能性があり注目されている．イヌおよびネコでは，生後1年間の曝露が，他の遺伝的および環境的危険因子とともに，喘息を発症するリスクを低下させる可能性があることが示唆されている[8,9]．対照的に，曝露がそれより後になった場合，感作のリスクおよびアレルギー性疾患の発症は増加することが報告されている[10,11]．アトピー性皮膚炎については，最近のメタアナリシスによれば，出生時のイヌへの曝露は，アトピー性皮膚炎に罹患するリスクを25%低下させる可能性がある[12]とされたが，ネコに関してはリスクの増加も低下もなかった．

---

**column 2** ペットアレルギーと食物アレルギー

　イヌおよびネコに感作されることにより，交差反応により食物アレルギーを引き起こすことがある．Pork-cat 症候群は，ネコの Fel d 2 と哺乳類由来の他のアルブミンと交差反応することによりネコに感作がある者が豚肉を摂取するとアナフィラキシーを引き起こすとされており，とくに加熱が不十分だと起こりやすい[15]．また，ダニ咬傷によるα-gal の感作と牛肉アレルギーの関与が知られているが[16]，このα-gal はネコの Fel d 5，Fel d 6 にも存在するため，交差反応により同様の症状が起こる可能性がある[17]．ペットアレルギー患者がかならずしも発症するわけではないが，食物アレルギーが疑われた際にはこれらのアレルゲン検索も必要である．

しかし，これらの知見だけで判断するのは難しい．とくに欧米とアジアでは環境が異なり，高温多湿の日本ではペットを飼育していると家のなかのダニも増えるリスクが高くなるため，同様の結果が得られると限らない．東京都世田谷区の公立小中学校の全児童生徒対象の疫学調査では，妊娠中や乳児期に室内でイヌやネコを飼っていた家庭の子どもは喘息の有症率が有意に高かったが，イヌを妊娠中から乳児期にかけて継続的に飼育していた場合には飼っていなかった家庭に比べてアレルギー性鼻炎の有症率が低かったことが報告されている[13]．発症前の乳児期早期のイヌの飼育はアレルゲン感作に対する防御的機能があるのかもしれないが，前述のように，著者らの観察研究でハイリスク児を対象とした場合には乳児期にペットのアレルゲン感作がすでにみられている割合も多く，ペットアレルギー予防のためにイヌを飼育したほうがいいのかどうか結論づけるのは，時期尚早である．

## おわりに

　ペットの飼育世帯率は，平成30年のペットフード協会の調査によると（https://petfood.or.jp/topics/img/181225.pdf）イヌで12.64％，ネコで9.78％とけっして少なくない．ペットは家族にとって癒やしとなっていることが多く，精神的によい効果も得られていることからペットアレルギーを発症しても手放すことは容易ではない．前述した対策を行いつつ，将来的には免疫療法が一般化され，ペットアレルギーの人のQOLが向上することを期待したい．

### 文献

1) Uriarte SA, Sastre J. Allergy 2016;71(7):1066-8.
2) Nagao M et al. Clin mol allergy 2017;15:4.
3) Liccardi G et al. J investig allergol clin immunol 2011;21(2):137-41.
4) Hodson T et al. J allergy clin immunol 1999;103(4):581-5.
5) Ichikawa K et al. Clin Exp Allergy 1999;29(6):754-61.
6) Worm M et al. J allergy clin immunol 2011;127(1):89-97, e1-14.
7) Senti G et al. J allergy clinical immunol 2012;129(5):1290-6.
8) Lodge CJ et al. Clin Dev Immunol 2012;2012:176484.
9) Collin SM et al. Clin exp allergy 2015;45(1):200-10.
10) Park YB et al. Allergy Asthma Immunol Res 2013;5(5):295-300.
11) Pyrhönen K et al. Pediatr allergy immunol 2015;26(3):247-55.
12) Pelucchi C et al. J allergy clin immunol 2013;132(3):616-22. e7.
13) 大矢幸弘. 日本小児アレルギー学会誌 2014；28(1)：66-70.
14) Gerth van Wijk R. J allergy clin immunol 2018;142(4):1058-9.
15) Sabbah A et al. Allerg Immunol(Paris)1994;26(5):173-4, 177-80.
16) van Nunen SA. Med J Aust 2018;208(7):316-21.
17) Adédoyin J et al. J allergy clin immunol 2007;119(3):640-5.

全身的アレルギー病態の臨床

# 38 血清病の診療の実際

**Keyword**
血清病
抗毒素
血清病様反応
免疫複合体
補体

### POINT

- 血清病は，Gell & Coombs の分類におけるⅢ型アレルギーの典型例であり，**発熱・皮疹・関節痛がおもな臨床症状**である．

- **治療法の基本は，原因薬剤の中止**である．発熱・皮疹・関節痛に対しては対症療法を行い，症状が重篤な場合は短期間のステロイド投与を考慮する．

- 近年，バイオテクノロジー技術の発展に伴い，**生物学的製剤による**血清病の報告が増加しているため注意が必要である．

## はじめに

ジフテリア，ボツリヌス，ガス壊疽，ヘビ咬傷などに対して，これら毒素に免疫された異種動物の血清製剤（抗毒素）を用いて治療する場合がある．しかし，ヒトへ異種動物血清を投与すると，過剰な免疫複合体が形成され，沈着した組織や血管で補体の活性化による障害がおこり，発熱，皮疹，関節痛などの臨床症状を呈することがある．これは血清病とよばれ，Gell & Coombs の分類におけるⅢ型アレルギーの典型例である．

## 血清病の病態—Ⅲ型アレルギー

ヘビ咬傷などの際にヒトに投与された異種抗毒素血清はヒトにとって異種蛋白質であり，必然的に免疫応答を惹起する．一般的に抗毒素血清投与の数日後から，異種蛋白とそれに対して産生された抗体が反応し可溶性の免疫複合体が形成される．これは組織や血管壁などに沈着し，補体・好中球・肥満細胞を活性化し，炎症を惹起する（Arthus 反応）．その後，体内に投与された異種抗毒素血清が消失すると炎症が沈静化し症状が改善する（**図1**）．移植片対宿主病や再生不良性貧血の治療に用いられる抗胸腺細胞グロブリン（ウサギ血清製剤）による血清病の存在も知られている．

異種動物血清でなくとも血清病と同様の病態は起こりうる．近年のバイオテクノロジー技術の発展に伴い，特定のサイトカインや細胞抗原をターゲットとしたモノクローナル抗体製剤（生物学的製剤）が悪性腫瘍，関節リウマチ，気管支喘息，潰瘍性大腸炎，膠原病，乾癬，アトピー性皮膚炎，リンパ腫などの治療に用いられるようになっている．上市されているもののほとんどは完全ヒト型の抗体製剤であるが，一部，マウス由来の蛋白が融合しているキメラ型の抗体製剤（インフリキシマブ，リツキシマブ）もあり，血清病の報告があるため注意が必要である[1,2]．ただし，完全ヒト型抗体でも中和抗体の出現は確認されて

植木重治　千葉貴人　Shigeharu UEKI[1] and Takahito CHIBA[2]
秋田大学大学院医学系研究科総合診療・検査診断学講座[1]，同皮膚科学・形成外科学講座[2]

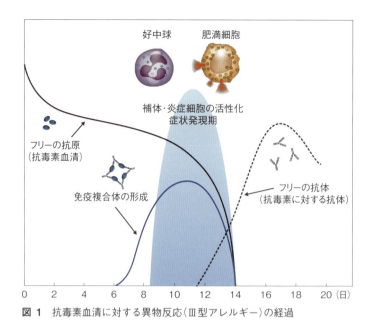

**図1** 抗毒素血清に対する異物反応(Ⅲ型アレルギー)の経過

いるため，血清病が起こる可能性は否定できない．

　一方，血清病類似の臨床症状は，虫刺傷，抗菌薬などの薬剤，B型肝炎などの感染症などによっても生じる．詳細な機序は不明であるが，過剰な免疫複合体の産生によるものではないことから，血清病様反応とよばれている(column 1 参照)．

 ### 血清病の臨床症状

　通常は，異種血清を投与した1～2週間後に皮疹，発熱，倦怠感，関節痛などの臨床症状が出現する．異種血清の投与量と発症頻度には相関がある．発熱はほとんどの患者に認め，38.5℃以上の spike fever が典型的とされる．関節リウマチ様の関節痛は半数以上に出現するほか，頭痛，目のかすみ(ぶどう膜炎)，浮腫，リンパ節腫大，脾腫，末梢神経炎，消化器症状，腎障害などを認めることがある．

　皮膚症状(皮疹)もほとんどすべての患者に出現するが，Stevens-Johnson 症候群や中毒性表皮壊死症(toxic epidermal necrolysis：TEN)と異なり粘膜病変は認めない．皮疹の性状は，蕁麻疹に代表される膨疹の出現頻度が最も高い．そのほかにわが国での報告例では，

---

> **column 1** 血清病と血清病様反応
>
> 　血清病(serum sickness)と血清病様反応(serum sickness-like reaction)は，同様の臨床症状を示し，しばしば病名の定義が混同される．血清病とは，ヒト蛋白と異種蛋白(ヒト以外)が免疫複合体を形成した結果，惹起される病態である．主なものとして，ワクチン，生物学的製剤，抗毒素血清が原因となる．一方，血清病様反応は，免疫複合体がその病態には関与しておらず，その機序は不明である．薬剤(ペニシリン系，セフェム系，サルファ剤，チオウラシルなど)や感染症(ブドウ球菌，肝炎ウイルス)による発症が報告されている[7,8]．

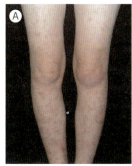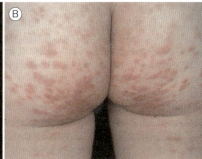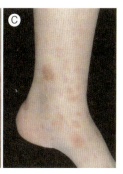

**図 2** 血清病様反応の皮疹[3]
A：両下肢の紅斑，B：臀部の紅斑，C：左足関節の紅斑・紫斑．

紅斑＞小丘疹＞紫斑（出血斑）＞結節性紅斑様皮疹の順で多いようである．図2は，13歳女児の急性B型肝炎に伴う血清病様反応で認められた皮疹である[3]．このとき，掻痒は自覚していない．本症例では，皮疹出現2日後に発熱，関節痛が出現した．血中より，HBV-DNAおよびHBV-DNAポリメラーゼ高値を認め，診断に至った．関節痛に対して鎮痛剤の内服のみで対応し，皮疹も徐々に消退した．

原因となる異種蛋白が以前に投与されている場合，抗体産生反応が早くなるとともに免疫複合体の産生量が増加し，症状が重篤になる可能性がある．投与後早期に（1日〜数日）にアナフィラキシー様の重篤な症状をきたすこともあるため注意を要する．一方，血清病様反応は血清病に比較すると症状が軽く，原因薬剤の中止などにより改善し予後はよい．生物学的製剤（モノクローナル抗体製剤）による血清病の出現は，治療対象の疾患によっても出現率が異なるようなので，使用前に確認しておく[4]．

 ## 血清病の診断

特異的な検査法・診断基準がなく，抗血清や薬剤の投与歴，投与後の症状によって臨床的に診断されるため，詳細な問診が重要である．臨床検査値にも特徴的なものはなく，白血球数は増加することも減少することもあり，好酸球増多や異型リンパ球の出現する症例も存在する．腎障害（蛋白尿），免疫複合体の増加や補体低値が認められるが，病勢を反映しないことも多い．

皮膚生検は，非特異的所見が多いが，蕁麻疹様の臨床所見を反映して間質への好中球浸

---

**column 2　ステロイドの予防投与**

血清病予防のためのステロイド前投与には，明らかなエビデンスは存在しない．血清病がよく知られるようになり，抗毒素血清の精製能が低かった19世紀後半では，抗毒素血清使用後の血清病発症頻度は7割に上る[9]．しかし，抗毒素使用時のステロイド投与が普及してきた20世紀になると，その発生頻度は1割にも満たない[10,11]．また，再生不良性貧血の治療に用いられる抗胸腺細胞グロブリン使用時にも，しばしば経験的にステロイドが投与されている[12]．これらのことから，異種動物の血清製剤を使用する場合には，短期のステロイド前投与を考慮してよいと考えられる．

潤を認める．また，血管炎を反映する所見として白血球破砕性血管炎像を伴う例も存在する．免疫組織学的病理検査（蛍光抗体法を含む）で，異種蛋白との免疫複合体や補体が，真皮血管内皮に沈着している所見が得られることもあり，確定診断の一助となる[5,6]．

血清病および血清病様反応と同様の症状をきたす疾患として血管炎，リウマチ熱，成人Still病，悪性リンパ腫などがあるため，鑑別が重要である．

## 血清病の治療方針と患者への説明

血清病も血清病様反応も基本的な対応は同様である．原因となる薬剤の中止が最も重要であり，これにより通常は2日以内に症状の改善をみる．対症療法として，皮疹，搔痒感に対しては抗ヒスタミン薬，発熱や関節痛に対しては非ステロイド性抗炎症薬（Non-Steroidal Anti-Inflammatory Drugs：NSAIDs）の投与を行う．重篤な皮疹，発熱，関節炎などの症状を呈する場合は，上記薬剤に加えて短期間の経口または経静脈的なステロイド投与を考慮する．ステロイド投与は，おおむね1週間以内に減量し，投与終了とする．アナフィラキシーを呈する場合は，それに準じた処置・治療を行う．

血清病既往がある場合の薬剤再投与は可能なかぎり避けるが，どうしても必要な場合にはステロイドや抗ヒスタミン薬の予防投与を考慮する（column 2 参照）．

異種血清製剤やリスクのある薬剤を全身投与する際には，投与することによるメリットとともに，血清病や予測困難なアレルギー反応が起こりうること，その場合の症状と出現時期を説明する．血清投与歴や原因薬剤については，おくすり手帳に記載するなどして患者に所持してもらうように指導する．

### 文献

1) Vendramin C et al. Br J Haematol 2019;184:858-61.
2) Gamarra RM et al. J Emerg Med 2006;30:41-4.
3) 林士 弘・他．西日本皮膚科 2001；63(5)：509-13.
4) Goto S et al. Int J Hematol 2009;89:305-9.
5) Bielory L et al. J Am Acad Dermatol 1985;13:411-7.
6) Nguyen CV, Miller DD. J Cutan Pathol 2017;44:177-82.
7) Mark HW. Serum sickness and serum sickness-like reactions.(https://www.uptodate.com/contents/serum-sickness-and-serum-sickness-like-reactions/print)
8) Nancy R, Melissa MT. Serum Sickness. 2019.(https://www.ncbi.nlm.nih.gov/books/NBK538312/)
9) McCollough NC, Gennaro JF. Clin Toxicol 1970;3:483-500.
10) Kimoto T et al. Nihon Geka Hokan 1997;66:71-7.
11) Chiba T et al. Intern Med 2018;57:1075-80.
12) 河村 毅，相川 厚．移植 2013；48(6)：317-24.

# 特殊状態における
# アレルギー疾患の診療

特殊状態におけるアレルギー疾患の診療

# 39 感染症合併時の副腎皮質ステロイド療法の実際

**Keyword**
感染免疫
形質細胞様樹状細胞（pDC）
ロイコトリエン
アレルギー性気管支肺アスペルギルス症（ABPA）

## POINT

- 気管支喘息には多くの病原微生物に対して易感染性が存在し，**ステロイド投与はさらに感染免疫を抑制する可能性がある**．

- 喘息増悪時に全身性ステロイドを投与することを躊躇すべきではないが，**漫然と大量を長期に使用すべきではない**．

- **長時間作用型 $\beta_2$ 刺激薬（LABA）やロイコトリエン受容体拮抗薬などステロイド以外の薬剤を併用する**ことにより，感染による喘息増悪の予防および増悪してしまった場合も重症化の抑制により全身性ステロイドの使用量を減じることが期待される．

## はじめに

　気管支喘息は気道の慢性炎症性疾患であり，増悪を予防するための安定期の治療の中心は吸入ステロイド（ICS）である．ICS は抗炎症作用により気道のアレルギー性炎症を抑制し，喘息治療の中心的薬剤である．呼吸器は外界に直結しており，外界から多くの病原因子が下気道に到達し喘息を増悪させる．外来性の病原因子のなかでもウイルスに代表される呼吸器系感染症の原因微生物は，小児と成人の両方で最も頻度の高い喘息増悪の原因である．いったん喘息が増悪した場合，その誘因が感染症であるかどうかとは無関係に短時間作用型 $\beta_2$ 刺激薬（short acting $\beta_2$ agonist：SABA）の吸入とステロイドの全身投与が行われる．このように現在，安定期と増悪期の両方において，ステロイドは喘息治療の中核をなしている．一方，ステロイドには免疫抑制作用のため喘息患者の口腔内や気道の局所において感染症を誘発したり，喘息増悪の誘因となっている感染症を逆に増悪させることも危惧される．本稿では，気道アレルギー疾患である気管支喘息における感染症とステロイドの関連について述べてみたい．

## 喘息患者の易感染性

　気管支喘息の病態は，初期免疫と獲得免疫に関連する多くの因子が複雑に関与する免疫異常に起因するが，通常は喘息そのものが免疫不全の原因となることはない．しかし，喘息患者は免疫不全とはいえない程度の易感染性を有する．喘息患者と健常人のライノウイルスによる普通感冒の発症頻度を比較すると感染の頻度に差はないが，いったん感染すると，喘息患者のほうが下気道症状の重症度が高く持続期間も長い．また喘息妊婦では非喘息妊婦よりも感冒の発症頻度が高い．このような喘息におけるウイルス免疫の低下の原因

松瀬厚人　Hiroto MATSUSE　東邦大学医療センター大橋病院呼吸器内科

としては，形質細胞様樹状細胞(plasmacytoid dendritic cells：pDC)からの抗ウイルス性インターフェロンの産生がアトピー型喘息患者では低下していることが考えられている[1]．他にも喘息マクロファージは，細菌や真菌の貪食能が低下していることも示されており．喘息患者では呼吸器感染症は注意すべき合併症の代表格である．

## 喘息におけるステロイドと感染症

上述した喘息自体の易感染性に加えて，非発作期の治療に用いられるステロイドによる感染症の発症が認められることがある．基礎疾患によらず，治療に用いられる全身性ステロイドは感染症の発症頻度を増悪させ，投与量が多く投与期間が長いほどその頻度は増加する(表1)[2]．一方，喘息患者に対して使用されているICSは，適切に吸入すれば全身の感染免疫に対する影響はほとんど認められない．喘息患者の血清免疫グロブリンとステロイド使用の関係を見ると，ICS単独であれば高用量を用いても血清免疫グロブリンは低下しないが，経口ステロイドの併用により免疫グロブリンが低下する(表2)[3]．

ICSは局所では口腔内カンジダ症の原因となる．口腔内カンジダの発生頻度は，ベクロメサゾンに比較して抗炎症作用の強いフルチカゾンで発生頻度が高いなど剤型による差が認められる．真菌では口腔カンジダ以外にもICSが真菌関連喘息の気道中真菌量を増加させる．他の呼吸器感染症に与える影響としては，健常人に対してライノウイルスを実験的感染させた研究において，ステロイドの全身投与は鼻汁中のウイルス量を有意に増加させ

表1 ステロイド投与による副作用としての感染症・ステロイド投与量[2]

| Trial category | ステロイド投与群 | コントロール群 | p value |
|---|---|---|---|
| 非致死的感染症 | 18.3 | 12.1 | <0.001 |
| 致死的感染症 | 1.1 | 0.5 | 0.007 |
| ステロイド薬用量 | | | |
| <20 | 5.8 | 5 | 0.27 |
| 20〜40 | 22.6 | 10.6 | 0.004 |
| 40< | 150.7 | 66.5 | <0.001 |
| (プレドニゾロン換算，mg/日) | | | |
| ステロイド薬累積投与量 | | | |
| <500 | 12.3 | 13 | 0.95 |
| 500〜999 | 49.1 | 25.3 | 0.06 |
| >1,000 | 83.9 | 29.2 | <0.001 |
| (プレドニゾロン換算，mg) | | | |

Meta-analysis，4,198人(2,111 vs. 2,087人)，1,000患者・21日あたり感染症発生件数．

表2 ICS使用中の喘息患者の血清免疫グロブリンレベル[3]

| | 低用量ICS(n=31) | 高用量ICS(n=34) | ICS＋全身性ステロイド(n=35) |
|---|---|---|---|
| 性別(男/女) | 10/21 | 17/17 | 19/16 |
| 年齢(歳) | 42±15 | 53±17 | 48±15 |
| 喘息罹病期間(年) | 11±13 | 20±18 | 15±12 |
| BDP使用量(mg/日) | 561±182 | 1367±202 | 1509±170 |
| PSL使用量(mg/日) | 0 | 0 | 7.6±4.1 |
| PSL使用期間(年) | 0 | 0 | 5.3±4.1 |
| 低IgG患者数(%) | 0(0) | 0(0) | 6(17.1) |
| 低IgA | 0(0) | 0(0) | 2(5.7) |
| 低IgM | 0(0) | 0(0) | 0(0) |

る．抗酸菌感染症においては，ICS は経口ステロイドによる結核の発症頻度を増加させないが，経口ステロイド内服歴のない高用量 ICS 使用中の喘息患者の結核発症リスクを有意に増加させる．ICS による肺炎の発症は慢性閉塞性肺疾患（COPD）でよく知られているが，今後喘息 COPD オーバーラップ（ACO）患者に ICS が使用される機会が増加することが予測され，肺炎の発症に注意を要する．このようにステロイドは多くの呼吸器感染症の発症頻度を増加させるが，実臨床で感染時の喘息増悪に対して全身性ステロイドを使用する場合，1 週間前後で完了することが多く，この程度の投与期間と投与量であれば，感染免疫の低下というデメリットよりも，抗炎症効果のメリットの方が大きいと考えられ，感染が誘因の喘息増悪においてもステロイド投与を躊躇すべきではない．

### ウイルス感染時の好中球性気道炎症とステロイド

ウイルス感染による喘息増悪時は，気道内には早期に好中球，続いて好酸球が増加する．この機序として，ウイルス感染直後に気道に浸潤した好中球から放出される DNA trap によって Th2 タイプの気道炎症が増強され，先行して存在している好酸球性の気道炎症が増悪する[4]．好中球性炎症にはステロイドは無効であるが，増悪早期からステロイドを投与することで，先行して存在する好酸球性炎症を抑制しておくことは早い回復につながることが期待される．また，感染が起こる前から ICS を使って好酸球性気道炎症を抑制しておけば，増悪が起こらないか，あるいは起こっても軽症で早期に改善できる可能性がある．

### 感染増悪時のステロイド投与の実際

感染が原因の場合でも，感染以外が原因の増悪と同じように SABA 吸入と全身性ステロイド投与を行う．ステロイドの種類や投与量についてのエビデンスは乏しいが，経口ステロイドであればプレドニン 0.5 mg/kg/day，点滴であればメチルプレドニゾロン 80〜125 mg，ベタメサゾン 4〜8 mg，デキサメタゾン 6.6〜9.9 mg などを投与する．経口ステロイドを継続投与する場合，漸減するかそのまま中止するかについてもエビデンスはない．経口ステロイドではなく，高用量の ICS を増悪時に繰り返し投与することでプラセボより有意に増悪を改善することを示す報告もあるが，現時点では増悪時の ICS 使用は第一選択ではない[5]．

感染による増悪時の全身性ステロイドを減量させる一法として，感染時の気道炎症に関わる分子を考慮したうえで，ステロイド以外の薬剤を併用することが推奨される．たとえば，ウイルス感染時に気道に増加するロイコトリエン受容体拮抗薬をウイルス感染時に発作治療薬として全身性ステロイドと併用することで，ステロイドの累積投与量を減じることができる[6]．

### 感染による喘息増悪の予防

ウイルス感染時には喘息発作治療の 2 本柱である SABA とステロイドが，非感染が誘因の場合に比較して効果が減弱していることが示されている．この効果の減弱は，両者の併用によって回復することも実験的に示されている．ICS と長時間作用型 $\beta_2$ 刺激薬（long acting $\beta_2$ agonist：LABA）の吸入合剤であるブデソニド/ホルモテロールは，長期管理薬とし

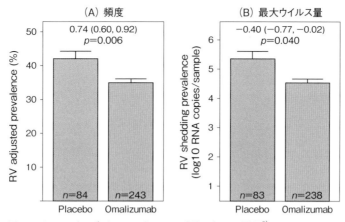

**図1** オマリズマブがライノウイルス感染に与える影響[9]
オマリズマブ投与によりプラセボに比較してライノウイルス感染の(A)頻度,(B)ウイルス量が有意に低下した.

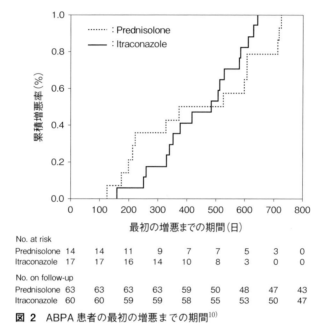

**図2** ABPA患者の最初の増悪までの期間[10]
プレドニゾロン投与群とイトラコナゾール投与群との間で有意差は認められなかった.

ての常用と感染による増悪時の発作治療薬を1剤で行うsingle maintenance and reliever therapy(SMART療法)を行うことができる.ICS/LABA合剤を常用しながら発作時だけにSABAを使う従来の方法とのブデソニド/ホルモテロールによるSMART療法を比較すると,後者を行ったほうがウイルス感染による喘息増悪を有意に予防できることが示されている[7].これは,感染時に気管支拡張薬だけが投与される従来の方法よりも,同時にICSが入って抗炎症作用が増強されることに加えて,ICSとLABAが同時に入ることによってウイルス感染時のそれぞれの薬剤の効果減弱を補塡しあっている可能性が考えられる.

　先述したように,ロイコトリエンはウイルス感染時に気道に増加するため,ロイコトリエン受容体拮抗薬を安定期から投与しておくと感染による喘息増悪を予防することができ

る[8]. ウイルス感染時にはムスカリンM2受容体の機能不全によりアセチルコリンの遊離が増加するため，安定期に長時間作用型抗コリン薬の吸入を行っておくと感染増悪を予防できる可能性がある．重症喘息に使用される抗体製剤では，抗IgE抗体のオマリズマブが喘息そのものに対する効果に加えて，アトピー型喘息で低下しているpDCからのインターフェロン産生を改善することでウイルス感染の頻度も低下させる効果がある（**図1**）[9].

アレルギー性気管支肺アスペルギルス症（allergic bronchopulmonary aspergillosis：ABPA）はアスペルギルスを原因とする呼吸器のアレルギー性疾患であり，その第一選択は全身性ステロイドである．全身性ステロイドが副作用のため使用できない患者やステロイドの減量で増悪を繰り返す患者に対しては抗真菌薬が使用されることがある（**図2**）[10].

## おわりに

非発作期のICSと増悪時の全身性ステロイドは，気道の炎症性疾患である気管支喘息の治療において欠かすことのできない薬剤である．しかし，臨床の場においてはステロイドの免疫抑制作用に起因する感染症にも十分に留意する必要がある．たとえば，ステロイド以外の薬剤を併用することにより，感染による喘息増悪の予防および増悪してしまった場合も重症化の抑制により全身性ステロイドの使用量を減じることが期待される．

### 文献

1）Gill MA et al. J Immunol 2010;184:5999-6006.
2）Stuck AE et al. Rev Infect Dis 1989;11:954-63.
3）Kawano T et al. Int Arch Allergy Immunol 2002;128:240-3.
4）Toussaint M et al. Nat Med 2017;23:681-91.
5）Rodrigo GJ. Chest 2006;130:1301-11.
6）Matsuse H et al. J Asthma 2012;49:637-41.
7）Reddel HK et al. Eur Respir J 2011;38:584-93.
8）Matsuse H et al. Allergy Rhinol（Providence）2013;4:e127-31.
9）Esquivel A et al. Am J Respir Crit Care Med 2017;196:985-92.
10）Agarwal R et al. Chest 2018;153:656-64.

特殊状態におけるアレルギー疾患の診療

# 40 妊娠時・手術時のアレルギー診療

**Keyword**
喘息
妊娠
授乳
ヨード造影剤
ラテックスアレルギー

### POINT

（妊娠）

▶ 妊娠準備，妊娠，授乳期間では，**すべての ICS，ICS/LABA，吸入 SABA は使用可能で，妊娠中の喘息増悪は極力避ける**．妊娠中の喘息コントロールがよいと，生まれてくる子供の小児発症喘息や頻回の細気管支炎発症を減らすことができる．

▶ **気管支拡張薬，抗アレルギー薬，鎮咳薬において，妊娠・授乳期に避けた方がよい薬剤**がある．

▶ 妊娠・授乳期に比較的安心して使用できる抗菌薬は**ペニシリン，セフェム，マクロライド系**である．

（手術時）

▶ **ヨード造影剤，アルコール，ラテックス（粉に含まれるコーンスターチも），バナナ，アボカド，キウイフルーツ，大豆，卵黄，ココナッツ**などに対するアレルギーを持つものは，周術期の薬剤で注意が必要である．

▶ 喘息発作中の手術は避け，速やかに発作を収めてから行うが，慢性咳嗽や喘息の**コントロール不十分である場合には，経口ステロイドを含む短期的治療で咳嗽を消失させ**，一秒量が予測値または personal best の 80％以上にする．

▶ **喘息患者での全身麻酔下手術（肺以外）では，術前に吸入薬や全身性ステロイドなどで，一秒量が 1.0 L 以上**になるように治療する．

## はじめに

　日本アレルギー学会による「喘息予防・管理ガイドライン 2018」[1]には，妊娠時と手術時の気管支喘息患者への対応についての原則が記載されているが，トータルアプローチをめざすアレルギー専門医にとっての実際の対応策についての具体的記載が少ない．本稿ではこれらの事態に際しての判断に参考となる文献を引用して解説したい．

## 妊娠時の特殊病態[1]

　妊娠による喘息悪化の原因として，①横隔膜挙上による機能的残気量の低下と胃食道逆流症と②精神的・肉体的ストレスの2つがある．非喘息妊婦の妊娠時には，努力性肺活量，一秒量，一秒率やピークフロー値には変化はなく，身体的変化として

1）血中プロゲステロン濃度の上昇による過換気
2）1回換気量の増加により分時換気量は 40〜50％増加

---

**田中裕士** Hiroshi TANAKA　札幌せき・ぜんそく・アレルギーセンター

3）妊娠後期には横隔膜挙上による機能的残気量が約20%減少

があげられる．喘息発作時には過換気が強くなり，低炭酸ガス血症となり子宮動脈の収縮が起こり，胎児の低酸素血症が起こり，流産，胎児発育不全，胎児脳障害が起こるとされる．

## 妊娠時の喘息診療

妊婦の喘息罹患率は3.7～8.4%と言われており[2]，妊娠経過中に喘息患者の1/3は悪化，1/3は改善，1/3では不変と報告されている[3]．妊婦は妊娠期間中の薬剤使用により，胎児の発育出産に与える影響の不安から，患者自身や医療関係者が，必要な喘息治療薬を中止・減量してしまい，結果的に喘息発作を引き起こしてしまうことがある．**表1**に提示したように一部の薬剤を除いて，ICS吸入薬を中心とした現在の医療水準では，妊婦の多くでは喘息発作はわずかで，胎児への影響はほとんどない．妊娠準備中からの喘息の長期管理も重要であり，心身を安定させ，発作誘因を避け，妊娠前から喘息コントロールを良好に保つように指導する．アメリカ食品医薬局（FDA）での安全性の高いカテゴリーBにランクされているパルミコート®が，安全性を考慮すると第一選択である（**表2**）．現在の考え

**表 1** 妊娠中の喘息患者に使用できる主な薬剤の考え方（文献[17]より引用改変）

| |
|---|
| 吸入薬 |
|   ICS（吸入ステロイド薬） |
|     パルミコート®（カテゴリーB）が優先，他のすべてのICS（カテゴリーC）も使用可 |
|   ICS/LABA（吸入ステロイドと長時間作用型β₂刺激薬の配合薬） |
|     すべての製剤に安全性のエビデンスはないが，安全性が高い |
|   LAMA（長時間作用型抗コリン薬） |
|     安全性のエビデンスはない，長期使用経験がないので，メリットがデメリットを上回った時のみ使用 |
|   ICS/LABA/LAMA（3剤の合剤） |
|     発売されたばかりで，安全性のエビデンスが全くないので避ける |
|   SABA（短時間作用型β₂刺激薬） |
|     使用可能 |
|   SAMA（短時間作用型抗コリン薬） |
|     使用可能 |
|   クロモグリク酸ナトリウム（DSCG） |
|     最も安全性が確立されていて，使用可能 |
| 経口薬 |
|   経口ステロイド薬 |
|     プレドニン®，メドロール®がお勧め（胎盤通過性が低いため） |
|   ロイコトリエン受容体拮抗薬 |
|     モンテルカスト（カテゴリーB），プランルカスト（カテゴリーC） |
|   テオフィリン徐放薬 |
|     使用可能，しかし，授乳中は避けた方が良い |
|            （乳汁に分泌され，乳児はテオフィリンの分解速度が遅いため） |
|   経口β₂刺激薬 |
|     最近ではほとんど使用しないが，使用可能 |
|   抗ヒスタミン薬 |
|     クラリチン®（ロラタジン），ジルテック®（セチリジン），ザイザル®がカテゴリーBでより安全（授乳中はクラリチン®が最も安全）．しかし，セルテクト®（オキサミド），リザベン®（トラニラスト），アレギサール®，ペミラストン®（ペミロラストカリウム）は妊娠禁忌．特に，トラニラストは妊娠3カ月以内は絶対禁忌 |
|   貼付薬 |
|     ホクナリンテープ® 吸入薬，経口薬に準じて安全．しかしエビデンスはない |
| 抗体注射製剤 |
|   抗IgE抗体（ゾレア®）は安全性が高く，妊娠前から継続している場合には妊娠中も継続して良いが，妊娠中に新たに開始することは慎重でありたい．抗IL-5抗体と抗IL-4α抗体についてのデーターはなく現段階では投与すべきでない． |
| 免疫療法（減感作療法） |
|   妊娠前から継続している場合には妊娠中も継続して良いが，妊娠中に新たに開始することは慎重． |

表 2　妊娠準備中女性喘息患者に投与しておくべき薬剤(文献[17]より引用改変)

**軽症例**
　長期管理薬：パルミコート® 定期吸入，モンテルカスト 10 mg
　発作治療薬：サルタノール® 屯用　または　テオドール® 100〜200 mg 頓服
　少し重い喘息発作用の治療薬：プレドニゾロン® 20 mg〜30 mg/1×朝　3〜5 日間

**中等症〜重症例**
　長期管理薬：シムビコート®(朝夕 2 吸入ずつでスマート療法)
　発作治療薬：メプチンエアー®　または
　　　　　　　アトロベント® エアゾール(短時間作用性 β₂ 刺激薬で動悸・振戦のある例)
　少し重い喘息発作用の治療薬：メドロール®(4 mg)6 錠/1×朝　3〜5 日間

表3　喘息患者の妊娠中の治療の違いによる出生児に与える影響[6]

| 妊娠中の母親の治療方針 | 医師が喘息と診断 | 細気管支炎<br>(生後 1 回以上) |
|---|---|---|
| 症状のみで管理(81 例の子供) | 43.2% | 27.3% |
| FeNO と症状で管理(58 例の子供) | 25.9% | 7.3% |
| *Adjusted オッズ比<br>(95%　信頼区間) | 0.39<br>(0.16-0.94)<br>p=0.035 | 0.15<br>(0.04-0.54)<br>p=0.004 |

オーストラリアでの Managing Asthma in Pregnancy Trial. 生後 4〜6 歳時点の
児の健康状態を評価した. Adjusted for sex, birth weight, rs8076131,
rs8069176, rs9303277, rs7216389, and rs2290400

では妊娠前から継続して使用していた ICS，ICS/LABA はそのまま変更しなくてもよい.

　文献的には，喘息患者の妊娠では，早産，周期産死亡，低出生体重児，妊娠高血圧症を発症しやすいとされている. 喘息を持っている妊婦から生まれた子供は，乳幼時期のウイルスによる細気管支炎の大きな予測因子であり，小児発症喘息が多いこと(オッズ比 3.0；95%信頼区間 2.6-3.6)がメタ解析で明らかになっている[4]. 妊娠時期の喘息は，子供の喘息発症の未来予測因子として考えられ，遺伝的因子と妊娠中の子宮内環境との相互作用によって起こるものと推測されている. オーストラリアで行われた Managing Asthma in Pregnancy(MAP)研究では，T ヘルパー 2 サイトカインによる気道炎症の非侵襲的マーカーである呼気中一酸化窒素(FeNO)と自覚症状で管理された喘息妊婦では，自覚症状のみで管理された妊婦と比較して，妊娠中の全喘息発作が有意に減少(発生頻度比 0.5；95%信頼区間 0.33-0.76)することが報告された[5]. そのコホート研究の続編として，最近，妊娠中の FeNO と自覚症状で厳格に管理された妊婦から生まれた子供では，自覚症状のみで管理された喘息妊婦の子供小学校入学前の医師の診断した喘息発症を抑えた(オッズ比 0.46；95%信頼区間 0.22-0.96)と報告された[6](**表 3**).

　多くの薬剤は長期に使用経験のある薬のみ安全性が確保できるという状態で，新薬はすぐには妊婦に安全に使用できない. 長時間作用性抗コリン薬であるスピリーバ® もそのよい例であり，喘息の長期管理薬としての長期使用経験がなく，妊婦に対する安全性のエビデンスがなく，使用はメリットがデメリットを上回る場合のみ使用する. 妊婦が喘息発作で来院したときの対応を**図 1**に示す. 経口のプレドニゾロンまたはメチルプレドニゾロンは胎盤通過性が小さいことが知られている. アスピリン喘息(aspirin-exacerbated respiratory disease：AERD)である場合には，ソル・メドロールでかえって喘息発作を起こす可能性が高いので，リンデロン® またはデカドロン® に変えて投与する.

237

```
                          妊婦発作来院
         ┌─────────────────┼─────────────────┐
    SpO₂≧96%          SpO₂=91〜94%         SpO₂≦90%
   苦しいが横になれる     苦しくて横になれない      歩行・会話不可能
```

- ①ベネトリン0.4mL
  +生食2.0mL吸入
  ベネトリンが副作用で使用
  できない場合には
  アトロベント2吸入
- ②ネオフィリン1A
  +ソルデム3A200mL
  1時間半かけて点滴
- ③帰宅後改善しない場合
  を考えて
  プレドニン10〜20mg/1×朝
  3〜5日分処方して帰宅

- ①ベネトリン0.4mL
  +生食2.0mL吸入
  ベネトリンが副作用で使用
  できない場合には
  アトロベント2吸入
- ②リンデロン4〜8mg
  +生食100mLを30分〜1時間
- ③ネオフィリン1A+ソルデム3A
  200mL1時間半かけて点滴
- ④SpO₂が95%以上に改善
  したら，帰宅
  プレドニン20〜30mg/1×朝
  を3〜5日分処方

- ①酸素2L/min開始，ICUに連絡
- ②リンデロン8mg+生食100mL
  を30分〜1時間
- ③ベネトリン0.4mL+生食2.0mL
  吸入ベネトリンが使用できない
  場合にはアトロベント2吸入
- ④ネオフィリン1A+ソルデム3A
  200mL1時間半かけて点滴

  ボスミンの皮下注は子宮動脈
  収縮を惹起するため避けた方
  がよいが，アナフィラキシー時
  のみ使用する

**図1** 妊娠中喘息患者の喘息発作初期対応の例[17]

## 妊娠中のアレルギー性鼻炎の治療

妊娠によって新たにアレルギー性鼻炎を発症したり，妊娠前からあったアレルギー性鼻炎が悪化したりすることが俗に妊娠性鼻炎とよばれており，妊娠中期以降に起こりやすく，発症にはエストロゲンの鼻粘膜血管および自律神経受容体に対する作用が関与するものと考えられている．妊娠中はうっ血性鼻炎の傾向になり，症状は悪化する．

治療は軽症であれば無投薬．さらに妊娠初期から器官形成期の4カ月半ばまでも原則として内服薬投与を行わず，鼻づまりには温熱療法，むしタオルなどを利用する．治療が必要な重症例では，点鼻ステロイド薬と，第二世代抗ヒスタミン薬(ロラタジン，セチリジン，レボセチリジン)を併用する．また，妊娠中は禁忌という薬剤があり，セルテクト®(オキサミド)，リザベン®(トラニラスト)，アレギサール®，ペミラストン®(ペミロラストカリウム)である．とくにトラニラストは，妊娠3カ月以内は絶対禁忌である(表1)．

---

### column 妊娠中の喘息増悪時の対応

喘息発作来院で緊急に行わなければならない対応についてガイドライン[1]では，①妊婦と児の状態をモニター，②家庭でサルブタモールを吸入していない場合には20分おきに2〜4パフを1時間まで繰り返す，またはサルブタモール0.3〜0.5mL+生理食塩水2.0mLを20分ごとに1時間まで繰り返す，③酸素飽和度(SpO₂)を95%保つ，④適切な母体の心拍数維持のための補液，⑤0.1%アドレナリンの皮下注射は子宮動脈収縮による胎児の低酸素血症を惹起するためアナフィラキシーの時のみ使用，⑥発作が中等症以上の場合ではステロイド薬の点滴，AERD(アスピリン喘息)ではコハク酸エステルの使用は控える，⑦pH<7.35，PCO₂≧28〜32mmHgあるいはPO₂<70mmHgで挿管を考慮する．

表4 妊娠中の咳嗽対応（文献[17]より引用改変）

| |
|---|
| **強い咳嗽**は，切迫流産や破水の誘因となるので和らげる． |
| **胸部レントゲン検査**は被曝のため避けるが，全く解熱しない場合は急性肺炎を疑い撮影 |
| **感染後の咳嗽が多い**（多くは2週間以内） |
| （ア）単なる感冒後の咳嗽にはメジコン®またはアストミン®を投与 |
| ：効果なければ麦門冬湯追加．中枢性麻薬性鎮咳薬は避ける |
| （イ）家族内/職場内に百日咳，マイコプラズマなどの感染症が流行している場合 |
| ：マクロライド系抗菌薬＋麦門冬湯など． |
| （ウ）急性副鼻腔炎を合併している場合 |
| ：ペニシリン系またはマクロライド系抗菌薬＋葛根湯加川弓辛夷 |
| （エ）もともと花粉症，通年性鼻アレルギーを持っている場合，感染をきっかけで鼻炎が悪化したと考える．咽頭後壁が発赤し，扁桃腺が全く正常所見 |
| ：点鼻ステロイドとクラリチン®またはセチリジン®またはザイザル® |
| もともと咳喘息，喘息が既往にある場合，感冒により悪化したと考え |
| ：吸入 ICS/LABA |
| **8週間以上継続する場合** |
| ①アレルギー性鼻炎・副鼻腔炎：点鼻ステロイド，クラリチン®またはセチリジン®またはザイザル® |
| ②咳喘息：吸入 ICS/LABA |
| ③百日咳：マクロライド系抗菌薬を1週間投与．咳嗽薬の効果はわずか |
| ④気管支結核：喀痰検査（結核菌）を行い，専門医へ紹介 |

## 妊娠中の咳嗽

妊娠性咳嗽とは，妊娠初期には菌やウイルスなどへの感染が起こりやすく，妊娠中は通常よりも免疫力が下がっている．つわりで吐き気などの症状がある場合，胃食道逆流症によって咳込みやすくなる．**表4**に治療の考え方について述べる．中枢性麻薬性鎮咳薬は妊娠中および授乳中は避ける．授乳婦にコデイン60 mgを投与した報告[6]では，投与後1時間をピークに乳汁中にコデイン，モルヒネが検出され，乳汁中からモルヒネが消失するまで36時間以上かかるとされている．また，カナダでの妊娠中の抗菌薬使用に対する大規模な後ろ向き研究の結果，妊娠第1三半期に投与されたペニシリン系，セファロスポリン系およびクラリスロマイシンでは奇形の増加はなかったと報告されている[4]．

## 手術時のアレルギー診療：周術期に使用する薬剤アレルギー[7]

アルコールアレルギー症例に対して，皮膚消毒液として使用して発疹，膨隆疹，時にアナフィラキシーショックをきたすことがある．アルコールそのものや，クロルヘキシジングルコン酸含有アルコール製剤に対するアレルギー歴を術前に確認しておくべきである．ヨード造影剤アレルギー歴患者に対してはヨウ素を含む医薬品，たとえばポビドンヨード製剤などの消毒液は避ける必要がある．また，局所麻酔薬リドカインやブピバカインのバイアル製剤に存在するメチルパラベンという保存剤が起因となるアレルギーが存在するので注意が必要である．手術に際して用いられる全身麻酔および鎮静作用薬であるプロポホールには大豆油，卵黄，ヤシ油が含まれ，静脈注射用非ステロイド性鎮痛薬であるフルルビプロフェンには添加物として大豆油，卵黄，レシチンが含まれている．

もうひとつ大事なアレルギーとして，ラテックスアレルギーがある．ラテックスはゴムの木（hevea brasiliensis）の樹液で，手術用手袋，カテーテル，ゴムシートなど手術時に必要なものに多く使用されている．一般生活では，ゴム輪，炊事用手袋，コンドームなどの

表5 手術に際して聴取しておくべきアレルギー歴（著者作成）

| 聴取すべきアレルギー | 問題となる疾患，医薬品 |
|---|---|
| アルコール | アルコール性消毒薬，クロルヘキシジングルコン酸含有アルコール製剤 |
| 造影剤ヨード | ポビドンヨード |
| 解熱鎮痛薬(鼻ポリープの有無) | AERD(アスピリン喘息) |
|  | コハク酸エステル型ステロイド注射薬 |
| 局所麻酔薬 | リドカイン，ブピバカインのバイヤル製剤 |
| ゴム製品 | ラテックスアレルギー |
| バナナ，アボカド，クリ， | (ラテックス-フルーツ症候群) |
| もも，トマト，ココナッツ， |  |
| キウイフルーツ，ニンジン，いちじく |  |
| 抗菌薬(βラクタム系など) | 抗菌薬アレルギー・アナフィラキシー |
| 大豆，卵黄，ココナッツ | 麻酔・鎮痛薬 |
|  | (プロポフォール，フルルビプロフェン) |

使用により感作する．ラテックスアレルギーのハイリスクグループは，①医療関係者，美容師，清掃業従事者，②乳児期から手術やカテーテルを頻回挿入されている多手術症例（たとえば二分脊椎患者），③皮膚のバリア機能が低下しているアトピー疾患患者である．症状は接触性蕁麻疹，バナナ，アボカド，クリなどの果物・野菜摂取後の口腔内症状〜ショック（ラテックス・フルーツ症候群）である．これの食物は，ラテックスのアレルギーコンポーネントのひとつであるヘベイン（Hev b 6.02）に交差反応性を示すクラスⅠキチナーゼ（生体防御蛋白）が原因で，消化酵素に抵抗性を持つN末端に位置するヘベイン相同領域（約4.7 kDa）が消化管から吸収されアナフィラキシーを起こすとされてる[8]．しかし，この相同領域分子量は小さく経口感作は難しく，その前駆体であるHev b 6.01にすでに感作された患者のみに全身性アレルギーが起こると考えられている[8]．一方，手術時に手袋の滑りをよくする粉には，コーンスターチパウダーが含まれており，このコーンスターチパウダーには多量のラテックスアレルゲンが吸着しているため，このパウダーに感作することでラテックスアレルギーを発現することが知られている[9]．当院でもコーンスターチに対するアレルギー患者がおり，日常の投薬に際して注意している．

またAERDは成人喘息の10％位存在し，本書「14．アスピリン喘息とその対応」に詳細に述べられているのでそちらを参考にされたい．AERDではコハク酸型のステロイド薬は避け，リン酸エステル型のステロイド薬を使用するが，溶液に防腐薬（パラオキシ安息香酸エステル）や安定化剤（亜硫酸塩）が含まれている場合には，一部の喘息で悪化がみられるため，急速静脈は避け1〜2時間かけゆっくり点滴をする．一方，経口ステロイド薬の多くは非エステル型であり，過敏症状は起こりづらい．以上の注意点を表5にまとめた．

### 手術時における喘息のコントロール

全手術を受けた喘息患者の周術期の気管支痙攣は1.7％との報告[10]があるが，現在の喘息吸入治療薬下での検討はほとんどない．挿管を伴う手術は，喘息発作中は禁忌で，薬物療法で安定化させた後に行う．アメリカの喘息管理・治療ガイドライン（EPR3）[11]では，喘息コントロールが不十分な場合や，一秒量あるいはピークフロー値が予測値または自己ベスト値の80％未満の場合には，経口ステロイド薬の短期集中内服，またはステロイド薬の点滴静注を考慮するとしている．手術前6カ月以内に全身性ステロイド薬を2週間以上投

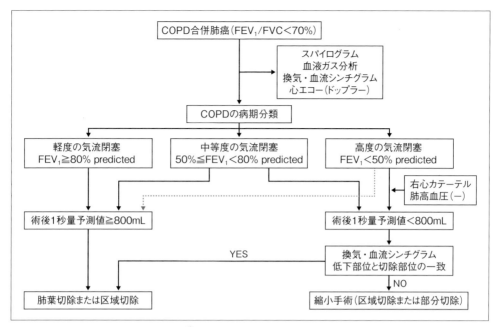

**図2** COPD合併肺癌の手術適応評価[12]

与した患者では，副腎不全のリスクも考慮し，周術期にソルコーテフ 100 mg を 8 時間ごとに点滴静注するとされている[11]．長期に経口ステロイド薬を投与されていた症例では，副腎機能低下が疑われ，rapid ACTH 検査などの副腎機能検査が必要である．

換気力学的には挿管を伴う全身麻酔での肺以外の手術では，一秒量が 1.0 L は最低必要と思われる．一秒量 1.0 L は麻酔下での人工呼吸器装着時の 1 回換気量のことで，慢性閉塞性肺疾患（COPD）の外科的治療である肺容量減量手術の適応基準でもある．術前には，一秒量を 1.0 L 以上となるように，喘息の吸入気管支拡張薬の追加治療や全身ステロイド薬治療が必要である．一方，COPD における肺癌などの肺葉切除可能の可否は，術前の呼吸機能検査や CT 検査などから，予定葉切除後の残存肺の術前検査から判断する（**図2**）[12]．

##  肺切除患者に対する術前評価（カナダ）

モントリオールの McGill 大学は，免疫アレルギー領域では有名な大学であるが，胸部外科研修クイックマニュアルを発行し，2017 年に日本語版も発行されている[13]．喘息患者に対する肺手術マニュアル本ではないが，一般的な肺切除におけるエビデンスが記載されているので参考となる．すべての肺手術に共通なのは，揮発性物質の吸入は横隔膜と胸壁に影響を及ぼし，換気領域を減少させ，換気/血流比（V/Q）の不均等と低酸素血症を引きおこす．マニュアルでは肺切除患者の術前評価アルゴリズムでは，まず最初に心臓リスクを専門医にコンサルトし，その後一秒量（$FEV_1$）と肺拡散能（DLco）を測定して，予測術後 $FEV_1$（ppo-$FEV_1$）と予測術後肺拡散能（ppo-DLco）をアメリカ胸部疾患学会（ACCP）ガイドライン 3 版[14]に沿って計算する．

ppo 値＝実測値×［1－（切除区域数×0.0526）］

または換気シンチ（Xenon-133）や CT による切除肺の定量評価を施行し

ppo 値＝実測値×（1－切除肺分の換気比率あるいは血流比率）

を計算して評価する．

ACCP ガイドライン[14]では，ppo-$FEV_1$ と ppo-DLco が

1：ともに 60％以上であれば低リスク，さらなる検査は不要

2：いずれかが 30～60％では，6 分間歩行試験で＞550 m または階段昇降試験で＞22 m なら低リスク

3：いずれかが 30～60％で，6 分間歩行試験で＜400 m または階段昇降試験で＜22 m なら，さらに心肺運動負荷試験（最大酸素摂取量 $VO_{2MAX}$ 試験）を行う

4：ともに 30％未満であれば最大酸素摂取量 $VO_{2MAX}$ 試験を行う

＜最大酸素摂取量 $VO_{2MAX}$ の評価＞

①$VO_{2MAX}$＜10 mL/分/kg なら高リスク（死亡率 26～50％）

②$VO_{2MAX}$＝10～20 mL/分/kg　中リスク（＜15 mL/分/kg で死亡率 7～20％）

③$VO_{2MAX}$＞20 mL/分/kg なら低リスク

と厳密に分類されている．さらにエビデンスを以下に箇条書きする．

・術前 $FEV_1$＞1.5 L の場合の肺葉切除の死亡率は 5％以下[15]

・術前 $FEV_1$＞2.0 L または一秒率 80％以上の片肺全摘出術の死亡率は 5％以下[15]

・6 分間歩行試験で，COPD，心不全，肺高血圧患者で，350 m 以下の場合は死亡率が増加する．

・階段昇降試験でのおおまかな目安：5 階以上で片肺全摘出が可能，2 階以上で肺葉切除術が可能

・階段昇降試験で＜12 m では死亡率が 15～20％[16]

## 文献

1）日本アレルギー学会喘息ガイドライン専門部会，「喘息予防・管理ガイドライン 2018」作成委員．喘息予防・管理ガイドライン 2018．協和企画；2018, p.197-200.

2）Juniper EF et al. Am Rev Respir Dis 1989;140:924-31.

3）Gluck JC, Gluck PA. Immunol Allergy Clin North Am 2006;26:63-80.

4）Lim RH et al. PloS One 2010;5:e10134.

5）Powell H et al. Lancet 2011;378:983-90.

6）Morten M et al. J Allergy Clin Immunol 2018;142:1765-72. e4.

7）村川公央，千堂年昭．アレルギー歴，麻酔歴，家族歴．周術期の薬学管理．改訂 2 版．日本病院薬剤師会監．南山堂；2018, p.2-6.

8）Blanco C et al. J Allergy Clin Immunol 1999;103:507-13.

9）千貫祐子．日本耳鼻咽喉科学会会報 2017；120：254-5.

10）Warner DO et al. Anesthesiology 1996;85:460-7.

11）Expert Panel Report 3:Guideline for the diagnosis and Management of Asthma. Full Report. 2007. Section 4:p365.（http://www.nhlbi.nih.gov/files/docs/guidelines/asthgdln.pdf）

12）山崎直哉・他．外科治療 2009；100：250-5.

13）本間崇浩訳．第 1 章 胸部外科患者の術前評価．マギル胸部外科研修クイックマニュアル．Madani A・他編．南山堂；2017, p.1-12.

14）Brunelli A et al. Chest 2013:143（5 Suppl）:e166S-90.

15）Brunelli A et al. Eur Respir J 2009;34:17-41.

16）Brunelli A et al. Ann Thorac Surg 2008;86:240-7.

17）田中裕士．プライマリ・ケアの現場でもう困らない！悩ましい"喘息・COPD・ACO"の診かた．南江堂；2018, p.231-4.

## キーワード索引 （数字は該当項目の冒頭頁を示します）

### 数字

2型免疫リンパ球 ····················· 86

### A

ABPA ································· 23
AERD ································ 80
ANCA ······························ 198

### E

EIA ···························· 74, 204
EIB ································· 74
EPGA ······························ 198
extracellular trap cell death ········· 110

### H

Hev b 6.02（hevein）····················· 186

### I

IgE（検査）···················· 19, 110, 192
IL-4/13 ····························· 29
IVIG ······························· 198

### J

JGL2018 ····························· 68
JPGL2017 ···························· 91

### N

NSAIDs 不耐症 ······················· 80

### O

One airway, one disease ··············· 105

### P

pDC ······························· 230
P-Eos ······························ 24

### あ

アスピリン喘息 ······················· 80
アスペルギルス・フミガーツス ······· 110
アスリート喘息 ······················· 74
アトピー咳嗽 ························· 100
アトピー性皮膚炎 ················ 53, 145
アドレナリン ························ 166
アナフィラキシー ·········· 166, 180, 214

アレルギー性気管支肺アスペル
　ギルス症（ABPA）················· 230
アレルギー性気管支肺真菌症 ········· 110
アレルギー性結膜炎 ·················· 140
アレルギー性結膜疾患 ················ 140
アレルギー性鼻炎 ······ 35, 45, 105, 214
アレルゲンコンポーネント ········ 13, 19
アレルゲン免疫療法 ··················· 40

### い

イヌ ······························· 220

### う

運動誘発気管支収縮（EIB）············ 74
運動誘発喘息（EIA）············· 74, 204

### え

エピペン ··························· 166
炎症 ······························ 115

### お

オマリズマブ ······················· 150

### か

回避 ······························· 7
学童期喘息 ··························· 91
カビアレルゲン ······················· 7
過敏性肺炎 ························· 115
花粉症 ·························· 121, 53
花粉-食物アレルギー症候群 ········· 173
感作物質 ··························· 192
間質性肺炎 ························· 115
患者アドヒアランス ················· 145
感染症合併 ························· 230
感染免疫 ··························· 230

### き

（気管支）喘息··· 29, 35, 45, 53, 68, 105,
　134, 214, 235
気道炎症 ··························· 29
嗅覚障害 ··························· 134
急性 HP ··························· 115
吸入指導 DVD ······················· 60
吸入時の舌の位置 ···················· 60
吸入ステロイド薬 ··············· 60, 100

吸入性アレルゲン ······················· 7
吸入療法 ··························· 60

### く

くしゃみ ··························· 121

### け

経口免疫寛容 ························· 13
形質細胞様樹状細胞（pDC）··········· 230
経皮感作 ······················ 13, 173
血管性浮腫 ························· 150
血清 TARC ·························· 24
血清病 ····························· 225
血清病様反応 ······················· 225
血清ペリオスチン ···················· 24

### こ

口腔アレルギー症候群 ················ 173
抗原特異的 IgE ····················· 128
抗原特異的 IgE 検査 ·················· 13
抗原特異的 IgE 抗体価 ················ 180
好酸球 ········· 29, 100, 110, 134, 156
好酸球性胃腸炎 ····················· 156
好酸球性炎症疾患 ··················· 134
好酸球性食道炎 ····················· 156
好酸球性多発血管炎性肉芽腫症 ······· 198
好酸球性中耳炎 ····················· 105
好酸球性副中耳炎 ··················· 134
好酸球性副鼻腔炎 ······ 80, 105, 134
抗体製剤 ··························· 53
抗毒素 ····························· 225
抗ヒスタミン薬 ····················· 150
呼気 NO ···························· 29
呼気ガス分析 ······················· 29
固定薬疹 ··························· 209
昆虫アレルギー ····················· 214
コントロール治療 ···················· 68
コンポーネント ····················· 220

### さ

再発予防 ··························· 166

### し

刺激物質 ··························· 192
指定難病 ··························· 156

243

重症薬疹 ………………… 209
手術 ……………………… 235
授乳 ……………………… 235
春季カタル ……………… 140
小児気管支喘息 ………… 91
初期対応 ………………… 166
職業性アレルギー ……… 192
職業性過敏性肺炎 ……… 192
職業性喘息 ……………… 192
食物アレルギー ……… 173, 180
食物依存性運動誘発アナフィラキシー
……………………… 173, 204
食物経口負荷試験 ……… 180
食物性アレルゲン ……… 13
真菌 ……………………… 110
蕁麻(じんま)疹 …… 150, 204

**す**

スギ花粉(症) ………… 7, 40
スキンケア ……………… 145
ステロイド ……………… 150
ステロイド外用薬 ……… 145
ステロイド抵抗性喘息 … 86
ステロイドレスポンダー 140

**せ**

生物学的製剤 …………… 86
咳喘息 …………………… 100
舌下法 …………………… 40
舌下免疫療法 …… 40, 45, 121, 128
接触性アレルゲン ……… 13
線維化 …………………… 115

**そ**

総IgE値 ………………… 19
粗抗原 …………………… 13

**た**

耐性獲得 ………………… 180

第二世代抗ヒスタミン薬 ……… 128
ダニ …………………… 45, 128, 214
ダニアレルゲン ………………… 7

**ち**

注射法 …………………… 35

**つ**

通年性アレルギー性鼻炎 …… 128

**て**

天然ラテックス製ゴム手袋 …… 186

**と**

特異IgE検査 ………………… 19

**な**

難治性喘息 …………………… 86

**に**

乳幼児喘息 …………………… 91
妊娠 ……………………… 235

**ね**

ネコ ……………………… 220

**は**

バイオマーカー ………… 24
ハチ ……………………… 214
パッチテスト …………… 209
鼻ポリープ ……………… 134

**ひ**

皮下注射 ………………… 35
皮下免疫療法 ………… 35, 45
ヒスタミン$H_1$拮抗薬 … 100
鼻閉 ……………………… 121
鼻漏 ……………………… 121

**ふ**

副腎皮質ステロイド療法 …… 230
物理アレルギー ………… 204
プリックテスト ………… 209
分子標的治療 …………… 53

**へ**

ペットアレルギー ……… 220

**ほ**

保湿外用薬 ……………… 145
補体 ……………………… 225

**ま**

末梢血好酸球数 ………… 24
慢性HP ………………… 115
慢性咳嗽 …………… 68, 100

**め**

メポリズマブ …………… 198
免疫複合体 ……………… 225
免疫抑制点眼薬 ………… 140
免疫療法 ………… 214, 220

**や**

薬疹 ……………………… 209
薬物アレルギー ………… 209

**よ**

ヨード造影剤 …………… 235

**ら**

ラテックスアレルギー … 186, 235
ラテックス-フルーツ症候群 …… 186

**ろ**

ロイコトリエン ………… 230

\* \* \*

244

## 編　集

永田　真●埼玉医科大学呼吸器内科/アレルギーセンター

## 執筆者一覧（掲載順）

近藤康人●藤田医科大学ばんたね病院小児科，藤田医科大学総合アレルギーセンター小児科

千貫祐子●島根大学医学部皮膚科学講座

伊藤玲子●日本大学医学部内科学系呼吸器内科学分野

權　寧博●日本大学医学部内科学系呼吸器内科学分野

松本久子●京都大学大学院医学研究科呼吸器内科学

松永和人●山口大学大学院医学系研究科呼吸器・感染症内科学講座

櫻井大樹●千葉大学大学院医学研究院耳鼻咽喉科・頭頸部腫瘍学

後藤　穣●日本医科大学耳鼻咽喉科学教室

中込一之●埼玉医科大学呼吸器内科/アレルギーセンター

長瀬洋之●帝京大学医学部内科学講座呼吸器・アレルギー学

堀口高彦●藤田医科大学医学部呼吸器内科学Ⅱ講座

近藤りえ子●藤田医科大学医学部呼吸器内科学Ⅱ講座

西川裕作●近畿大学病院呼吸器・アレルギー内科

東田有智●近畿大学病院呼吸器・アレルギー内科

久田剛志●群馬大学大学院保健学研究科

谷口正実●国立病院機構相模原病院臨床研究センター

渡辺理沙●慶應義塾大学医学部呼吸器内科

福永興壱●慶應義塾大学医学部呼吸器内科

吉原重美●獨協医科大学医学部小児科学

新実彰男●名古屋市立大学大学院医学研究科呼吸器・免疫アレルギー内科学

多賀谷悦子●東京女子医科大学呼吸器内科学講座

浅野浩一郎●東海大学医学部内科学系呼吸器内科学

宮崎泰成●東京医科歯科大学統合呼吸器病学分野

山田武千代●秋田大学大学院医学系研究科・医学部耳鼻咽喉科頭頸部外科

藤枝重治●福井大学学術研究院医学系部門耳鼻咽喉科・頭頸部外科学

坪川亜優美●福井大学学術研究院医学系部門耳鼻咽喉科・頭頸部外科学

澤井文子●福井大学学術研究院医学系部門耳鼻咽喉科・頭頸部外科学

上條　篤●埼玉医科大学耳鼻咽喉科/アレルギーセンター

内尾英一●福岡大学医学部眼科学教室

中村晃一郎●埼玉医科大学医学部皮膚科

秀　道広●広島大学大学院医歯薬学総合研究科皮膚科学

山田佳之●群馬県立小児医療センターアレルギー感染免疫・呼吸器科

海老澤元宏●国立病院機構相模原病院臨床研究センターアレルギー性疾患研究部

猪又直子●横浜市立大学大学院医学研究科環境免疫病態皮膚科学

佐藤さくら●国立病院機構相模原病院臨床研究センター病態総合研究部

矢上晶子●藤田医科大学ばんたね病院総合アレルギー科

石塚　全●福井大学学術研究院医学系部門病態制御医学講座内科学(3)分野

中島裕史●千葉大学 大学院医学研究院 アレルギー・臨床免疫学

山口正雄●帝京大学医学部内科学講座呼吸器・アレルギー学

加藤則人●京都府立医科大学大学院医学研究科皮膚科学

小宮山謙一郎●埼玉医科大学呼吸器内科/アレルギーセンター

長尾みづほ●国立病院機構三重病院臨床研究部アレルギー疾患治療開発研究室

植木重治●秋田大学大学院医学系研究科総合診療・検査診断学講座

千葉貴人●秋田大学大学院医学系研究科皮膚科学・形成外科学講座

松瀬厚人●東邦大学医療センター大橋病院呼吸器内科

田中裕士●札幌せき・ぜんそく・アレルギーセンター

医学のあゆみBOOKS
トータルアプローチ　アレルギー診療　重要基礎知識40
ISBN978-4-263-20685-0

2019年10月5日　第1版第1刷発行

編　者　永　田　　　真
発行者　白　石　泰　夫
発行所　医歯薬出版株式会社

〒113-8612　東京都文京区本駒込1-7-10
TEL.（03）5395-7622（編集）・7616（販売）
FAX.（03）5395-7624（編集）・8563（販売）
https://www.ishiyaku.co.jp/
郵便振替番号 00190-5-13816

乱丁・落丁の際はお取り替えいたします　　　印刷・三報社印刷／製本・明光社
Ⓒ Ishiyaku Publishers, Inc., 2019. Printed in Japan

本書の複製権・翻訳権・翻案権・上映権・譲渡権・貸与権・公衆送信権（送信可能化権を含む）・口述権は，医歯薬出版（株）が保有します．
本書を無断で複製する行為（コピー，スキャン，デジタルデータ化など）は，「私的使用のための複製」などの著作権法上の限られた例外を除き禁じられています．また私的使用に該当する場合であっても，請負業者等の第三者に依頼し上記の行為を行うことは違法となります．
JCOPY ＜出版者著作権管理機構 委託出版物＞
本書をコピーやスキャン等により複製される場合は，そのつど事前に出版者著作権管理機構（電話 03-5244-5088，FAX 03-5244-5089，e-mail：info@jcopy.or.jp）の許諾を得てください．